IS Informations-Systeme

Herausgegeben von S. Dworatschek

Michael J. A. Hoffmann

Medizinische Informationsverarbeitung

Planung und Organisation

Mit 36 Abbildungen und 8 Tafeln

Walter de Gruyter · Berlin · New York · 1974

 – Satz: IBM Composer, Mercedes-Druck, Berlin – Printed in Germany
ISBN 3 11 004342 4

Vorwort

Der Computer als Helfer des Arztes und der Gesundheitsbehörden ist nicht mehr neu. Entsprechend ihrer Herkunft als Büro- und Rechenmaschinen lassen sich elektronische Datenverarbeitungsanlagen in medizinischen Bereichen einmal zur Betriebsführung und Organisation der ärztlichen Versorgung erfolgreich einsetzen, zum anderen als Datenbank für statistische Zwecke und wissenschaftliche Auswertungen. In letzter Zeit versucht man, den Computer neben der Auswertung und Registrierung medizinischer Daten auch als Hinweisgeber für die ärztliche Diagnose und Prognose zu benutzen. Hier beginnt jedoch die Problematik der Datenverarbeitung in der Medizin, und die erste Computer-Euphorie beginnt nach der Erkenntnis der Schwierigkeiten nüchterner Forschungsarbeit zu weichen.

Im Wissen um die Probleme und Chancen des Computers in der Medizin befaßt sich die vorliegende Arbeit vorrangig mit der Systemorganisation im Gesundheitswesen. Ausgehend von der Informationsverarbeitung einzelner ausgewählter Funktionsbereiche eines Krankenhauses bis zum umfassenden integrierten Gesundheits-Informationssystem werden die angesprochenen Systeme und Subsysteme zielgerecht analysiert. Dies erscheint insbesondere wegen der Tatsache erforderlich, daß bei einigen derzeit schon bestehenden Datenverarbeitungsprojekten in der Medizin ohne genaue Organisationsanalysen und Planungen Computer-Anlagen installiert wurden. Daß bei einem solchen Vorgehen nur selten Erfolge zu erzielen sind, erscheint selbstverständlich. Dennoch bleibt festzustellen, daß mangelnde oder fehlerhafte Planung und Organisation bei der medizinischen Informationsverarbeitung entscheidend zu Fehlschlägen in diesem Bereich der Automatisierung geführt haben, ebenso wie überhasteter Aufbau zu ehrgeiziger Vorhaben. Nicht zuletzt darauf beruht ein Teil der Aversion gegen den Computer in der Medizin.

Man muß sich darüber im Klaren sein, daß der Einsatz von Computern nur auf der Grundlage sorgfältigster Analysen der Einsatzgebiete erfolgen darf. Dies gilt besonders für die bislang so unvollkommen untersuchten Bereiche der Gesundheitsversorgung. Die Analyse eines Ist-Zustandes reicht allerdings nicht aus. Auf ihre Ergebnisse aufbauend ist eine Soll-Konzeption zu entwickeln, die auch die künftigen Entwicklungen auf dem Gerätesektor sowie künftige gesundheitsspezifische und soziologische Anforderungen in die Zielprojektion einbezieht. Anschließend ist in einer Kosten-Nutzen-Analyse abzuwägen, welche der informationsverarbeitenden Tätigkeiten überhaupt, mit welchen Mitteln und bis zu welchem Grad zu automatisieren sind. Denn Prestigeprojekte allein nutzen wenig!

Die vorliegende Arbeit beruht unter anderem auf den Ergebnissen von drei Organisationsanalysen des Gesundheitswesens im *Land Berlin.* An zwei der Studien (Funktionsbereich Laboratorium sowie Medizinisches Informationssystem) habe ich mitarbeiten können, wofür ich an dieser Stelle besonders dem *Senator für Gesundheit und Umweltschutz* sowie dem *Bezirksamt Spandau von Berlin* und den Mitarbeitern der dortigen EDV-Projektgruppe danke. In den Dank schließe ich vor allem Herrn *Dr. med. G. Leo* von der *Firma Siemens AG* ein, der mir wesentliche Anregungen für den Abschnitt der Teilziffer 4. gab. Gedankt sei ferner für die wohlwollende Unterstützung durch Mitarbeiter der *Firma IBM Deutschland GmbH.* Nicht unerwähnt lassen möchte ich die aus der Sicht des Mediziners stammende kritische Durchsicht des Manuskriptes durch meine Frau.

Dank gebührt auch dem Verlag *Walter de Gruyter & Co.*, dem ich für seine freundschaftliche Zusammenarbeit sehr verbunden bin.

Berlin, im August 1973 *Michael J. A. Hoffmann*

Inhaltsverzeichnis

1. Automatisierung und Integration der Informationsverarbeitung medizinischer Funktionsbereiche

Automatisierte Informationsverarbeitung bedeutet, daß der Vorgang der Verarbeitung von Informationen entsprechend einer festgelegten Struktur abläuft, ohne menschliche Arbeitskraft zur Gewährleistung des vorgesehenen Ablaufs zu benötigen. Entscheidendes Hilfsmittel für eine derart automatisierte Informationsverarbeitung sind die modernen Datenverarbeitungsanlagen. Durch die Elektronische Datenverarbeitung (EDV) wurde es möglich, große Informationssysteme aufzubauen, die in extrem kurzer Zeit Auskunft auf bestimmte an sie gestellte Fragen geben können.

Derartige Informationssysteme sind nicht nur in der Wirtschaft aufgebaut worden, sondern es bestehen auch Konzepte hierfür für den medizinischen Bereich und das Krankenhauswesen. Sieht man die Aufgabe eines EDV-orientierten Krankenhaus-Informationssystems (KIS) in Annahme, Verarbeitung und Wiedergabe von Informationen, und zwar möglichst im Echtzeitbetrieb *(Real-Time)*, so wird es nur dann von Erfolg begleitet sein, wenn es schnell und zuverlässig arbeitet und außerdem von seinen Benutzern keine zusätzliche Arbeit verlangt. An ein Informationssystem, das in der Medizin eingesetzt wird, stellt man neben der Rationalisierung der Informationsverarbeitung durch Automatisierung ferner die Forderung nach verbesserter Informationsqualität. Dies bedeutet aber nicht allein eine Einbeziehung der einzelnen medizinischen Funktionsbereiche (z. B. Laboratorium, Radiologie usw. eines Krankenhauses), sondern auch eine Verwendung anderer medizinrelevanter Daten. Diese reichen von den diagnostischen Daten über die therapeutischen bis hin zu den Daten aus den Forschungseinrichtungen sowie aus der Gesundheitsverwaltung und von den praktizierenden Ärzten.

Ein derartig hoher *Integrationsgrad* bedingt aber auch eine nach medizinischen Gesichtspunkten und für den einzelnen berechtigten Benutzer solcher Informationssysteme durchzuführende Datenverknüpfung und notwendigerweise eine Datenreduktion und Datenverdichtung. Für eine systematische gesundheitsspezifische Datenverknüpfung aller Bereiche des Gesundheitswesens besteht bereits ein sehr weitgreifendes Modell im *Medical record linkage* [36]. Allerdings dürfte es schwer fallen, dies Modell auf Anhieb in vollem Umfang zu realisieren.

Um das Planungsendziel eines umfassenden medizinischen Informationssystems (MEDIS) als Gesamtsystem zu erreichen, sollte von einzelnen medizinischen

Funktionsbereichen, z. B. einem Funktionssystem in Form eines Krankenhaus-Informationssystems, ausgegangen werden.
In diesem Zusammenhang sei noch auf den Begriff des *Krankenhaus-Steuerungssystems* (KSS) eingegangen, das über die reine Informationsfunktion hinaus auch automatisierte Steuerungsfunktionen im Sinne eines Regelkreises beinhaltet[1]. Definiert man das *Krankenhaus-Informationssystem* „als ein das gesamte Betriebsgeschehen im Krankenhaus umfassendes Kommunikationssystem, das mit Hilfe einer zentralen Datenverarbeitungsanlage Daten und Informationen im Augenblick ihrer Entstehung einmal erfaßt, nach vorgegebenem Programm verarbeitet und sie regelmäßig oder bei Bedarf in kürzester Frist und beliebig oft wieder zur Verfügung stellen kann" [44, S. 275 ff.], so muß diese Definition um den Begriff der *integrierten Datenverarbeitung* erweitert werden, wenn man darauf aufbauend das Krankenhaus-Steuerungssystem erklären will. Für die Praxis bedeutet dies neben der Steuerungsfähigkeit des KSS, daß die Daten jeweils möglichst nur einmal, und zwar für den Datenbestand des jeweiligen Funktionsbereiches erfaßt und fortgeführt werden, jedoch bei Bedarf allen Funktionsbereichen über ein zentrales System direkt zur Verfügung stehen.

Setzt man eine Funktionsdifferenzierung im Gesundheitswesen voraus [17] und berücksichtigt die notwendige Verbindung zu den niedergelassenen Ärzten und sonstigen medizinischen Institutionen, so muß man dem individuell entwickelten Krankenhaus-Informationssystem als Organisationsmodell kritisch gegenüberstehen, da es zu isolierten Einzellösungen führen kann. Ein unkoordiniertes Vorgehen widerspricht besonders der Zielprojektion eines *Gesundheits-Informationssystems* (GIS) im Sinne eines *Medical record linkage* [36].

Unter Einbeziehung der in den einzelnen Funktionsbereichen gemachten Erfahrungen kann dann in einem Forschungs- und Entwicklungsprojekt ein Entwicklungssystem gleichsam als „Prototyp" des späteren medizinischen Informationssystems erarbeitet werden. Weitere Aufbausysteme können das entstandene System vervollkommnen, weiterentwickeln und ausbauen.
Bei der steigenden Beachtung und Bedeutung des Umweltschutzes ergibt sich hier die Möglichkeit in einem Gesundheits-Informationssystem neben den rein medizinischen Daten auch Daten aus dem Bereich Umweltschutz miteinzubeziehen. Dies würde die Planung im Bereich Gesundheit und Umweltschutz erheblich verbessern helfen und den politischen Entscheidungsprozeß durch eine größere Informationstransparenz rationaler gestalten.

Betont sei, daß viele große Informationssysteme deshalb gescheitert sind, weil sie systemtechnisch oder finanziell nicht realisiert werden konnten. Vielfach ist auch der Nutzen gemessen am meist immensen Aufwand nicht als adäquat

1 Ein derartiges System sollte besser als *Krankenhaus-Informations- und Steuerungssystem* (KISS) bezeichnet werden. Siehe hierzu auch unter 4.

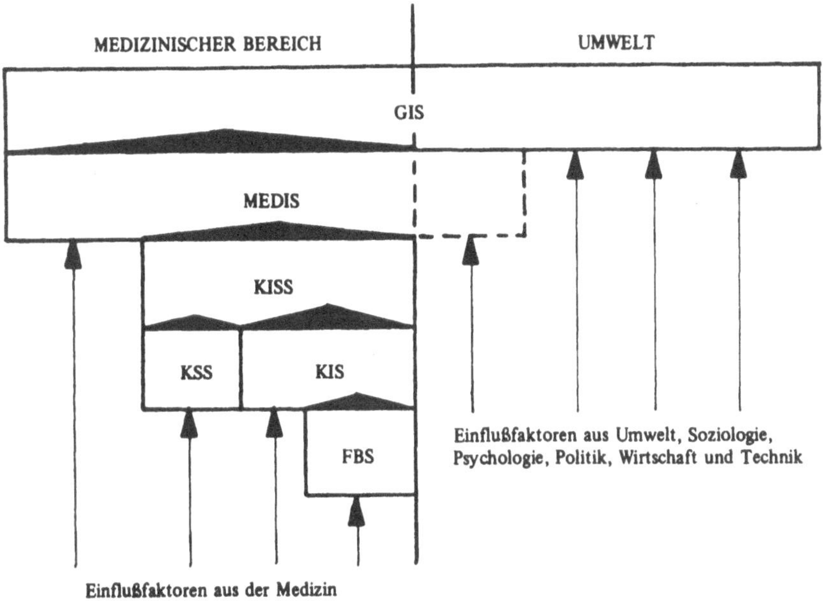

Abb. 1 Systematischer Aufbau und Zusammenhang der Informationssysteme im Gesundheitswesen
GIS: Gesundheits-Informationssystem
MEDIS: Medizinisches Informationssystem
KISS: Krankenhaus-Informations- und Steuerungssystem
KIS: Krankenhaus-Informationssystem
KSS: Krankenhaus-Steuerungssystem
FBS: Funktionsbereichssystem

absehbar. Ebenso stellt sich beim Fehlen einer logisch wie methodisch einwandfreien Gesamtkonzeption – was vorher freilich schwer prüfbar ist – der Mißerfolg nahezu zwangsläufig ein. Daher empfiehlt es sich, beim Aufbau medizinischer wie gesundheitspolitischer Informationssysteme von der Basis einzelner Funktionsbereiche auszugehen. Hier läßt sich Effizienz und Realisierbarkeit am ehesten überblicken und prüfen.

1.1 Notwendigkeit zu organisatorischen Verbesserungen

Im Bereich des Gesundheitswesens sollten die Möglichkeiten des Einsatzes von EDV-Systemen verstärkt genutzt werden. Der für Krankenhäuser wachsende Modernisierungszwang, der durch mehrere Einflußfaktoren wie Informationsflut, Aufgabenwachstum, medizinischer Fortschritt, Kostendruck usw. gekennzeichnet ist, zwingt alle Entscheidungsebenen, das technische Hilfsmittel *Computer* sinnvoll und in größerem Umfang als bisher im Krankenhausbereich einzusetzen, da mit konventionellen Techniken und Organisationsmaßnahmen, abgesehen von Teilbereichen, keine hinreichenden Rationalisierungserfolge erreicht werden können. Viele Aufgaben, vor allem im medizinischen Sektor, lassen sich ohne den Einsatz von Datenverarbeitungsanlagen nicht bewältigen. Bei noch nicht in vollem Umfang erkennbaren Größenordnungen muß die Bedeutung des Einsatzes von EDV-Anlagen für die medizinische Informationsverarbeitung, insbesondere für Diagnostik und Therapieunterstützung, berücksichtigt und ferner bedacht werden, daß sich derzeit Kosteneinsparungen nur für Teilbereiche nachweisen lassen, jedoch qualitative Rationalisierungserfolge sich nicht kurzfristig zeigen werden. Zudem wird der Zwang zu Strukturmaßnahmen durch den Einsatz von EDV-Systemen verstärkt, da bei der Einführung der EDV alle beteiligten Stellen zu einer gründlichen Ist-Analyse und damit zum Überdenken der herkömmlichen Arbeitsweise und zur Umstrukturierung vorgegebener Organisationsformen gezwungen werden. Hierdurch ist eine verstärkte Kooperation aller Funktionsbereiche notwendig, denn bei der komplexen Aufgabenstellung in der medizinischen Informationsverarbeitung müssen alle Einzelbereiche in ihren Auswirkungen auf das Gesamtsystem untersucht und die gegenseitigen Abhängigkeiten berücksichtigt werden.

In diesem Zusammenhang soll weniger auf etwaige Versäumnisse in der Vergangenheit hingewiesen werden. Vielmehr wird aufgezeigt, daß

- Systemanalytiker, Organisatoren und Mediziner bei Rationalisierungsuntersuchungen in Krankenanstalten auf betriebsspezifische und systemimmanente Probleme treffen, die sich vielfach nur in Zusammenarbeit mit der administrativen Ebene lösen lassen,
- zeit- und sachgerechte Lösungen der anstehenden Aufgaben eine aktive und dynamische Verwaltung erfordern und daß
- Problemlösungen in Krankenanstalten eine mehrstufige, multidisziplinäre Teamarbeit voraussetzen.

Für Krankenanstalten wird vielfach die Rationalisierung durch das Krankenhaus-Informationssystem „nach Maß" propagiert [vgl. 53, S. 905 ff.]. Diese Forderung ist leichter gestellt als man ihr nachkommen kann, zumal es für den Aufbau eines Krankenhaus-Informationssystems und der damit zusammenhängenden Probleme kein allgemeingültiges Organisationskonzept geben kann. Dies ist in erster Linie durch die verschiedenartige Strukturierung der Aufbau- und Ablauforganisation in den einzelnen Krankenanstalten bedingt, zu der noch unterschiedliche bauliche Gegebenheiten kommen. Daher sind bei der Planung eines Krankenhaus-Informationssystems die jeweiligen Organisations-,

Betriebs- und Baustrukturen zu berücksichtigen, um auch ein realistisches Informationssystem „nach Maß" zu konzipieren. Dies bedeutet aber nicht, daß immanente organisatorische Unzulänglichkeiten übergangen oder übernommen werden. Denn wie auch anderenorts, so zwingt die Datenverarbeitung im Krankenhaus teils zu einer Um- bzw. Neustrukturierung, insbesondere was die Organisation des Informationsflusses betrifft. Nur bei einer „logischen" Organisation, die auch die Belange einer sachgerechten Datenverarbeitung berücksichtigt, ist der Einsatz der EDV im Krankenhaus sinnvoll und kann zu einer Rationalisierung des Krankenhausbetriebes in seiner Gesamtheit beitragen. „Dabei sei unter Rationalisierung eine Erhöhung der Erfolgswirksamkeit nach Menge, Qualität und Zeit verstanden, die mit einer Erhöhung der Wirtschaftlichkeit und einer Verringerung des sach- und personenbezogenen Aufwands einhergeht. Allerdings muß die Rationalisierung während der Konzipierung eines KIS durch detaillierte Analysen des Ist-Zustands und Planung eines sinnvoll, funktionsgerechten Soll-Zustands in die Überlegungen mit einbezogen und zum Teil schon vorweggenommen werden" [53, S. 905].

1.2 Zielsetzung und Problematik von Organisationsmodellen

Planung und Organisation medizinischer Informationsverarbeitung stehen im Mittelpunkt beim Einsatz von Datenverarbeitungsanlagen im Bereich des Gesundheitswesens. Daher ist in diesem Zusammenhang die Notwendigkeit zu organisatorischen Verbesserungen insbesondere im Krankenhausbereich zu betonen. Grundlage integrierter medizinischer Informationsverarbeitung bildet das Krankenhaus-Informations- und Steuerungssystem, das als Subsystem in ein umfassendes Informationssystem (Gesundheits-Informationssystem) einzuordnen ist. Um derartige Systeme aufzubauen, sind zunächst die einzelnen Funktionsbereiche, insbesondere das klinisch-chemische Laboratorium, die Nuklearmedizin und die physikalische Therapie einer eingehenden Systemanalyse zu unterziehen. Die vorliegende Arbeit befaßt sich nicht nur mit dem Ist-Zustand der bestehenden Organisationsstrukturen und einer theoretischen Soll-Konzeption, sondern liefert auch praxisorientierte Vorschläge auf der Grundlage umfangreichen Studienmaterials. Diese Daten sind in den letzten Jahren in Krankenhäusern gewonnen, die als Modelle zum Einsatz von EDV-Systemen in der Medizin dienen [74; 75; 90].

In zahlreichen Veröffentlichungen werden Vorstellungen über die Möglichkeiten des Einsatzes von EDV-Anlagen in Krankenanstalten diskutiert und dabei Begriffe wie *Krankenhaus-Informationssystem, Gesundheits-Informations-*

system, Gesundheits-Datenbank usw. verwendet. Für die praktische Planungs- und Organisationsarbeit nutzen derartige globale Vorstellungen wenig, zumal sie sich wegen fehlender Praxis meist theoretisierend zwischen Euphorie und Aversion bewegen. Die bisherigen Überlegungen für den Einsatz von EDV-Anlagen in Krankenanstalten beziehen sich zudem fast ausschließlich auf Krankenhaus-Informationssysteme und berücksichtigen zu wenig die Kommunikationsbeziehungen der Krankenanstalten zu anderen Funktionsbereichen des Gesundheitswesens. Daher wird in der vorliegenden Arbeit abschließend ein integriertes medizinisches Organisations- und Informationssystem vorgestellt, das bereits heute auf der Basis bestehender Funktionsbereichs-Subsysteme die Zielprojektion der weiteren Entwicklung des Einsatzes von EDV-Anlagen im Bereich Gesundheit und Umweltschutz skizziert.

Der Informationsbedarf in der Medizin ist einerseits so weitreichend und vielschichtig, daß er sich nicht global in einem ganzheitlichen System erfassen läßt, andererseits ist er bislang nur in geringem Umfang in seinem Ausmaß erfaßt und auf seine Relevanz geprüft.
Dennoch lassen sich vornehmlich für Subsysteme Zielsetzung und Anforderung an Informationssysteme hinreichend genau präzisieren. Beschreibt man die Aufgaben eines Informationssystems damit, daß es jeden Systemteilnehmer mit den Informationen versorgen soll, die er zur Ausübung seiner Tätigkeit benötigt [vgl. 12, S. 337], so bedeutet dies beispielsweise auf der einen Seite für den Funktionsbereich Laboratorium eine Qualitätskontrolle der Analysenmessungen für den Leiter des Laboratoriums, auf der anderen Seite die Angabe eines Toleranzbereichs für die Sicherheit eines ermittelten Laborwertes für den behandelnden Arzt. So einfach dieses Problem – in diesem Fall nur für zwei Benutzer – gestellt ist, so schwerwiegende Folgen hat es für die zu dieser Aufgabe zu schaffende Datenverarbeitungsorganisation. So ist beispielsweise Ort und Zeit des Anfalls der Daten sowie die Dringlichkeit von Verarbeitung und Ausgabe zu berücksichtigen. Neben den datenverarbeitungstechnischen und -organisatorischen Einflußfaktoren wie Belastung der einzelnen EDV-Systeme treten die ablauforganisatorischen Gegebenheiten und Notwendigkeiten bei den Informationslieferanten hinzu. Ferner sind zur sachgerechten Lösung auch noch die unverletzbaren Gesetzmäßigkeiten zu berücksichtigen (z. B. aus dem Bereich der statistischen Methodenlehre bei der Ermittlung der Anzahl erforderlicher Kontrollproben im Labor-Meßprozeß).

Alle diese genannten Faktoren sind bei der Planung und Einführung eines EDV-gestützten Informations-, Dokumentations- und/oder Steuerungssystems zu beachten. Damit wird allerdings auch zugleich ein wesentlicher Mangel im Bereich der Medizin und des Gesundheitswesens offenkundig: Mangel an Formalisierbarkeit von Prozessen und Arbeitsabläufen, fehlende oder mangelnde Systematik des medizinischen Wissensstoffes sowie Schwierigkeiten bei der Strukturierung einer transparenten und funktionsadäquaten Informationsverarbeitung.

Neben den rein medizinischen und anderen wissenschaftlichen Problemen liegt somit eine entscheidende Aufgabe bei der Organisation. Sie hat die zeitlichen, örtlichen und sachlichen Interdependenzen so abzustimmen, daß eine optimale Effizienz erreicht werden kann, daß gerade im Bereich der Medizin auch keine Randinformation unwiederbringlich verloren geht und daß ein strukturmodularer Aufbau größtmögliche Flexibilität in Hinblick auf künftige Veränderungen und Verbesserungen gewährleistet.

Ziele der vorliegenden Untersuchung sind insbesondere

1. die Strukturierung des Systems Gesundheitswesen in seinen Subsystemen und Funktionsbereichen transparent zu machen,
2. die Organisation der Arbeitsabläufe in Hinblick auf die Informationsverarbeitung aufzuzeigen und kritisch zu betrachten,
3. die Kostenstruktur einzelner Funktionsbereiche zu untersuchen, um Planungsgrundlagen für einen wirtschaftlichen EDV-Einsatz zu erhalten,

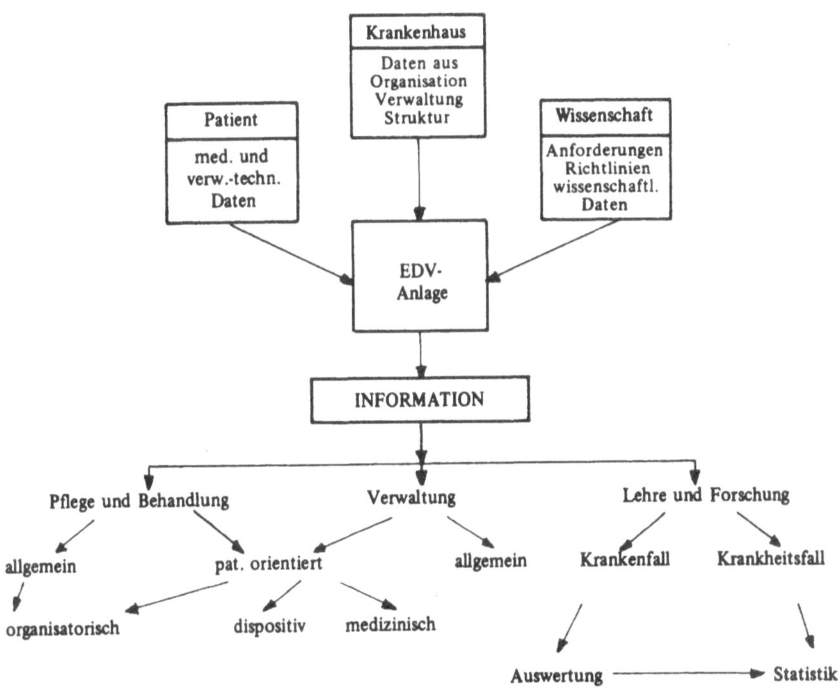

Abb. 2 Informationsverflechtungen im Bereich eines Krankenhauses [12, S. 347]

4. durch geeignete Soll-Rahmenvorschläge für die Aufbau- und Ablauforganisation zur Rationalisierung zumindest in Teilbereichen des Gesundheitswesens beizutragen und
5. durch eine integrierte Datenverarbeitung Parallelarbeit sowie überflüssige Informationsverarbeitung und -speicherung zu vermeiden.

Bezieht man diese Ziele auf das Krankenhaus als Dienstleistungsbetrieb, so wird es sicher trotz aller Rationalisierungsmaßnahmen ein personalintensiver Betrieb bleiben, besonders im Pflege- und Behandlungsbereich (zur Zeit verhalten sich im Krankenhaus Personalkosten zu Sachkosten etwa wie 70 : 30). Das Krankenhaus wird derzeit allerdings zunehmend kapitalintensiver infolge der verstärkten Technisierung sowie durch die Automatisierung in der Informationsverarbeitung, wobei nur eine geringe Verminderung der Personalkosten zu erwarten ist.

Für das Krankenhaus sollte die Zusammenfassung aller Funktionsbereiche zu einer informations-organisatorischen Einheit die Zielkonzeption jeder modernen Krankenhausplanung und -organisation sein. Auf einer solchen Basis läßt sich dann ein Krankenhaus-Steuerungssystem errichten, das dann wiederum als Subsystem in ein umfassendes Informationssystem (z. B. Gesundheits-Informationssystem) eingeordnet werden kann.

Schließlich sei hier auch die Problematik bei der Aufstellung von Modellen angedeutet. Viele Organisations- und Informationsmodelle werden ohne die notwendige Detailkenntnis der Praxis aufgestellt und verkörpern somit vielfach datenverarbeitungstechnisch-organisatorische Ideallösungen, ohne daß ihre Praktikabilität gewährleistet ist. Selbst auf praktische Erfahrungen beruhende Konzepte scheitern vielfach an intrapersonellen Differenzen, daß sich beispielsweise ein Mediziner durch einen EDV-Einsatz kontrolliert glaubt oder in der EDV einen konkurrierenden Machtfaktor erblickt. Derartige Probleme sind nur durch eine vertrauensvolle Zusammenarbeit mit den Medizinern zu lösen, damit die EDV nicht als Konkurrenz, sondern als bedeutendes Arbeitsmittel angesehen wird, die freilich zuweilen recht spezifische Anforderungen stellt, wenn sie eine optimale Effizienz liefern soll.

1.3 Stand und Entwicklung der EDV in der Medizin

Beim Vergleich der Entwicklung der Datenverarbeitung in der Medizin mit der Wirtschaft und Verwaltung ist festzustellen, daß EDV-Systeme nur zögernd und in geringem Umfang in Bereichen der Medizin eingesetzt wurden. Im wesentlichen lassen sich hierfür folgende Gründe anführen [88, S. 5 f.]:

- technologische,
- strukturelle,
- psychologische,
- personelle.

Die verschiedenen Schwierigkeiten haben dazu geführt, daß EDV-Systeme in der Medizin bislang fast ausschließlich im Bereich medizinischer Forschung betrieben werden konnten. Der EDV-Einsatz auf anderen Gebieten der Medizin beschränkt sich auf einige, wenige Einzelinitiativen. Größere EDV-Systeme im allgemeinen Krankenhaus sind nur selten anzutreffen. Ebenso ist die EDV auch in der ärztlichen Praxis so gut wie nicht vertreten.

In der *Bundesrepublik Deutschland* waren Anfang 1972 etwa 25 000 Datenverarbeitungsanlagen[2] installiert, von denen nur ein sehr geringer Anteil Aufgaben auf dem Gebiet der Medizin bearbeitet. Hier wie in anderen Ländern haben sich zunächst an Hochschulen und Universitäten Arbeitsgruppen um interessierte Wissenschaftler gebildet, die EDV-Anlagen für die Lösung medizinischer Probleme einsetzen. Allerdings widmet man sich der Integration des die Arbeitsabläufe im Krankenhaus begleitenden Informationsflusses erst in letzter Zeit. Ein umfassendes Projekt dieser Art in *Deutschland* befindet sich an der *Medizinischen Hochschule Hannover*, wo ein modulares, hierarchisches EDV-System konzipiert wurde, bei dem eine Reihe einzelner Programm-Module für spezielle Aufgaben (Laboratorium, Nuklearmedizin usw.) von einem zentralen Rechner bearbeitet und koordiniert wird. An etlichen anderen Hochschulen (z. B. am *Klinikum der Freien Universität Berlin*) arbeitet man an speziellen Problemen der medizinischen Dokumentation und Statistik, der Basisdokumentation und am Aufbau eines klinischen Informationssystems. Von einem Routineeinsatz dieser Systeme kann man allerdings noch nicht sprechen.

Auf der Basis bereits bestehender EDV-Projekte in Krankenhäusern sowie in Wissenschaft und Forschung strebt die Gesundheitsverwaltung in *Berlin* den Aufbau eines Gesundheits-Informationssystems an [vgl. 89], das als Rechnerverbundsystem aufgebaut sein soll.

Bei der Konzipierung eines medizinischen Informationssystems sind insbesondere die bisherigen Erfahrungen aus den *USA*, *Großbritannien* und *Skandinavien* zu beachten. Gerade in den *USA* arbeitet man seit längerem an Dialog-Systemen für medizinische Anwendungen. Dazu gibt es spezielle Versionen

2 Diese Zahl beinhaltet auch die kleinen EDV-Systeme. Größere EDV-Anlagen sind davon etwa 12 100, wobei 8750 zu den Universalrechnern und 3250 zu den Prozeßrechnern zählen.

von EDV-Betriebssystemen für Krankenanstalten. Ferner ist dort auch die Entwicklung von Dateistrukturen und Datenbankkonzepten für den medizinischen Bereich sowie entsprechender formaler Sprachen weit vorangetrieben.

Im staatlichen Gesundheitsdienst *Großbritanniens* beschäftigt man sich ebenfalls seit einigen Jahren mit der Datenverarbeitung in der Medizin. Neben der Automatisierung des klinisch-chemischen Laboratoriums stehen die Standardisierung von Begriffen und Verfahren zur rationelleren Gesundheitsversorgung der Bevölkerung im Vordergrund. Die *National Health Service Group* befaßt sich zentral mit den Notwendigkeiten und Möglichkeiten der Datenverarbeitung in der Medizin und bereitet die Einführung von EDV-Systemen im Gesundheitswesen vor. Aus *Großbritannien* sind auch die ersten Versuche bekannt, die relevanten medizinischen Daten der Bevölkerung ganzer Regionen im Zuge einer stationären Behandlung als *Medical record linkage* in Datenbanken maschinell zu erfassen und jederzeit abrufbereit zu halten.

In *Skandinavien* hat man wie in den *USA* und in *Großbritannien* den Anwendungsbereich der EDV für die Medizin recht früh erkannt. Besonders in *Schweden* sind neben der Entwicklung und dem Betrieb von EDV-Anlagen für die regionale medizinische Versorgung im Raum *Uppsala* im dortigen *Data Center (Multi-Satelliten-System)* zwei größere Projekte von Bedeutung: das Projekt im *Krankenhaus Danderyd* in *Stockholm* (Aufbau eines Krankenhaus-Informationssystems und administrative Aufgaben) und das Projekt am *Universitätskrankenhaus Karolinska* in *Stockholm* (Erfassung und Dokumentation medizinischer Befunde) [90].

1.4 Die elektronische Datenverarbeitung als Grundlage integrierter medizinischer Informationsverarbeitung

Der Einsatz der EDV in der Medizin, vorrangig im Krankenhaus, kann die Arbeitsabläufe insbesondere durch eine *integrierte* Informationsverarbeitung wesentlich vereinfachen, beschleunigen und somit wirtschaftlicher gestalten. Dazu muß die medizinische Informationsverarbeitung am praktischen Routinebetrieb orientiert, entwickelt und erprobt werden. Dies bedeutet u. a. auch die Erschließung neuer Funktionsmöglichkeiten und Organisationsformen mit dem Einsatz der EDV, die zu einer größeren Leistungsfähigkeit führen als sie sich allein mit konventionellen Methoden erreichen ließen.

Die Informationsverflechtung einer *Datenverarbeitungsintegration* [vgl. 35] wird bereits unter den Bedingungen der konventionellen Informationsverarbeitung eines allgemeinen Krankenhauses sichtbar. Von einer Integration kann hier allerdings nur im weitesten Sinne gesprochen werden. Jedoch ergibt sich unter dem datenverarbeitungsorganisatorischen Aspekt ein enger Zusammenhang zwischen medizinischen Daten und entsprechenden Verwaltungsdaten, da jede ärztliche Maßnahme für Diagnostik und/oder Therapie entsprechend zuordnenbare Verwaltungsmaßnahmen (z. B. Leistungsabrechnung) auslöst. Deshalb ist es wenig sinnvoll, medizinische Daten getrennt von den administrativen zu erheben und erst im aktuellen Stadium, d.h. während der Behandlung des Patienten jeweils gesondert zu verarbeiten. Anzustreben ist vielmehr eine weitreichende integrative Verknüpfung aller datenliefernden und -empfangenden Bereiche eines Systems, hier im konkreten Fall des Krankenhauses.

1.4.1 Aufbau und Funktion der Datenverarbeitungsanlage[3]

Die bestehenden EDV-Systeme können in digitale Rechner, die mit diskreten Einzelgrößen *(Zahlen)* arbeiten, und in Analogrechner eingeteilt werden. Letztere operieren mit stetigen physikalischen Variablen.
Innerhalb der Analogrechner unterscheidet man nach dem Prinzip der *direkten* und der *indirekten* Analogie. Die nach dem Prinzip der direkten Analogie arbeitenden Systeme sind dadurch charakterisiert, daß die Variablen und die Parameter des Datenverarbeitungsproblems direkt durch die Variablen in der Maschine dargestellt werden.
Zu den elektrischen, direkten Analogrechnern gehören u. a. Netzwerk-Analysatoren und Äquivalenzschaltkreise. Ein Beispiel für den indirekten mechanischen Analogrechner ist der Rechenschieber, auf dem die Zahlenwerte durch analoge Längeneinheiten dargestellt werden.
Die elektrischen und elektronischen Analogrechner sind die häufigsten Vertreter des indirekten Typs. Hier finden besonders Verstärker mit hohem Verstärkungsgrad Verwendung, die, in entsprechende Rückkopplungsschaltungen eingesetzt, die logischen Operationen ausführen.
Der Bau mechanischer Analogrechner ist sehr zeitaufwendig. Gewöhnlich liefern diese Rechner auch nur eine „einmalige" Berechnung. Elektrische Analogrechner sind weitaus flexibler als mechanische, aber ihre Einsatzbreite ist geringer als die der Digitalrechner. Außerdem steigen die Kosten für analoge Datenverarbeitung exponentiell mit der Größe des zu bearbeitenden Problems bzw. dem Grad der geforderten Genauigkeit.
Im Gegensatz zu den Analogrechnern beruht die digitale Datenverarbeitung auf dem Zählen diskreter Einzelgrößen, wie sie Zahlen darstellen. Ein Digitalrechner ist viel genauer und flexibler als ein analog arbeitender Rechner. Der

3 Vgl. im folgenden auch [4, S. 11 ff.] und [9].

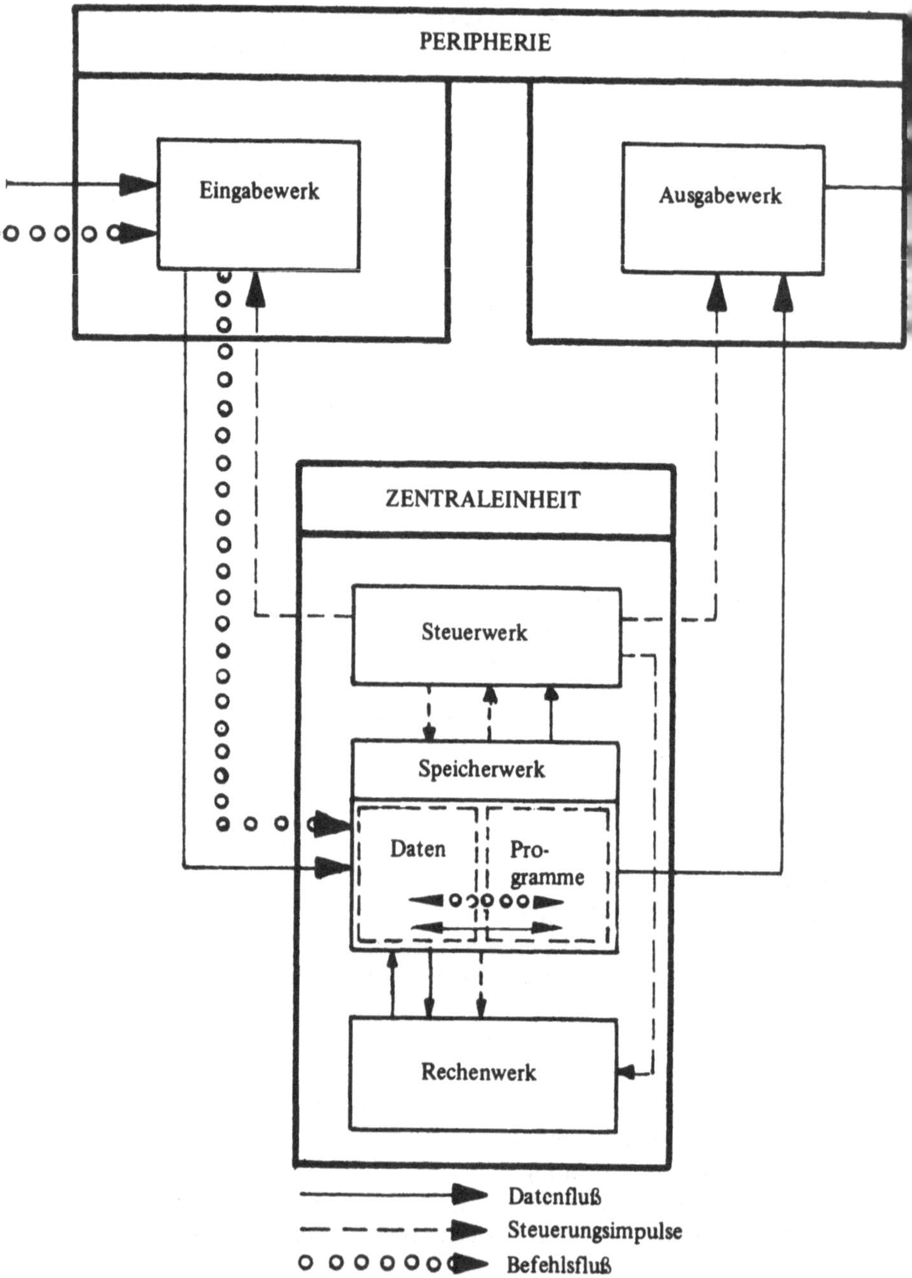

Abb. 3 Struktureller Aufbau einer EDV-Anlage

Grundtyp eines digitalen EDV-Systems besteht aus folgenden Einheiten (Abb. 3):

- Eingabewerk,
- Ausgabewerk,
- Steuerwerk,
- Rechenwerk,
- Speicherwerk.

Steuerwerk, Rechenwerk und Speicherwerk bilden die *Zentraleinheit* eines Datenverarbeitungssystems. Die Zentraleinheit steht im Mittelpunkt eines EDV-Systems, um die sich alle Ein/Ausgabewerke gruppieren. Maschinenintern bestehen die Grundkomponenten eines EDV-Systems aus einzelnen technischen Bauteilen *(Hardware)*. Die Unterschiede liegen jedoch mehr im funktionellen als im physikalisch-technischen Bereich.
Sind periphere Einheiten der Datenein- und -ausgabe nicht an das zentrale System unmittelbar angeschlossen, so spricht man von einer *Off-line*-Verbindung. Bei unmittelbarem und direktem Anschluß von Ein/Ausgabewerken an das zentrale System liegt eine *On-line*-Verbindung vor [vgl. im einzelnen 16].

Die *Ein/Ausgabewerke* ermöglichen die Übertragung von Daten und Befehlen zur Zentraleinheit und wieder zurück. Sie nehmen Daten und Befehle von außen *(Umwelt)* auf und geben sie nach erfolgter zentraler Verarbeitung in geeigneter Form wieder aus. Bei *on-line* angeschlossenen Ein/Ausgabewerken sind zu unterscheiden:

- *periphere Einheiten,* die in unmittelbarer Nähe an die Zentraleinheit angeschlossen sind, und
- *Terminals,* die von der Zentraleinheit weiter entfernt sind, und über Datenfernverarbeitungseinrichtungen [16] mit dem zentralen System verbunden sind.

Die verschiedenen Hersteller von EDV-Anlagen verwenden teils unterschiedlich aufgebaute Datenträger. Am gebräuchlichsten für die Eingabe sind Lochkarten, Lochstreifen, Magnetbänder und Tastaturen (Abb. 4 und 5).

Die für sehr viele Zwecke geeignete Ausgabeeinheit ist der Drucker. Seine Au gabe besteht in beschriebenem Papier *(hard copy)*, dem gedruckten Bericht.

Datenträger der Eingabe wie Lochkarte, Lochstreifen und Magnetband lassen sich gleichermaßen auch zur Ausgabe benutzen.

Das *Steuerwerk* ist mit allen Einheiten der Zentraleinheit verbunden. Seine Hauptfunktion besteht darin, die Befehle des Programms dem Hauptspeicher zu entnehmen, zu entschlüsseln und ihre Durchführung zu veranlassen. Obgleich das Steuerwerk von der technischen Seite wohl die wesentlichste Komponente

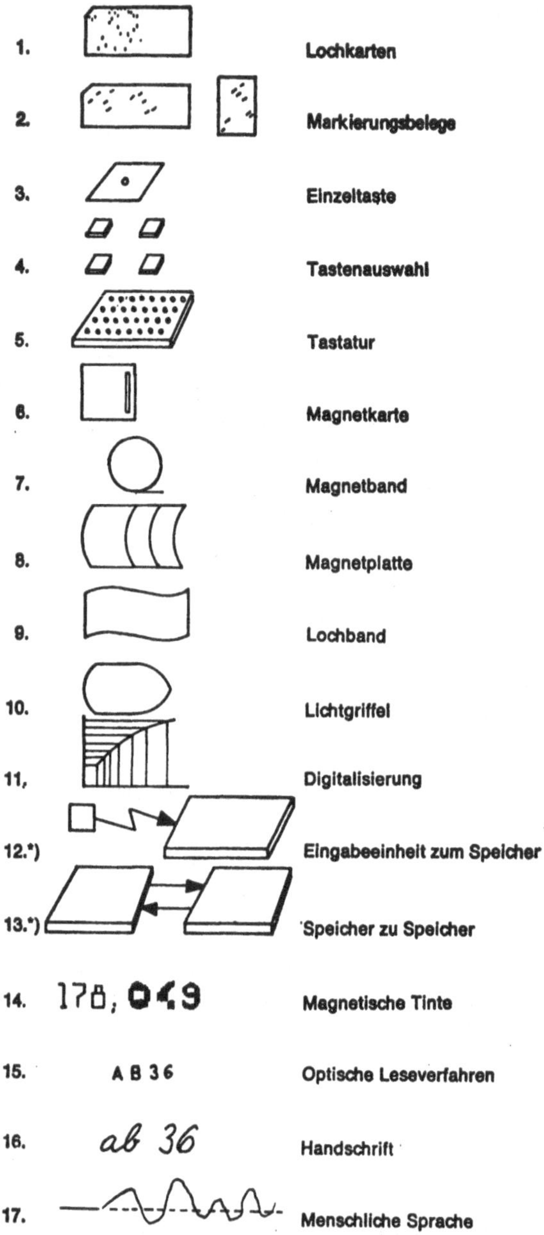

*) 12 und 13 brauchen Einrichtungen der Datenübertragung

Abb. 4 Eingabemedien

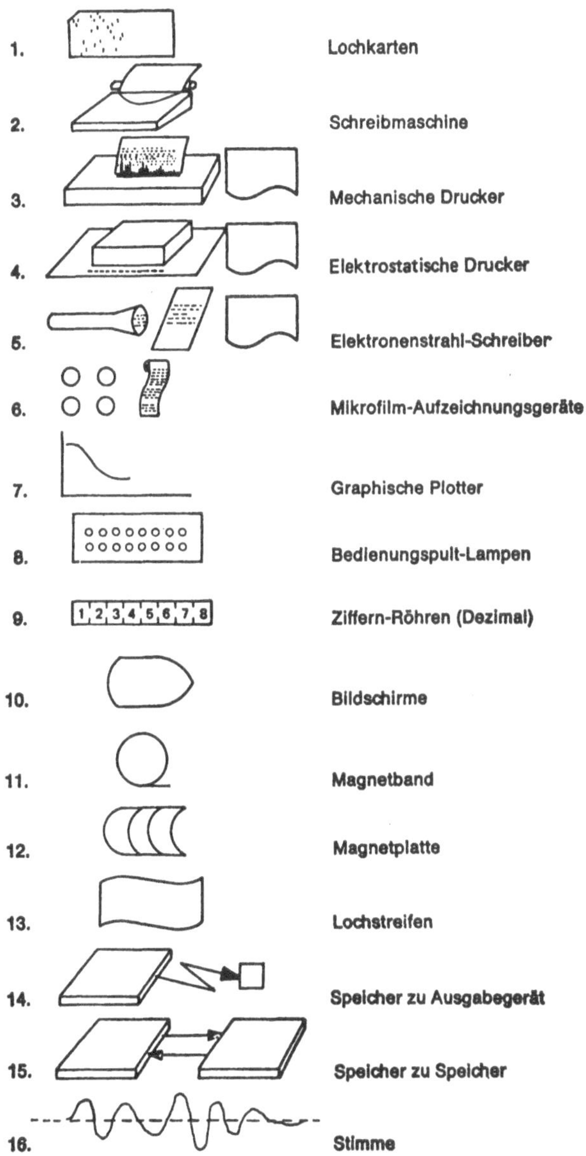

Abb. 5 Ausgabemedien

der Zentraleinheit darstellt, wird die Leistungsfähigkeit einer EDV-Anlage überwiegend von den Rechenmöglichkeiten sowie der Größe des Speicherwerks bestimmt.

Das *Rechenwerk* kann nicht nur rechnen, sondern auch logische Operationen durchführen. Die eigentliche Verarbeitung der Daten erfolgt also hier.

Demgegenüber hat das *Speicherwerk* die Funktion, die dem EDV-System gestellten Aufgaben, die Befehle und Daten aufzubewahren. Vom Aufbau her kann man sich unter einem Speicher anschaulich eine Reihe von Schubfächern vorstellen, von denen jedes ein Element *(Bit)* einer Information speichern kann. Mehrere Bits zusammengefaßt bilden bei den sogenannten Wortmaschinen ein „Wort" und haben eine gemeinsame Adresse. Um auf ein bestimmtes Zeichen bzw. Wort zugreifen zu können, muß die Adresse seines Speicherplatzes angegeben werden.

1.4.2 Aufgabe der Programme

Das Programm für ein EDV-System ist nichts anderes als eine Folge von Ausführungsanweisungen. Somit stellt die Programmiersprache ein Mittel dar, um einer EDV-Anlage einen Ausführungsplan verständlich zu machen, nach dem der Ablauf der durchzuführenden Verarbeitung zu erfolgen hat.
Man nennt daher einen Satz von Instruktionen, der die EDV-Anlage in ihren Operationen lenkt, ein *Datenverarbeitungsprogramm.* Dabei interpretiert das Steuerwerk die betreffenden Instruktionen. Diese Interpretation bezieht sich auf die Art und die Reihenfolge der Operationen, die die EDV-Anlage ausführen soll. Implizit ist somit erklärt, daß Befehle an denselben Speicherstellen gespeichert werden können wie die Verarbeitungsdaten, sofern man beide auseinanderhält.
Programmieren bedeutet demnach logisch geordnete und systematisierte Anordnung von Ausführungsbefehlen, die die EDV-Anlage dazu veranlassen, die gewünschten Verarbeitungsoperationen durchzuführen. Brauchbare Programmierung erfordert folgende Arbeitsschritte:

1. Konzeption und Formulierung des Problems,
2. Systemanalyse und -gestaltung (von Ist-Analyse bis Soll-Konzeption),
3. Aufstellung des Ablaufdiagramms (Sichtbarmachung des zu lösenden Problems),
4. Übersetzung jedes Blocks aus dem Ablaufdiagramm in die entsprechenden Befehle (Codieren).

Erst nachdem ein Programm codiert, geprüft und in die EDV-Anlage eingegeben ist, kann sich der Computer bei seinen Operationen darauf beziehen. Häufig benutzte Programme können in Form von Unterprogrammen erstellt

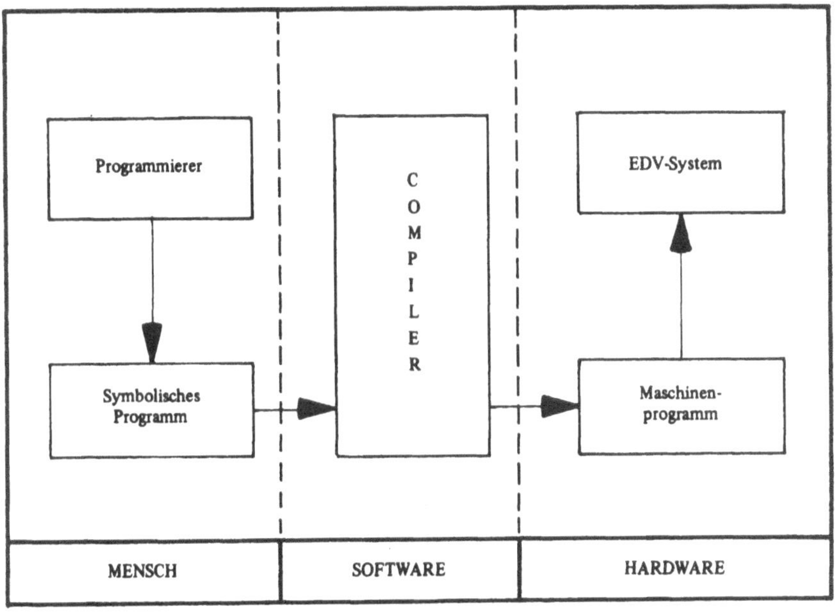

Abb. 6 Zusammenhang von symbolischem Programm und Maschinenprogramm

werden, die in sogenannten Bibliotheken gespeichert sind und sich nach Aufruf jederzeit wiederverwenden lassen. Wenn erforderlich, können sie auch allein oder als Teile umfangreicher Programme benutzt werden [4, S. 19 f.].

Da zwischen Menscn und EDV-System keine Verwandtschaft in der Sprache besteht, müßte der Mensch, um eine EDV-Anlage zu programmieren, die maschineninternen Funktionen durch entsprechende Befehle auslösen können. Die Programmierung auf der Basis derartiger Maschinenbefehle ist äußerst schwierig und würde eine verbreitete Benutzung von EDV-Anlagen verhindern. Daher sind *Makrosprachen* mit symbolischen Befehlen entwickelt worden, die jeweils eine Reihe maschineninterner Instruktionen auslösen und somit die Programmierung erheblich erleichtern.

Mit Hilfe eines Umwandlers *(Compiler)* kann nun ein in symbolischer Sprache geschriebenes Programm in ein Maschinenprogramm umgesetzt werden. Mit dieser Funktion tritt der Compiler zwischen Mensch *(Programmierer)* und Maschine. Der Compiler ist kein Teil der EDV-Anlage, sondern ein kompliziertes Programm, das bereits der Hersteller der EDV-Anlage dem Benutzer zur Verfügung stellt. Der Compiler ist neben der Maschine *(Hardware)* der wesentliche Bestandteil (in Form der sogenannten *Software*) eines gesamten EDV-Systems und ist zur vereinfachten Programmierung unentbehrlich (Abb. 6).

Die Leistungsfähigkeit einer EDV-Anlage wird somit nicht allein von der Hardware, sondern in zunehmendem Maße von der Software (in Form der mitgelieferten Compiler- und Standardprogramme) bestimmt.

1.5 Umfang und Methodik der Untersuchung

Im Bereich des Gesundheitswesens steht man erst am Anfang einer Rationalisierung durch den Einsatz neuzeitlicher Hilfsmittel und Arbeitstechniken. Neben dem technischen Fortschritt sind es vor allem Aufgabenwachstum und Kostendruck, die zur Reorganisation und Rationalisierung zwingen. Deshalb sind verstärkte Planungsaktivitäten erforderlich, um zunächst einmal Art und Umfang der Organisationsmaßnahmen sowohl zentral wie auch dezentral zu analysieren.

Da es bislang versäumt wurde, das hochgradig komplexe sozio-technische System „Krankenhaus“ als Ausprägung eines Dienstleistungsbetriebes aufzufassen, kamen demzufolge auch nur selten neuzeitliche Organisationsmethoden und Arbeitstechniken zur Anwendung. Um allerdings die anstehenden Probleme z.B. mit Hilfe *kybernetischer Methoden* oder des *Operations Research* [5] in den Griff zu bekommen, ist ein systematisches Vorgehen *(Systemanalyse)* erforderlich. Ausgangspunkt ist dabei die Aufnahme und Analyse des Ist-Zustandes. Darauf folgt – gegebenenfalls interdisziplinär – die Erarbeitung einer grundsätzlichen Optimallösung für das untersuchte System in Form eines theoretischen Modells *(Systems Approach)*. Durch *iteratives* Abgleichen mit den gewonnenen Daten der *Ist-Analyse* gelangt man zu einem praxisorientierten betriebsspezifischen Konzept, dem sogenannten *Soll-Zustand*. In der Implementierung wird dann versucht, das Soll-Konzept meist stufenweise einzuführen, wobei die Möglichkeit der Modifizierung des Systems bzw. der Organisation gegeben ist. Dies bedeutet beim Einsatz von EDV-Systemen die Auswahl der Anlagen im Systemvergleich, die anwendungsproblemorientierte Programmierung, den Test der Programme sowie den strukturellen Einbau der neuen Teilorganisation in das bestehende organisatorische System. Dies bezeichnet man als *Implementierung* im eigentlichen Sinne.

Im Anschluß an die Implementierung muß sich die neue Systemkonzeption in der Praxis bewähren. Dazu dient der *Feldtest*. Hier sind dann keine grundlegenden Veränderungen des neuen Systems mehr möglich. Sollte dies der Fall sein, so wäre eine neue Soll-Konzeption aufzustellen und diese wiederum zu implementieren. Im allgemeinen liegt die Funktion des Feldtests aber mehr darin, die Funktionsfähigkeit des implementierten Systems zu erproben und nachzuweisen. Dabei können dann auch einzelne Anpassungen des Systemkonzepts vorgenommen werden.

Gegenstand der vorliegenden Organisationsanalyse einzelner medizinischer Funktionsbereiche sowie eines umfassenderen Informationssystems ist im wesentlichen die Analyse und Dokumentation des Ist-Zustandes sowie ein Systemkonzept für einen künftigen Soll-Zustand.

1.5.1 Gliederung der Untersuchung

Eine Organisationsanalyse[4] läßt sich unterteilen nach

– Umfang,
– Breite und
– Tiefe der Untersuchung.

Der Analysenumfang beinhaltet die Darstellung des Gesamtrahmens der Organisationsanalyse von der Ist-Aufnahme bis zur Planung eines neuen Systems. Die Analysenbreite kennzeichnet das Vordringen in alle Untersuchungsbereiche, z. B. in die Funktionsbereiche eines Krankenhauses. Die Analysentiefe hingegen zielt ab auf die Genauigkeit der Einzeluntersuchungen sowie detaillierter Lösungsvorschläge einzelner Teilprobleme innerhalb eines Bereichs bzw. Systems.

Im einzelnen läßt sich der Analysenumfang durch folgende Arbeiten abgrenzen:

1. Ist-Aufnahme
   a) Ermittlung des Ist-Zustandes
   b) Dokumentation des Ist-Zustandes
2. Problemanalyse
   a) Diskussion der Ist-Aufnahme
   b) Schwachstellenanalyse
3. Soll-Konzeption
   a) Verbesserung des Ist-Zustandes
   b) Kosten- und Nutzenanalyse

Die Analysenbreite ist im wesentlichen durch die bestehenden Funktionsbereiche sowie ihre organisatorische Abgrenzung vorgezeichnet, wenngleich sowohl bei der Ist-Aufnahme wie in der Soll-Konzeption die Verknüpfung einzelner Teilbereiche (Funktionsbereiche) mit dem gesamten System (hier z. B. Krankenhaus) sowie mit übergreifenden Systemen (Gesundheitswesen) zu beachten ist.

4 Vgl. auch im folgenden [75, S. 5 ff.].

Bei der Analysentiefe wird davon ausgegangen, daß ein zu untersuchendes System aus Elementen und interaktiven Beziehungen besteht. Die wichtigsten Elemente im System „Krankenhaus“ bzw. in seinen Funktionsbereichen sind die darin tätigen Menschen und die technischen Hilfsmittel. Die verschiedenen Beziehungen zwischen den Elementen geben somit ein Maß für die Analysentiefe. Diese Beziehungen [46] werden charakterisiert durch:

1. technisch-materielle Prozesse
   (z. B. Produktionsprozesse, Warenbewegungen usw.),
2. informationelle Prozesse
   (z. B. Regelungen der Befugnisse und Informationsflüsse, Berichtswesen, Arbeitsabläufe usw.),
3. ökonomische Prozesse
   (z. B. Geld- und Vermögensbewegungen usw.),
4. soziale Prozesse
   (z. B. Einzel- und Gruppenbeziehungen usw.).

1.5.2 Untersuchungsmethode und Vorgehensweise

Bislang gibt es in der Literatur kaum Aussagen über die Organisation in Krankenanstalten. Vor allem fehlen weitgehend Ist-Analysen. Um jedoch notwendige Investitionsvorhaben realisieren zu können, braucht man Transparenz. Will man die arbeitsteilig unterschiedlichen Bereiche eines Krankenhauses in ihrem organisatorischen Aufbau zum Zwecke einer weitergehenden Planung untersuchen, so ist es notwendig, die Erfassung und Dokumentation von Organisationsstrukturen und Informationsflüssen mit Hilfe einer eindeutigen Verfahrenstechnik durchzuführen. Die in der Literatur hierfür vielfach aufgezeigten Möglichkeiten einer graphischen und verbalen Darstellung genügen nicht den gestellten Anforderungen, da sie nicht in hinreichendem Umfang die Erfordernisse für die Umstellung auf EDV-Systeme berücksichtigen [vgl. 82, S. 26].

1.5.2.1 Ist-Aufnahme

Der Ist-Zustand eines Systems oder abgeschlossener Funktionsbereiche ist im Rahmen einer Organisationsanalyse abgesehen von Beobachtungen, Befragungen, Akteneinsicht, statistischen Feststellungen usw. in enger Zusammenarbeit mit den betroffenen Mitarbeitern der zu untersuchenden Bereiche zunächst im Interview-Verfahren zu ermitteln. So lassen sich weitgehend Störungen des laufenden Betriebs vermeiden, die bei einer Erfassung der Tätigkeiten am Arbeitsplatz eintreten würden. Aus Sicherheitsgründen sind die erhobenen Angaben später noch einmal stichprobenartig an den Arbeitsplätzen zu überprüfen und notwendigenfalls zu ergänzen.

Die Ist-Aufnahme des bestehenden Systems soll einen Überblick über seine bisherige Entwicklung geben und die Zielsetzung des Systems, den Organisationsaufbau, die Arbeitsabläufe, die verfügbaren Betriebsmittel sowie Restriktionen aufzeigen, denen das zukünftige System unterworfen sein wird. Für die Ist-Aufnahme eignet sich hierzu die Aufteilung in folgende Einzeluntersuchungen [vgl. 28, S. 188 ff. und 75, S. 9 f.]:

1. Strukturanalyse
2. Datenflußorientierte Ablaufanalyse
3. Arbeitsplatzorientierte Tätigkeitsanalyse
4. Bedarfsorientierte Informationsanalyse
5. Analyse des Datenvolumens und der Leistungswerte
6. Kostenstruktur im Ist-Zustand.

1.5.2.1.1 Strukturanalyse

Die Aufbauorganisation[5] läßt die jeweils bestehende Struktur eines Systems in seinem hierarchischen Aufbau erkennen. Da hieraus die Aufgabenverteilung nur insoweit hervorgeht, als sie sich in der Stellenbildung niederschlägt, eignet sich ein zusätzliches Funktionendiagramm für die *Feinverteilung* der Aufgaben besonders gut. Das Funktionendiagramm ordnet die Funktionen bzw. Aktivitäten den in der Organisationseinheit der einzelnen Funktionsbereiche Tätigen zu.

Unter einer *Aktivität* sei ein Betriebsvorgang oder eine Reihe kleiner Einzeltätigkeiten verstanden, die sich als komplexer Betriebsvorgang darstellen und von einem Handlungsträger (Bearbeitungsmedium) ausgeführt werden. Bei einer *Funktion* handelt es sich um die Zusammenfassung logisch verknüpfter Aktivitäten (Betriebsvorgänge), die aufgrund einer gemeinsamen Zielsetzung zusammengehören [vgl. 80].

Mit der Einführung der Begriffe „Aktivität" und „Funktion" umgeht man die von der vorhandenen Organisationsstruktur vorgegebenen Abgrenzungen in Abteilungen und Kompetenzbereiche. Das ermöglicht dann eine System-Darstellung, die rein handlungs- und funktionsorientiert ist.

Zur Strukturanalyse gehört ferner eine Darstellung der ausgewiesenen Stellen, der Funktion der Stelleninhaber, eine Zusammenstellung der organisatorischen

5 Vgl. im folgenden [75, S. 10 ff.].

Hilfsmittel (Datenträger, Dateien usw.), der Verbrauchsmaterialien und der zur Verfügung stehenden Räumlichkeiten. Bei den Funktionsbereichen Laboratorium und Nuklearmedizin treten hierzu weiterhin die medizinischen Geräte und Materialien.

Die Art der Dokumentation des Ist-Zustandes trägt wesentlich zum Erfolg einer derartigen Analyse bei. Ist die Dokumentation unübersichtlich, unvollständig oder unlogisch im Aufbau, so müssen fast zwangsläufig die der Ist-Analyse anschließenden und auf sie aufbauenden Arbeiten fehlerhaft werden. Auf der anderen Seite darf eine Dokumentation auch nicht zu aufwendig gestaltet werden. Denn neben dem Streben nach Übersichtlichkeit sind auch die Zeit- und Geldfaktoren der Dokumentationstätigkeit zu berücksichtigen. Wegen dieser hier nur angedeuteten Probleme soll nachfolgend noch gesondert auf Dokumentationstechniken eingegangen werden.

1.5.2.1.2 Datenflußorientierte Ablaufanalyse

Im Rahmen der Ablaufanalyse[6] werden die einzelnen Arbeitsabläufe untersucht. Die Art der beispielsweise in den Funktionsbereichen Laboratorium und Nuklearmedizin erstellten Dienstleistungen und die dabei angewandten Methoden legen eine Darstellung der physischen Abläufe parallel zum Durchlauf eines Patienten bzw. des Untersuchungsgutes durch den Funktionsbereich nahe. Dabei werden die einzelnen Stationen, die der Patient bzw. das Untersuchungsgut durchläuft, vermerkt und die damit verbundene Bearbeitung dokumentiert. Dadurch läßt sich gleichzeitig der Weg der Daten bzw. der Datenträger von der Entstehung bzw. dem ersten Erscheinen bis zur Verwertung der Verarbeitungsergebnisse verfolgen und unter Angabe der ausführenden Stellen mit den jeweiligen Arbeitsschritten in einem Datenflußplan festhalten. Durch Zählen der Belege und durch Schätzungen ermittelt man dann die Datenmengen pro Zeiteinheit.

1.5.2.1.3 Arbeitsplatzorientierte Tätigkeitsanalyse

Die Erfassung der Tätigkeiten an den einzelnen Arbeitsplätzen ermöglicht es, die derzeit bestehende Kapazitätsauslastung zu ermitteln, Veränderungen in der Aufgabenverteilung vorzubereiten und zu prüfen, wie groß der Anteil der Tätigkeiten an einem Arbeitsplatz ist, der einem EDV-System mit dem Ziel weitreichendster Automatisierung übertragen werden kann, und wie groß der verbleibende nichtautomatisierbare Anteil ausfällt.

6 Vgl. im folgenden [75, S. 13 ff.].

Der Zeitbedarf je Tätigkeit und je Mitarbeiter ist zweckmäßigerweise nach den Tätigkeitsberichten der Betroffenen und Angaben ihrer Vorgesetzten oder nach anderen einfachen Verfahren zu schätzen. Denn Arbeitsuntersuchungen mit exakten Zeitaufnahmen sind in diesem Fall zu aufwendig und Richtwerte nur selten bekannt. Hierdurch lassen sich Ungenauigkeiten zwar nicht ganz ausschließen, jedoch fallen sie insgesamt kaum ins Gewicht [75, S. 15 f.].

1.5.2.1.4 Bedarfsorientierte Informationsanalyse

Die Informationsanalyse[7] zeigt die Informationsbeziehungen zwischen den einzelnen Funktionen auf. Damit ergibt sich ein Überblick über den gesamten Funktionsbereich und seine Beziehungen zu anderen Funktionsbereichen. Dabei sind die Funktionen durch die Zusammenfassung von Aktivitäten zu logischen Einheiten entstanden. Die Darstellung der Informationsbeziehungen enthält nur diejenigen Informationen, die für die Ausführung der jeweiligen Arbeit erforderlich sind.
Alle Informationen lassen sich in einer Informationstabelle zusammenstellen und den Funktionen zuordnen, in denen sie auftreten. Gleichzeitig enthält die Informationstabelle das Mengengerüst als Grundlage für die spätere Entwicklung von Dateien. Sie ist ferner Ausgangspunkt für die Festlegung der erforderlichen Maschinenkonfiguration.

1.5.2.1.5 Analyse des Datenvolumens und der Leistungswerte

Hier werden alle für ein Informationssystem, insbesondere auch für die EDV-Einsatzplanung erforderlichen Angaben über Datenart, Datenmenge und Häufigkeit des Datenzugriffs des betreffenden Funktionsbereichs im Ist-Zustand analysiert. Dabei ist zu beachten, welche Daten auf welchen Datenträgern den jeweiligen Funktionen und Aktivitäten zugeordnet sind.

Die für die Beurteilung der Auslastung eines Funktionsbereichs erforderlichen statistischen Angaben über seine Entwicklung sowie Zusammenstellungen von Fallzahlen, Bearbeitungszeiten und der sich daraus ergebenden Leistungszeiten sind hier ebenfalls aufzunehmen [vgl. 75, S. 17].

1.5.2.1.6 Kostenstruktur im Ist-Zustand

Die Offenlegung und Analyse der Kostenstruktur in den untersuchten Bereichen läßt die Kostenschwerpunkte im Ist-Zustand erkennen und ermöglicht Vergleiche der Kosten im Ist-Zustand mit den Kosten des künftigen Systems.

7 Vgl. im folgenden [75, S. 16].

Vielfach sind in Krankenanstalten die Kosten eigens bei derartigen Untersuchungen erstmalig zu erfassen, da krankenhausinterne Aufschreibungen hierüber nicht immer vorhanden sind. Wichtig ist dabei die grobe Aufgliederung der Kostenarten, die zunächst wie folgt vorzunehmen wäre:

- Raumkosten,
- Kosten für Maschinen und Einrichtungen,
- Materialkosten,
- Personalkosten.

Aus der Summe der einzelnen Kostenarten erhält man die Gesamtkosten, die man außerdem wieder den Kostenstellen zuordnen kann.

1.5.2.2 Problemanalyse

Die Gliederung der Problemanalyse folgt im wesentlichen der Gliederung der Ist-Aufnahme, wobei die Diskussion des Ist-Zustandes zunächst die weiter zu analysierenden Probleme aufwirft. Dabei befaßt sich die Kritik der Organisationsstruktur hauptsächlich mit dem Teil der Aufbauorganisation, der sich im Zuge einer Automatisierung verbessern läßt. Die Problemanalyse der Ablauforganisation erfolgt unter der Voraussetzung, daß es nicht das primäre Ziel ist, die bestehenden Abläufe nur zu automatisieren, sondern daß man im Interesse einer durchgreifenden Rationalisierung Arbeitsabläufe auch völlig verändert, gegebenenfalls auch ohne weitere Mechanisierung bzw. Automatisierung.

Daher sollen die Tätigkeiten an den einzelnen Arbeitsplätzen eindeutig beschrieben und klar abzugrenzen sein. Schwerpunkt der Schwachstellenanalyse ist die Kritik der Informationsstruktur. Sie soll offenlegen, ob die in einzelnen Bereichen anfallenden und zu verarbeitenden Informationen präzise sind und auch rechtzeitig genug anfallen, um optimale Resultate der klinischen Untersuchungen zu gewährleisten.

Dabei kann die Diskussion von Leistungswerten und Fallzahlen die Abschätzung des quantitativen Rationalisierungseffektes eines EDV-Einsatzes erleichtern. Das sich aus den Fallzahlen ergebende Datenvolumen sowie Bedeutung und Notwendigkeit der Daten sind wesentliche Auswahlfaktoren für die Ermittlung eines EDV-Systems, insbesondere für den künftigen Speicherbedarf.

Die Ergebnisse der Problemanalyse führen schließlich zur Diskussion der *Automatisierungsfähigkeit* und *Automatisierungswürdigkeit* innerhalb der einzelnen Funktionsbereiche und auch innerhalb des umfassenden Systems. Dabei ist herauszuarbeiten, welcher Nutzen aus dem Einsatz eines EDV-Systems, verglichen mit dem Ist-Zustand, gezogen werden kann, und wie groß der Umfang der Automatisierung gerade im Bereich der Informationsverarbeitung sinnvollerweise sein sollte [vgl. 75, S. 19 f.].

1.5.2.3 Soll-Konzeption (Rahmenvorschlag)

Aufgabe der Soll-Konzeption ist die Erarbeitung und Vorstellung des neuen Systems, beispielsweise eines EDV-Systems innerhalb eines Funktionsbereichs eines Krankenhauses. Dies bedeutet, daß nicht allein nur das EDV-System von der Hardware, also von den EDV-Anlagen und sonstigen maschinellen Einrichtungen her zu gestalten ist. Die Soll-Konzeption hat gleichermaßen auch die neue Organisations- und Kommunikationsstruktur zu erstellen. Dabei wird jede Funktion als Einheit betrachtet, für die ein Grob-Ablaufplan zu entwickeln ist, wobei die einzelnen Grob-Ablaufpläne in einen Gesamtplan münden.

Nach der Entwicklung der logischen Abläufe werden die mit Hilfe des neuen Systems gelösten Probleme aufgezählt. Aus der Dringlichkeit der Teilprobleme ergibt sich eine Prioritätenfolge des Vorgehens bei der Realisierung. Die Summe der für eine automatisierte Informationsverarbeitung vorgesehenen Aufgaben legt unter Umständen ein ganz bestimmtes EDV-System von einer gewissen Mindestgröße nahe, dessen jährliche Kosten sich überschlägig leicht ermitteln lassen. Weiterhin sind im Rahmenvorschlag Ausbaumöglichkeiten des künftigen EDV-Systems und die Integration in übergeordnete Systeme (z. B. Gesundheits-Informationssystem) aufzuzeigen und schließlich Vorteile und Nachteile einander gegenüberzustellen.
Vorschläge zur Verbesserung der Organisation in Bereichen, für die eine EDV-Umstellung nicht zu empfehlen ist, behandelt bereits die Problemanalyse [vgl. 75, S. 21 f.].

1.5.3 Dokumentation

Die in der öffentlichen Verwaltung verwendeten Arbeitsuntersuchungsverfahren, wie z. B. das im KGSt-Gutachten „Arbeitsuntersuchungen in der Kommunalverwaltung“ [83] vorgeschlagene Verfahren, können für eine Aufgaben- und Arbeitsanalyse in den Funktionsbereichen eines Krankenhauses verwendet werden. In diesem Zusammenhang lassen sich neben den Arbeitsuntersuchungen nach dem KGSt-Verfahren in einer gesonderten Untersuchung auch die Gesamtkosten eines Funktionsbereichs insbesondere für den Nachweis der Wirtschaftlichkeit ermitteln. Jedoch können z. B. die Kosten je Laboranalyse (Kostenträger) nur unter erheblichen Schwierigkeiten durch eine Verbindung beider Verfahren bestimmt werden. Teilt man z. B. die Gesamtkosten eines Funktionsbereiches durch die Anzahl der Untersuchungen pro Jahr, so erhält man nur die durchschnittlichen Kosten je Untersuchung, aber keine exakten Aussagen über die Kosten der einzelnen Untersuchungsart.

Vorteilhafter ist ein kombiniertes Dokumentationsverfahren, das eine detaillierte Erfassung der Arbeitsabläufe, eine Ermittlung des Personalbedarfs usw.

mit einer eindeutigen Gliederung der Kostenarten zur Erfassung der Gesamtkosten eines Bereiches pro Jahr miteinander verbindet. Ein derartiges Verfahren bietet darüber hinaus die Möglichkeit,

1. die Kosten je Untersuchungsart zu ermitteln,
2. die Daten, Dateien, Arbeitsabläufe und Datenflüsse für die Einsatzplanung eines EDV-Systems zu erfassen und
3. die Organisations- und Kostenstruktur in einem einheitlichen Dokumentationsverfahren aufzuzeigen.

Das von der Firma *IBM* entwickelte SOP-Verfahren (Study Organization Plan, IBM Form C 20-8075-0) erfüllt weitgehend diese Anforderungen[8]. Dies formalisierte Verfahren ermöglicht:

1. Aufgaben-, Arbeits- und Kostenanalysen in allen Bereichen des Krankenhauses nach gleichen Grundsätzen durchzuführen,
2. Grundlagen für regionale und überregionale Planungen und Vergleiche zu schaffen,
3. einen umfassenden Überblick über die gesamte Aufgaben-, Arbeits-, Organisations- und Kostenstruktur der untersuchten sozio-technischen Einheit „Krankenhaus" zu erhalten.

Mit Hilfe des SOP-Verfahrens lassen sich alle Informationen für die Einsatzplanung eines EDV-Systems zweckmäßig sammeln. Besonders im Hinblick auf den Aufbau eines integrierten Krankenhaus-Steuerungssystems ist das SOP-Verfahren eine mögliche Technik für die Datenerfassung und Dokumentation, wenn es eine geeignete und den medizinischen Anforderungen gerechtwerdende Modifizierung erfährt.

1.5.3.1 Aufbau und Gliederung der Dokumentations-Formblätter

Die methodische Vorgehensweise zur Erfassung des Ist-Zustandes mit Hilfe von SOP-Formblättern ist allgemein verständlich, so daß sich die Anwendung des SOP-Verfahrens besonders dann eignet, wenn verschiedene Untersuchungsbereiche arbeitsteilig analysiert werden sollen.

Die folgenden fünf Formblätter [vgl. 81] der SOP-Dokumentationstechnik können die Grundlage für die Erfassung des Ist-Zustandes in allen Untersuchungsbereichen bilden:

8 Allerdings ist anzumerken, daß das SOP-Verfahren relativ aufwendig ist, so daß es für den Einzelfall gegebenenfalls in einer einfacheren und weniger umfangreichen Form anzuwenden ist. Hier wird allerdings deshalb ausführlicher auf die Dokumentationstechnik eingegangen, um die generelle Vorgehensweise beispielhaft darzustellen und ein breites Anwendungsspektrum aufzuzeigen. Vgl. im folgenden auch [74, S. 28 ff.].

- Datenbestand (IBM Form 76 777)
  erfaßt und beschreibt die Datenbestände,
- Datenträger (IBM Form 76 779)
  beschreibt detailliert die in den Datenbeständen enthaltenen Formulare und Datensätze,
- Arbeitsgebiet (IBM Form 76 778)
  erfaßt die Arbeitsabläufe in einzelnen Bereichen,
- Arbeiten (IBM Form 76 780)
  beschreibt die Arbeitsschritte und Hilfsquellen eines Arbeitsablaufes,
- Organisation und Kosten (IBM Form 76 781)
  erfaßt und dokumentiert die Organisations- und Kostenstruktur des Gesamtbereichs bzw. einzelner Funktionseinheiten.

Im folgenden sollen Inhalt und Anwendung der einzelnen SOP-Formblätter im Hinblick auf ihren Einsatz in medizinischen Funktionsbereichen kurz beschrieben werden.

Datenbestand (Tafel 1)

Das Formblatt *Datenbestand* erfaßt sämtliche innerhalb einer Organisationseinheit verwendeten Dateien nach folgenden Kriterien (Inhalt der einzelnen Felder des Formblatts):

- Name des Datenbestandes:
  im Laboratorium sind z. B. als Datenbestände die Arbeitsplatzbücher anzusehen, die zugleich Datenträgerfunktion haben.
- Nummer des Datenbestandes:
  sämtliche Datenbestände erhalten nach der SOP-Verfahrenstechnik zur Kennzeichnung eine vierziffrige Nummer, die mit einer 4 beginnt.
- Ort:
  organisatorische Funktionseinheit, in der der Datenträger verwendet wird.
- Speichermedium:
  Art der Unterbringung des Datenbestandes, z. B. Ordner, Ziehkartei, Magnetband usw.
- Zugriffserfordernisse:
  hier wird angegeben, wie schnell die einzelnen Informationen zugriffsbereit sein müssen, wie oft zugegriffen wird, und ob die Datei allgemein zugänglich ist, oder ob sie vertraulichen Charakter hat und nur von einem bestimmten Personenkreis benutzt werden darf.
- Inhalt:
  der Inhalt wird charakterisiert, falls der Name nicht aussagefähig genug ist.

IBM

DATENBESTAND

NAME DES DATENBESTANDES	NR. DES DATENBESTANDS

ORT	SPEICHER-MEDIUM

ZUGRIFFS-ERFORDERNISSE

SORTIER-ORDNUNG

INHALT

WIE AKTUELL

AUFBEWAHRUNGS-GRUNDSÄTZE

KENNSÄTZE

BEMERKUNGEN

INHALT

		ANZAHL		ZEICHEN PRO DATEN-TRÄGER	ZEICHEN PRO DATENBESTAND	
		DURCHSCH.	SPITZE		DURCHSCH.	SPITZE

DATUM — BEARBEITER — INFORMATIONS-QUELLE — SEITE

UNTERSUCHUNG

IBM Form 76 777

Tafel 1

- wie aktuell:
  Angabe der Zeitspanne vom Entstehen der Daten bis zur Eintragung in den Datenbestand.
- Aufbewahrungsgrundsätze:
  besondere Vorschriften für die Aufbewahrung des Datenbestandes können hier angegeben werden.
- Kennsätze:
  Vorschriften zur Führung und Ordnung des Datenbestandes werden hier vermerkt.
- Bemerkungen:
  Zusätze und weitere Erläuterungen.
- Inhalt:
  Angabe der verschiedenen Bestandteile (Datenträger) des Datenbestandes und deren Häufigkeit (Durchschnitt, Maximum). Die Datenträger werden gekennzeichnet durch eine mit 1 beginnende, fortlaufende Numerierung.

Datenträger (Tafel 2)

Das Formblatt *Datenträger* enthält Detailangaben zu den Ein- und Ausgaben der Daten. So sind z. B. im Laboratorium als Datenträger u. a. die Labortest-Anforderungsbelege und die Arbeitsplatzbücher (patientenbezogene Detailangaben) anzusehen. Zum Inhalt der Felder dieses Formblatts seien noch einige Erläuterungen gegeben:

- Nummer des Datenträgers:
  alle Datenträger erhalten nach der SOP-Verfahrenstechnik eine vierziffrige Nummer, die mit einer 2 beginnt.
- Entwurf-Nummer:
  diese Nummer ist nur anzugeben, wenn von der gleichen Datenträgerart mehrere voneinander abweichende Fassungen existieren, die gleichzeitig benutzt werden.
- Speichermedium:
  Bezeichnung der Art des Datenträgers (z. B. Beleg, Karteikarte, Lochkarte usw.).
- wie erstellt:
  es ist anzugeben, wie die wesentlichen Daten auf einen Datenträger zu übertragen sind (manuell, Schreibmaschine usw.).
- bei folgenden Arbeiten gebraucht:
  hier empfiehlt es sich, abweichend vom SOP-Verfahren auf die Nummer der Arbeit (nicht des Arbeitsschrittes) zu verweisen.

IBM

DATENTRÄGER

NAME DES DOKUMENTS	NR. DES DATENTRÄGERS
ANDERE GEBRÄUCHLICHE NAMEN	ENTWURF-NR.
	FORM-NR.
	ANZAHL KOPIEN

SPEICHER-MEDIUM	WIE ERSTELLT

BEI FOLGENDEN ARBEITEN GEBRAUCHT:

BEMERKUNGEN

INHALT

NR.	NAME DER DATENELEMENTE	HÄUFIG-KEIT	ZEICHEN	A/N	HERKUNFT

DATEN BEARBEITER INFORMATIONS-QUELLE SEITE

UNTERSUCHUNG

IBM Form 76 779

Tafel 2

- Häufigkeit:
  erscheint das betreffende Datenelement (einzelne Bestandteile des Datenträgers) nicht auf jedem Beleg, so ist hier die Häufigkeit des Erscheinens als Dezimalbruch anzugeben; ist das Datenelement in jedem Beleg einmal oder mehrfach vorhanden, wird eine 1 oder die entsprechende Anzahl eingetragen.
- Zeichen:
  dieses Feld enthält die maximale Anzahl der Zeichen.
- A/N (Art der Zeichen):
  A = alphabetisch,
  N = numerisch,
  AN = alphanumerisch,
  S = Sonderzeichen.
- Herkunft:
  Arbeitsbereich, in dem ein bestimmtes Datenelement entsteht.

Arbeitsgebiet (Tafel 3)

Das Formblatt *Arbeitsgebiet* vermittelt einen Einblick in den Ablauf eines Arbeitsgebietes (in Form eines Flußdiagramms) und enthält Angaben über das Datenvolumen von Ein- und Ausgabe, Benutzung von Datenträgern und Datenbeständen sowie Zeitangaben zu den betreffenden Arbeitsgebieten. Im rechten Teil des Formblattes werden die Tätigkeiten des jeweiligen Arbeitsgebietes in einem Datenflußplan unter Verwendung der nach DIN 66 001 vorgeschriebenen Symbole aufgezeichnet.

Die für die Verrichtung der einzelnen Tätigkeiten erforderlichen Datenträger bzw. Datenbestände sind ebenfalls aufgeführt. Die Symbole des Flußdiagramms enthalten im Hauptteil eine schlagwortartige Bezeichnung der Tätigkeiten und im abgetrennten Teil eine Abkürzung der Organisationseinheit, in der diese Tätigkeit verrichtet wird. Dabei können vierziffrige mit einer 1 beginnende Zahlen auf zusätzliche Erläuterungen verweisen. Die Buchstaben A bis Z und sodann AA bis ZZ, mit denen die Spalten des Datenflußplanes fortlaufend versehen werden, kennzeichnen die im Formblatt *Arbeiten* detailliert beschriebenen Arbeitsschritte. Die zu den Spalten gehörenden Symbole (Teilarbeiten) tragen nacheinander zeilenweise die Zahlen 1, 2, . . . , n.

Arbeiten (Tafel 4)

Mit dem Formblatt *Arbeiten* werden die Teilarbeiten und Arbeitsschritte eines Arbeitsablaufes systematisch dokumentiert. Außerdem enthält das Formblatt Angaben über:

IBM

ARBEIT			AUSLÖSER, EINGABEN UND AUSGABEN						
NR.	AUSGEFÜHRT DURCH	ID. NR.	NAME UND BEZEICHNUNG	ERHALTEN VON ODER WEITERGELEITET AN	MENGE D.SCHN	PRO	VERFLOSSENE ZEIT	ID. NR.	

DATUM BEARBEITER INFORMATIONSQUELLE

IBM Form 76 780

Tafel 3

ARBEITEN ÜBERSICHT

ARBEITSSCHRITTE		HILFSQUELLEN				
BESCHREIBUNG	HÄU-FIGK.	ID. NR.	ART	EINZEL ZEIT	GES. ZEIT DSCHN	PRO

UNTERSUCHUNG ARBEITSGEBIET SEITE

FLUSSDIAGRAMM

BEMERKUNGEN

ERKLÄRUNGEN

ELEMENTE DER ORG.

ZAHLENSCHLÜSSEL

1- 999	ZEITPKT. ZW. ABGESCHL. ARB.
1000-1999	BEMERKUNGEN
2000-2999	EINGABEN
3000-3999	AUSGABEN
4000-4999	DATENBEST.

ARBEITSGEBIET

BEARBEITER
DATUM
UNTERSUCHUNG

NAME DES ARBEITS-GEBIETES

Tafel 4

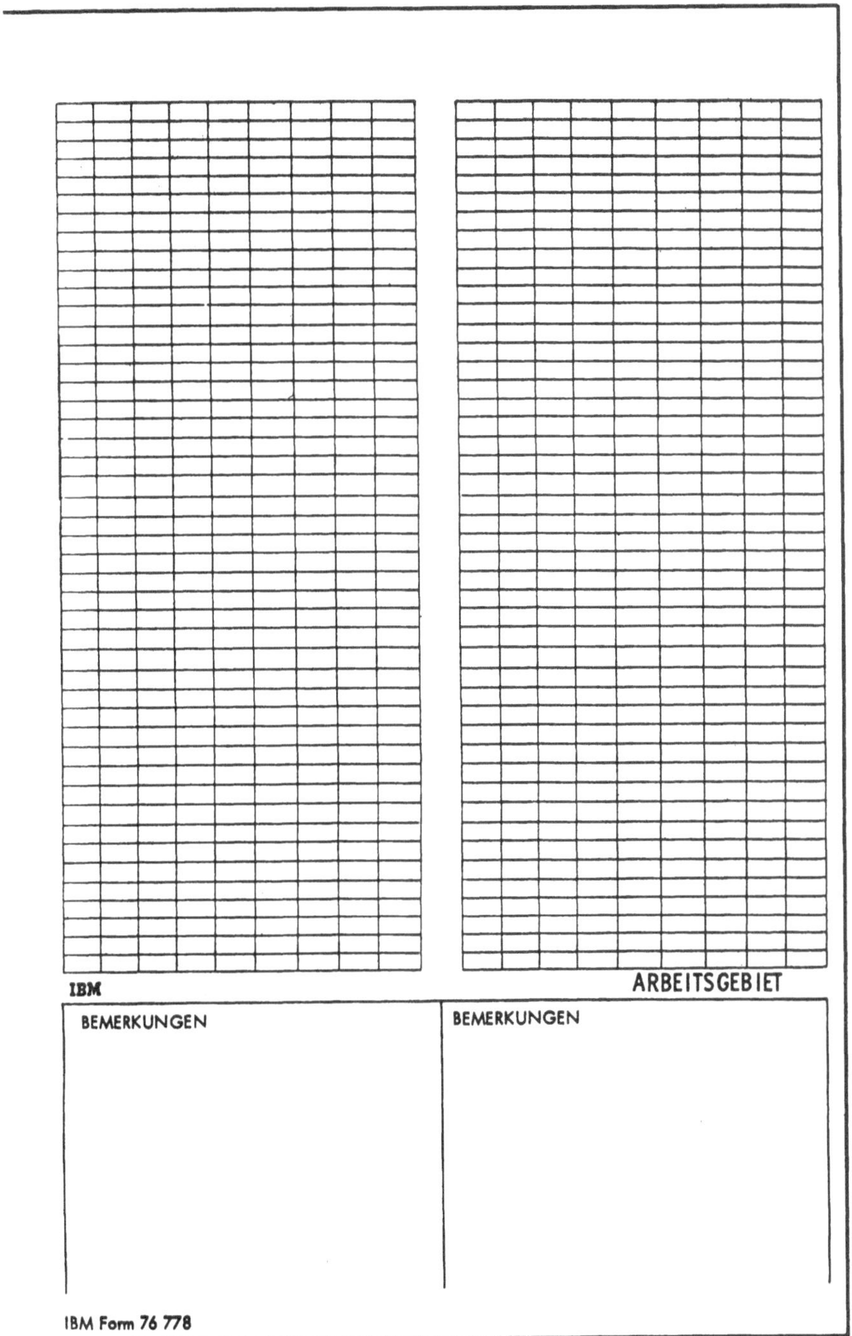

IBM

ARBEITSGEBIET

BEMERKUNGEN

BEMERKUNGEN

IBM Form 76 778

- die Auslöser der Arbeitsschritte,
- die für die Arbeiten verwendeten Datenträger oder Datenbestände der Eingabe,
- die auf den Datenträgern oder Datenbeständen vermerkten Ergebnisse der Ausgabe,
- die verwendeten Hilfsmittel,
- die Dauer der Tätigkeiten.

Die einzelnen Felder des Formblatts *Arbeiten* haben folgenden Inhalt:

1. Arbeit,
2. Auslöser, Eingaben und Ausgaben,
3. Arbeitsschritte,
4. Hilfsquellen.

Zu 1. Arbeit:

Das Feld Arbeit ist in zwei Unterfelder (Spalten) unterteilt:

Spalte 1 = Nr.

Die Nummer wird aus sechs Ziffern gebildet (Tafel 5 und 6). Die ersten drei Ziffern bezeichnen einen Teilbereich der Organisationseinheit, die folgenden zwei Ziffern kennzeichnen das Arbeitsgebiet, die letzte Ziffer dient zur fortlaufenden Numerierung einzelner Teilarbeiten, die in einem Teilbereich verrichtet werden[9]. Diese letzte Ziffer kann die Werte 0 bis 9 annehmen. Werden aber in einem Teilbereich mehr als zehn Arbeitsschritte pro Arbeitsgebiet durchgeführt, so erhöht sich die Nummer des Arbeitsgebiets um 1 und die Zählung der Teilarbeit beginnt erneut bei 0 (Beispiel: 303049, sodann 303050). Daher erhalten Untersuchungen, bei denen mehr als zehn Arbeitsschritte auftreten, eine Doppelnummer (Beispiel: 04 und 05).

Spalte 2 = ausgeführt durch:

In diesem Feld wird der Name des Teilbereichs aufgeführt, in der die Teilarbeit verrichtet wird. Die in Klammern darunterstehende Nummer bezeichnet das Symbol aus dem Datenflußplan des Formblatts *Arbeitsgebiet*, in dem die hier beschriebene Teilarbeit nur stichwortartig aufgeführt ist.

9 Erläuterung des Beispiels am Bereich Laboratorium:
Nr. 303042:
303 Hämatologie
04 Blutbild
2 Vorbereitung der Blutkörperchenzählung

Zu 2. Auslöser, Eingaben und Ausgaben:

Dieses Feld besteht aus fünf Unterfeldern:

Spalte 1 = ID.NR.:

Die Identifikationsnummer (ID.NR.) dient zur Kennzeichnung des Auslösevorgangs (A 1), der Eingaben (E 1, . . . , En) und der Resultate der Ausgaben (R 1, . . . , Rn).

Spalte 2 = Name und Bezeichnung:

Diese Spalte beinhaltet Namen bzw. Bezeichnung eines Tätigkeitsauslösers, Namen der Eingaben und der Ausgaben. Für jede Teilarbeit gibt es nur einen Auslöser. Auslöser können sein:

- bestimmte Zeiten,
- Ankunft einer oder einer bestimmten Anzahl von Eingaben,
- Kombination von Eingaben und Zeit.

Der Name einer Eingabe oder Ausgabe stimmt mit dem auf dem entsprechenden Formblatt *Datenträger* angegebenen Namen überein.

Gliederungssystem:	Dezimalgliederung	
Tiefe der Gliederung:	drei Stellen	
Stelle 1:	Hauptbereiche	
0	Verwaltungsbereich	
1	Versorgungsbereich	
2	Pflegebereich	
3	Behandlungsbereich	
Stelle 2:	Bereiche	
00– 09	Verwaltungsbereich	
10– 19	Versorgungsbereich	
20– 29	Pflegebereich	
30– 39	Behandlungsbereich, darin:	
	30	Hauptlabor
Stelle 3:	Teilbereiche	
000–099	Verwaltungsbereich	
100–199	Versorgungsbereich	
200–299	Pflegebereich	
300–399	Behandlungsbereich, darin:	
	301	Annahme, Hauptlabor
	302	Klinisches Labor
	303	Hämatologie
	304	Chemisches Labor
	305	AutoAnalyzer
	306	Elektrokardiographie

Tafel 5 Beispiel für die Einteilung der Aufgabenbereiche des Krankenhauses zur SOP-Dokumentationstechnik [50]

Spalte 3 = erhalten von oder weitergeleitet an:

Name der Stelle, von der eine Eingabe kommt oder zu der eine Ausgabe geleitet wird.

Spalte 4 = Menge:
Angabe der durchschnittlichen Menge jeder Eingabe bzw. Ausgabe pro Zeiteinheit.

Spalte 5 = verflossene Zeit:

Die SOP-Technik sieht vor, daß hier jeweils die zeitliche Differenz anzugeben ist, die zwischen der Ankunft der ersten Eingabe am Arbeitsplatz und den darauffolgenden Ein- bzw. Ausgaben einer Teilarbeit liegt. Lassen sich die Differenzen nicht oder nur schwer ermitteln, so ist die Gesamtzeit pro Tätigkeit aufzuführen.

Nr.	Untersuchungsarten in den Teilbereichen 301 bis 305		
00	Alkalireserve		Fermentaktivitäten
01	Amylase	17	GOT, GPT, LDH
02	Barbitursäure	18	CPK
03	Bilirubin	19	LAP
04/05	Blutbilduntersuchung	20	GLDH
06	Blutgruppenbestimmung	21	Fibrinogen
07	Kreuzproben	22	Hämatokrit
09	Blutzucker	23	Harnsäure
10	BSP-Test	24	Harnstoff-Stickstoff
11	Calcium, quantitativ	25	5-Hydroxy-Indol-Essigsäure
12	Cholesterin	26	Indikan
13	Chloride	27	Jirgl-Test
14	Eisen, quantitativ		
15	Eiweiß, quantitativ		
16	Elektrophorese		

Tafel 6 Beispiel für ein Verzeichnis der Untersuchungsarten (Arbeitsgebiete) in Teilbereichen (Ziffern 4 und 5 der Nummern des Feldes *Arbeit* des Formblatts *Arbeiten*)

Zu 3. Arbeitsschritte:

Die drei Unterfelder dieses Feldes sind:

Spalte 1 = ID.NR.:

Diese Identifikationsnummer kennzeichnet fortlaufend die Arbeitsschritte (Prozesse) einer Teilarbeit (P 1, . . . , Pk).

Spalte 2 = Beschreibung:

Hier werden die einzelnen Arbeitsschritte detailliert beschrieben.

Spalte 3 = Häufigkeit:

Dieses Feld gibt an, wie oft der Arbeitsschritt pro Ein- bzw. Ausgabe bezogen auf die Zeit ausgeführt wird. Erfolgt der gleiche Arbeitsschritt an jeder einzelnen Ein- oder Ausgabe einmal, so ist dies durch 1/Eingabe, 1/Ausgabe oder 1/Tag anzugeben. So bedeutet beispielsweise 1/10 Eingabe, daß der Arbeitsschritt gleichzeitig mit zehn Eingaben durchgeführt wird. 5/Eingabe besagt, daß der Arbeitsschritt fünfmal mit derselben Eingabe erfolgt.

Zu 4. Hilfsquellen:

Dies Feld ist in vier Unterfelder aufgeteilt:

Spalte 1 = ID.NR.:

Diese Identifikationsnummer unterscheidet die Hilfsmittel (H 1, . . . , Hl) eines Arbeitsschrittes voneinander.

Spalte 2 = Art:

Es wird angegeben, welche Personen mit welchen Geräten die Teilarbeiten ausführen. Die Anzahl der Geräte bzw. Personen ist in Klammern vermerkt.

Spalte 3 = Einzelzeit:

Hier wird die Zeit festgehalten, die eine Person durchschnittlich benötigt, um eine Teilarbeit einmal auszuführen.

Spalte 4 = Gesamtzeit:

Dieses Feld beinhaltet die durchschnittliche tägliche Benutzungszeit des betreffenden Geräts für eine Tätigkeit.

Organisation und Kosten (Tafel 7)

Dieses Formblatt zeigt übersichtlich auf:

- die Organisationsstruktur des untersuchten Bereichs und
- die dort entstehenden Kosten, aufgeteilt nach Gliederungseinheiten (in den Spalten) und nach den Arbeitsgebieten (in den Zeilen).

Die Organisationsstruktur wird in einer Organisationsübersicht vorangestellt und hierbei die jeweilige unterste Ebene (Ausführungsebene) den entsprechenden Kostenspalten zugeordnet. Unter dem Organisationsschaubild ist die

BEMERKUNGEN		ORGANISATIONS-ÜBERSICHT
PERSONAL MASCH. U. EINRICHT. MATERIAL VERSCHIEDENES SUMME		
NAME DES ARBEITS-GEBIETES	PERS. M. U. EINR. MAT. VERSCH. SUM.	
NAME DES ARBEITS-GEBIETES	PERS. M. U. EINR. MAT. VERSCH. SUM.	
NAME DES ARBEITS-GEBIETES	PERS. M. U. EINR. MAT. VERSCH. SUM.	
NAME DES ARBEITS-GEBIETES	PERS. M. U. EINR. MAT. VERSCH. SUM.	
NAME DES ARBEITS-GEBIETES	PERS. M. U. EINR. MAT. VERSCH. SUM.	
NAME DES ARBEITS-GEBIETES	PERS. M. U. EINR. MAT. VERSCH. SUM.	

IBM Form 76 781

Tafel 7

ORGANISATION UND KOSTEN

IBM

UNTERSUCHUNG

BEARBEITER

DATUM

BEMERKUNGEN

SUMMEN

Summe der Kosten aller untersuchten Arbeitsgebiete, unterteilt nach den Kostenartengruppen, aufgeführt in:
- Personalkosten,
- Maschinen- und Einrichtungskosten,
- Materialkosten,
- sonstige, nicht eindeutig zuordnenbare Kosten.

Die Spalten-Summenzeilen der Gesamtkostenzeile geben die Gesamtkosten des untersuchten Funktionsbereichs an, während die Zeilen-Summenzeilen auf der rechten Seite des Blattes die Summen der Kostenartengruppen beinhalten.

1.5.3.2 Funktionaler Zusammenhang der Formblätter

Der funktionale Zusammenhang der SOP-Formblätter läßt sich wie folgt beschreiben:

1. Die wichtigen Informationen im Rahmen einer Dokumentation sind in den Formblättern *Datenträger, Datenbestand* und *Arbeiten* enthalten, in denen detaillierte Angaben enthalten sind zu:
   - den Eingaben *(Input),* die zur Verrichtung der Arbeiten erforderlich sind bzw. verarbeitet werden (Formblatt *Datenträger*),
   - den Ausgaben *(Output),* die als Ergebnisse der Tätigkeiten entstehen (Formblatt *Datenträger*),
   - den Hilfsquellen, die bei den Arbeiten benötigt werden (Formblatt *Datenbestand*),
   - der Herkunft und Häufigkeit der Datenträger (Formblatt *Arbeiten*),
   - den Arbeitsschritten (Formblatt *Arbeiten*),
   - den Arbeitszeiten (Formblatt *Arbeiten*).
2. Die Informationen der Formblätter *Datenträger, Datenbestand* und *Arbeiten* verdichtet das Formblatt *Arbeitsgebiet* durch die zusammenfassende Darstellung aller Arbeitsschritte sowie der Ein- und Ausgaben eines Arbeitsgebiets in Form eines Flußplanes. Gleichzeitig werden Angaben zur Häufigkeit des Arbeitsablaufes gemacht; dadurch ist es möglich, mit Hilfe des Formblattes *Arbeitsgebiet* alle wichtigen prozessualen Faktoren des Arbeitsablaufes eindeutig zu überblicken, ohne auf Details eingehen zu müssen.
3. Das Formblatt *Organisation und Kosten* faßt wiederum alle Formblätter *Arbeitsgebiet* zusammen. Dieses Formblatt berücksichtigt jedoch nicht mehr den einzelnen Arbeitsprozeß, sondern
   - stellt den organisatorischen Rahmen dar, in dem der Arbeitsprozeß abläuft, und
   - dokumentiert die im Verlauf der Untersuchungen ermittelten Kosten, die in einem Arbeitsgebiet anfallen, sowie die Gesamtkosten des analysierten Funktionsbereichs.

1.5.3.3 Anwendbarkeit von Dokumentationsverfahren in Krankenanstalten und kritische Analyse

Die Aufnahme und Dokumentation des Ist-Zustandes aller Funktionsbereiche eines Krankenhauses mit Hilfe des SOP-Verfahrens ist nach bisherigen Erfahrungen in der Nuklearmedizin, im Laboratorium und in der Kosteneinziehungsstelle [vgl. 74 und 75] zeitraubend und schwierig. Hierin unterscheidet sich das SOP-Verfahren kaum von anderen Verfahren der Dokumentation und Organisationsanalyse. Das SOP-Verfahren vergrößert sogar im Gegensatz zu den bisher in der öffentlichen Verwaltung angewendeten und teils unzureichenden Techniken den zu analysierenden Bereich, indem es alle aufbau- und ablauforganisatorischen sowie auf die Kosten einwirkenden Elemente eines Systems berücksichtigt. Hierdurch vermittelt die SOP-Technik genauere Informationen, die als Planungsunterlagen für Reorganisation und Strukturmaßnahmen im Bereich eines Krankenhauses benötigt werden.

Zwar sind die Mehrzahl der Krankenanstalten organisatorisch ähnlich strukturiert, doch reicht die Analyse einer Krankenanstalt noch nicht aus, um fundierte Planungsunterlagen für alle Krankenanstalten gewinnen zu können, da vielfach örtliche, sachliche und personelle Unterschiede bestehen. Hier zeigt sich ein Vorteil des SOP-Verfahrens, da sich die Systematik (Formulartechnik) den jeweiligen Aufgaben entsprechend modifizieren läßt [vgl. 37, S. 633].

Die Aufnahme und Dokumentation des Ist-Zustandes in Krankenanstalten sollte daher bei einer späteren regionalen oder überregionalen Gesamtplanung nach folgenden Leitideen durchgeführt werden:

1. In allen Krankenhäusern ist eine Grob-Ist-Analyse vorzunehmen, die insbesondere die organisatorischen Schwachstellen darstellt.
2. Die einzelnen Funktionsbereiche sind nur dann detailliert zu analysieren, wenn nicht bereits Ergebnisse über derartige Untersuchungen aus anderen Krankenhäusern vorliegen.
3. Die in Modellvorhaben erarbeiteten Grundlagen sind nach inhaltlicher Prüfung und unter Berücksichtigung der örtlichen, sachlichen und personellen Unterschiede wenn möglich für die einzelnen Krankenhäuser fortzuschreiben.
4. Die Koordinierung strukturverändernder Maßnahmen obliegt den zuständigen Fachverwaltungen, mit denen die anstehenden Probleme in gemeinsamer und sinnvoller Planung und Planungsdurchführung zu lösen sind.

Eine umfassende Dokumentation des Ist-Zustandes eines Funktionsbereiches beansprucht im allgemeinen etwa sechs Mannmonate [vgl. 74, S. 49]. Im Hinblick auf den hohen Zeitaufwand ist zu prüfen, wo es im einzelnen Anwendungsfall zweckmäßig ist, das Verfahren weniger detailliert durchzuführen. Denn Einwendungen gegen das SOP-Dokumentationsverfahren lassen sich in erster Linie gegen Doppelarbeit erheben, die bei der Erstellung der Formblätter

Arbeiten und *Arbeitsgebiet* zu leisten sind. Bei den Mehrfacharbeiten handelt es sich insbesondere um

- die bildliche Darstellung der Arbeitsabläufe in Form eines Datenflußplans (Formblatt *Arbeitsgebiet*), die zusätzlich ausführlich im Formblatt *Arbeiten* dargestellt werden und
- die fortwährende Wiederholung der Eingaben und Ausgaben im Formblatt *Arbeiten*.

Auf den Datenflußplan und die ihn ergänzenden Angaben im Formblatt *Arbeitsgebiet* sollte jedoch nicht verzichtet werden, da dieses Formblatt einen raschen Überblick über ein Arbeitsgebiet ermöglicht. Es zeigt zudem Ansatzpunkte für weiterführende Untersuchungen auf, die mit Hilfe des Formblattes *Arbeiten* vorgenommen und deren Ergebnisse in diesem Formblatt dokumentiert werden können.

Das Formblatt *Arbeiten* ist insofern zu redundant, als für jede Teilarbeit alle Eingaben und Ausgaben aufzuführen sind. Innerhalb eines Arbeitsgebietes sind diese Wiederholungen nicht erforderlich, solange die Ein- und Ausgaben einer Teilarbeit sich von denen der vorhergehenden nicht unterscheiden.

Die alle Einzelheiten erfassende Dokumentation der Datenträger und Datenbestände ist zwar äußerst zeitraubend, da sämtliche Bestandteile eines Datenträgers anzugeben sind. Jedoch ist es bei der Planung des Einsatzes von EDV-Systemen unerläßlich, genaue Angaben für den Speicherplatzbedarf, die Organisation der benötigten Speicher und die erforderlichen Zugriffszeiten zu gewinnen. Daher sind zumindest alle Teilarbeiten, bei denen ein Beleg be- bzw. verarbeitet wird, zu erfassen und die Art und Zahl der verwendeten Zeichen aufzuführen. Alle vorgedruckten Bestandteile eines Belegs sollten abweichend von der SOP-Technik grundsätzlich nicht ausgezählt und vermerkt werden, zumal Details beigefügten Mustern entnommen werden können.

Insgesamt gesehen lassen sich beim SOP-Dokumentationsverfahren hauptsächlich zwei Ansatzpunkte für eine Kritik erkennen:

- die zeit- und arbeitsaufwendige Dokumentation und
- das langwierige und teils fehlerhafte Kostenrechnungsverfahren.

Diesen Nachteilen stehen allerdings auch die bereits erwähnten Vorteile gegenüber. Zur Bedeutung der SOP-Technik läßt sich insbesondere folgendes feststellen:

1. Das SOP-Verfahren hält in seinen Formblättern alle Informationen bereit, die für eine Reorganisation einzelner Funktionsbereiche eines Krankenhauses und insbesondere bei deren Umstellung auf eine automatisierte Datenverarbeitung benötigt werden.

2. Die Zusammenfassung und Aufgliederung der einzelnen Kosten liefert die Grundlage für die Erstellung eines Betriebsabrechnungsbogens bzw. ganz allgemein für die Einführung einer Betriebsabrechnung in Krankenanstalten.

1.5.4 Kritik am Kostenrechnungsverfahren

Die Ist-Kosten der Funktionsbereiche und der Untersuchungsarten (Kostenträger) werden in einer Vollkostenrechnung ermittelt. Diese Kostenrechnungsart setzt voraus, daß man alle Kosten auf die einzelnen Kostenträger verteilt. Dies ist problemlos, solange der größte Teil aller Kosten direkt auf die Kostenträger einwirkt und sich ihm deshalb ohne vorherige Aufschlüsselung zuschlagen läßt. Ist aber der Gemeinkostenanteil hoch, oder sind viele Kostenarten auf mehrere Kostenträger zu verteilen, so hängt die Richtigkeit der Kostenzuordnung von der Hypothese ab, aufgrund der eine Proportionalität zwischen Schlüsselgröße und Kosteneinwirkung abgeleitet wird.

Beispielsweise basiert die Verteilung der Raumkosten auf Kostenträger auf der Annahme, daß diese direkt proportional zur Dauer einer Untersuchung sind. Für die Zuordnung anderer Gemeinkosten (z. B. Glasreinigung, Reagenzgläser und Pipetten usw.) sind ähnliche Angaben zu machen.

Somit weist dieses Kostenrechnungsverfahren insbesondere zwei Unzulänglichkeiten auf:

1. Die Annahmen über die Zuordnung der Gemeinkosten auf die einzelnen Kostenträger sind nicht eindeutig. So existieren bei bestimmten Gemeinkostenarten andere Verteilschlüssel, die in gewissem Umfang ebenfalls eine zur Einwirkung dieser Gemeinkosten auf die Kostenträger proportionale Verteilung haben.

2. Die Ermittlung von Verteilschlüsseln ist für jede Gemeinkostenart gesondert durchzuführen und basiert auf zeitraubenden Einzeluntersuchungen.

Daraus ergibt sich die Notwendigkeit, besonders im Bereich der Kostenrechnung das SOP-Verfahren zu modifizieren:

- Nur die Kostenarten werden verteilt, die direkt auf Kostenträger einwirken (z. B. Personal- und Gerätekosten).
- Alle Gemeinkostenarten sowie die Kosten der Gemeinkostenstellen (z. B. Glasreinigung) sind unverteilt in den Summenzeilen des Formblattes *Organisation und Kosten* aufzuführen. Sollen die Gemeinkosten dennoch auf die Kostenträger verteilt werden, so ist dies aufgrund der Annahme denkbar, daß sich die Gemeinkosten pro Untersuchungsart proportional zur Anzahl der erstellten Untersuchungen verhalten.

Die mit einer solchen Teilkostenrechnung ermittelten Kosten pro Untersuchung sind ebensowenig wie die mit einer Vollkostenrechnung festgestellten Kosten die tatsächlichen Kosten einer Untersuchung. Im Hinblick auf die bei einer Teilkostenrechnung zu erzielende Arbeitsvereinfachung und den geringeren Bearbeitungsaufwand ist abzuwägen, ob nicht eine Teilkostenrechnung für das Untersuchungsziel hinreichend ist.

2. Funktionsbereich klinisch-chemisches Laboratorium

2.1 Ist-Zustands-Analyse des Laboratoriums

Das Hauptlabor in einem Krankenhaus hat eine wichtige Funktion bei der Erstellung, Differenzierung und Sicherung der Diagnose sowie zur Kontrolle der Effektivität der Therapie, indem es routinemäßig bestimmte Untersuchungen auf Anforderung durchführt.

Eine Ist-Analyse im Laboratorium soll die organisatorischen Strukturen der Aufbau- und Ablauforganisation transparent machen und im Zusammenwirken mit einer bedarfsorientierten Informationsanalyse sowie der zu Wirtschaftlichkeitsbetrachtungen erforderlichen Kostenanalyse zu einer Soll-Rahmenkonzeption führen. Ein derartiges Konzept und die Entwicklung eines Systemmodells bilden besonders beim Einsatz von EDV-Systemen die Grundlage für die vor der Umstellung erforderlichen Verbesserungen und das Anpassen der Ist-Organisationsstruktur.

2.1.1 Organisationseinheiten des Laboratoriums und deren Aufgabenbereiche

Bei der Gliederung des Funktionsbereiches Laboratorium soll anhand einer praxisorientierten Organisationsstudie über den Teilbereich Laboratorium eines Krankenhauses [vgl. 74, S. 55 ff.] folgende Einteilung in acht Teileinheiten beispielhaft aufgezeigt werden:

1. Laborleitung

Die Aufnahme dieses Aufgabenbereiches ist nach dem SOP-Dokumentationsverfahren nicht erforderlich. Hierfür spricht besonders, daß sich Leitungsaufgaben nicht automatisieren lassen. Jedoch seien die Aufgaben der Laborleitung kurz umrissen:

- Abstimmung der von den Stationen geforderten Untersuchungen mit der Analysenkapazität des Laboratoriums,
- Arbeitseinsatzplanung,
- Unterstützung des Personals bei der Erstellung von Analysen sowie der Ergebniserfassung,

- Ausführen bzw. Anordnen der Überwachung der Funktionsfähigkeit der Analysengeräte und -methoden sowie Durchführung der laufenden Qualitätskontrolle unter Einhaltung der gesetzlichen Eichvorschriften,
- Verbesserung bestehender und Einführung neuer Bestimmungsmethoden,
- Bestellen von Materialien für das Laboratorium,
- Prüfung und Auswahl neuer Geräte,
- Nachprüfen und Unterzeichnen von Blutgruppenbestimmungen,
- Einarbeiten und Schulen von Mitarbeitern,
- diverse Verwaltungsaufgaben, insbesondere Aufstellung des Geschäftsverteilungsplans sowie Abgabe von Dienstleistungsberichten.

2. Annahme

In der Annahme werden die zu analysierenden Untersuchungsmaterialien sortiert und gegebenenfalls schon zentrifugiert, sofern dies vor oder während der Analyse erforderlich ist.

3. Klinisches Labor (Exkremente-Labor)

Aufgaben:

- einfache quantitative und qualitative Stuhl- und Harnuntersuchungen sowie Magensafttitrationen,
- vorbereitende Arbeiten für mikroskopische Analysen (Färben von Ausstrichen, Stuhl-, Magensaft- und Sputumpräparaten).

4. Hämatologie

Aufgaben:

- Blutgruppen- und Kreuzprobenbestimmungen,
- Blutkörperchenzählungen und mikroskopische Blutuntersuchungen,
- Bestimmung von Hämatokrit, Blutleitfähigkeit und Erythrozytendurchmesser,
- Bestimmung der Blutgerinnungsfaktoren,
- Immunologische Untersuchungen.

5. Chemisches Labor

Aufgaben:

- Probenverteilung und -aufbereitung,
- schwierige qualitative Analysen (z. B. Steinanalyse usw.),

- quantitative Analysen, insbesondere
  Ionenanalyse (z. B. Kalium, Natrium, Chloride usw.),
  Spurenelemente (z. B. Eisen usw.),
  Metabolitenbestimmungen (z. B. Bilirubin, Xanthoprotein usw.),
  Funktionsproben (z. B. Bromthaleinprobe usw.),
  einfache Enzymbestimmungen (z. B. Amylase usw.),
  aufwendige Enzymaktivitätsbestimmungen (z. B. Transaminase usw.),
- Serumeiweißelektrophorese.

6. *Vollmechanisierte Analysensysteme* („AutoAnalyzer")

Die Aufgaben dieses aus dem chemischen Labor ausgegliederten Teilbereichs richten sich nach den vorhandenen, weitgehend automatischen Analysengeräten und der Einrichtung ihrer Analysenstraßen, z. B.:

- Straße I: Blutzuckerbestimmungen,
- Straße II: Kalium-, Natrium- und Harnstoff-Stickstoffbestimmungen im täglichen Wechsel.

7. *EKG*

Aufgaben:

- elektrokardiographische Aufnahmen mit einem Sechsfachschreiber im Hauptlabor,
- elektrokardiographische Aufnahmen mit weiteren Einfachschreibern auf den Stationen,
- Aufbereiten der EKG-Streifen für die Auswertung.

8. *Reinigung*

Die Aufgaben der Reinigung bestehen im wesentlichen in der Reinigung gläserner Arbeitsgeräte (Pipetten, Probenröhrchen usw.) und der Arbeitsräume.

In der Ist-Analyse der Organisationseinheiten des Laboratoriums ist eine Untersuchung der personellen Besetzung sowie der stellenmäßigen Verteilung miteinzubeziehen. Ferner sind die räumlichen Gegebenheiten zu erfassen und einer kritischen Beurteilung zu unterziehen.
Besondere Aufmerksamkeit ist der Geräteausstattung des Laboratoriums zu widmen. Neben der Erfassung der Geräteauslastung ist bei der Ist-Analyse bereits auf weitere Faktoren zu achten, wie z. B. auf Funktionsfähigkeit, Präzision und Richtigkeit der Arbeitsweise sowie auf funktionsgerechte Nutzung der Analysengeräte. Beim Anschluß von Laborgeräten an EDV-Anlagen sind zusätzliche Angaben erforderlich, insbesondere welche Geräte, zu welchen technischen Bedingungen (Schnittstellen) und mit welchen Ergebnissen anschließbar sind.

2.1.2 Ablauforganisation des Laboratoriums

Im Rahmen der Planung und Organisation von Funktionsbereichen im Hinblick auf eine rationelle und qualitativ verbesserte medizinische Informationsverarbeitung kann hier nur auf allgemeine, bei sämtlichen Analysen wiederkehrende Bestandteile der Arbeitsabläufe und der daraus resultierenden Informationsströme eingegangen werden. Eine detaillierte Darstellung der für die einzelnen Laborbestimmungen erforderlichen Arbeitsschritte mit dem dazugehörigen Datenfluß läßt sich in den Formblättern *Arbeiten* und *Arbeitsgebiet* festhalten.

Ein in der Praxis typischer Arbeitsablauf sei hier kurz wiedergegeben [vgl. 74, S. 64 ff.]:
Die Stationen liefern gekennzeichnete Untersuchungsproben zu bestimmten Zeiten (z. B. Harn bis 8.00 Uhr, Blut bis 9.00 Uhr) mit entsprechenden Begleitpapieren an das Laboratorium. In der gleichen Zeit kommen, soweit möglich, die gehfähigen Patienten, deren Kapillarblut zu untersuchen ist, zur Blutentnahme; diese Proben werden nach erfolgter Entnahme am Arbeitsplatz gekennzeichnet, d. h. mit dem Namen des Patienten unter Angabe der Station und der Untersuchungsart, die aus dem Begleitschein zu ersehen ist, versehen. Falls erforderlich, zentrifugieren Hilfskräfte die Proben und sortieren sie auf Anweisung nach den einzelnen Laborteilbereichen, in denen die Analysen erfolgen sollen.
Die für die Hämatologie bestimmten Proben werden unverzüglich mit den Begleitpapieren auf die entsprechenden Arbeitsplätze verteilt, während die anderen Teile des Labors unsortierte Proben und Begleitdokumente erhalten.

Im klinischen Labor (Exkremente-Labor) ordnet die Assistentin bzw. der Laborant die Proben selbst. Gleichfalls bereitet die Assistentin im chemischen Labor die Proben auf einem Verteilplatz vor (z. B. wird Serum dekantiert) und verteilt dann das Untersuchungsmaterial auf die Probenröhrchen der Arbeitsplatz-Reagenzglasständer.

An allen Arbeitsplätzen tragen die Assistentinnen Namen und Stationen der Patienten in der Reihenfolge, in der die Proben im Ständer stehen, unter dem Datum des betreffenden Tages in ein Arbeitsplatzbuch ein. Enthält ein Arbeitsplatzbuch mehrere Untersuchungsarten, so sind diese zusätzlich zu protokollieren.
Nach der eindeutigen Identifikation der Proben analysieren die Assistentinnen diese nacheinander. Sogleich nach Abschluß jeder einzelnen Analyse trägt die Assistentin das Ergebnis ins Arbeitsplatzbuch ein. Nach Beendigung sämtlicher Untersuchungen, die an einem Arbeitsplatz auszuführen sind, erfolgt die Übertragung der Ergebnisse aus dem Arbeitsplatzbuch in den Ausgangsbeleg für die Station. Dieser Beleg ist in den meisten Fällen mit dem Anforderungsbeleg

identisch. Die Assistentinnen sortieren die Belege nach den Stationen und legen sie in entsprechende Abholfächer.

Für Eilanforderungen gilt dieser Arbeitsablauf nicht. Eiliges Probengut wird sofort nach seiner Ankunft im Laboratorium analysiert. Es folgt die Protokollierung der Daten im Arbeitsplatzbuch. Anschließend teilt die Assistentin der anfordernden Stelle das Analysenergebnis fernmündlich mit. Schriftliche Mitteilung erfolgt mittels Ausgangsbeleg, der sofort abgeholt werden kann.

2.1.2.1 Teilprozesse

Der Arbeitsablauf läßt sich im wesentlichen in folgende Teilprozesse einteilen:

1. Probenentnahme, Probentransport, Probenvorbereitung.
2. Analyse der Probe mit den Tätigkeiten Messen, Auswerten und Protokollieren der Ergebnisse.
3. Kontrolle der Analysenergebnisse.
4. Übermitteln der Ergebnisse an die anfordernde Stelle.

Im folgenden wird nicht auf die labormedizinischen Untersuchungsmethoden (Regeln, Vorgehensweise und Vorschriften für die Durchführung von Analysen) eingegangen, sondern nur auf die labor- und arbeitsprozeßtechnischen Verfahren der Untersuchungen und ihre organisatorischen Schwachstellen sowie auf die Fehlerquellen im Informationsfluß und in der Informationsverarbeitung. Hierbei unterscheidet man im Laboratorium zwischen manuellen, teilmechanisierten und vollmechanisierten (automatischen) Untersuchungsverfahren.

Analysen, bei denen die Laborkräfte sämtliche Arbeitsvorgänge selbständig durchführen (Probenvorbereitung, Meßwertermittlung und Auswertung), werden in die manuellen Verfahren eingestuft. Als teilmechanisiert gelten Verfahren, wenn nach Einleitung bestimmter Arbeitsgänge in speziellen Laborgeräten (vielfach fälschlicherweise als Laborautomaten bezeichnet) die Analysen durchgeführt werden. Bei derartigen teil- bzw. weitgehend vollautomatisierten Analysengeräten wird das Gerät nur mit den Proben beschickt und dann von den Laborkräften in seinem Arbeitsablauf überwacht [vgl. 10, S. 15 ff.]. Im allgemeinen Sprachgebrauch des Laboratoriums findet der Begriff der „Automation analytischer Verfahren“ meist dort Verwendung, wo mindestens zwei analytische Arbeitsschritte hintereinander von einem Analysensystem mittels irgendwelcher technischen Einrichtungen (z. B. mechanische, elektrische, elektronische u. dgl.) ausgeführt werden.

Die Steuerung eines Analysensystems nach Art eines Selbstregelkreises gilt derzeit noch nicht als beherrschendes Charakteristikum [vgl. 60, S. 289 ff.]. Diese Begriffsdefinition ist jedoch beim derzeitigen Stand der klinischen Chemie und der Entwicklung der eingesetzten Geräte nicht im oben genannten Sinn verwendbar. Eine Automation im eigentlichen Sinne, nämlich als höchste Stufe des bereichsweisen oder vollständigen Ersatzes menschlicher Arbeit durch maschinelle Einrichtungen, ist bei der mannigfaltigen und differenzierten Laborausstattung mit Meßinstrumenten und Analysengeräten erst dann als verwirklicht anzusehen, wenn die mechanisierten Analysenvorgänge durch selbsttätig ausgeführte Kontrollen *(Stand-alone-Prinzip)* in Bezug auf ihre Funktionsfähigkeit und Arbeitsweise und aufgrund definierter Entscheidungskriterien im Analysenprozeß zu einer Automation vervollkommnet sind. Hierzu können gerade EDV-Anlagen einen wesentlichen Beitrag leisten [vgl. 73].

Legt man der weiteren Betrachtung obige Begriffsdefinitionen zugrunde, so kann derzeit von einer Automation im Laboratorium noch nicht gesprochen werden. Die verbreitetsten und bekanntesten teil- bzw. vollmechanisierten Analysensysteme bzw. -geräte sind im wesentlichen:

- AutoAnalyzer (Ein- und Mehrkanalsysteme),
- Photometer,
- Coulter-Counter,
- Coagulometer,
- Elektrophorese-Ausrüstung.

Wie Untersuchungen zeigen, werden diese Geräte für rund 48% der in einem Laboratorium durchgeführten Untersuchungen benutzt [vgl. 74, S. 69]. Alle anderen Analysen werden manuell vorgenommen. Dieser Mechanisierungsgrad von nahezu 50% bietet eine gute Voraussetzung für eine Laborautomation im eigentlichen Sinne und für den wirtschaftlichen Einsatz weiterer Analysensysteme.

2.1.2.2 Bearbeitungszeiten

Nur durch systematische und umfangreiche Beobachtungen und Zeitmessungen am Arbeitsplatz ist es möglich, mit hinreichender Genauigkeit die Zeiten zu ermitteln, die zur Durchführung der Analysen erforderlich sind. Dies unterbleibt aber vielfach aus Zeitgründen. Vereinfachend lassen sich allerdings auch die von *Höhn* [56; 57] entwickelten Punktwerte (sie entsprechen den Arbeitsminuten) für Laboratoriumsuntersuchungen als Berechnungsgrundlage verwenden. Da ein Arbeitspunkt gleich einer Arbeitsminute ist, kann anstelle der Arbeitspunkte auch der im KGSt-Gutachten „Arbeitsuntersuchungen in der Kommunalverwaltung“ benutzte Begriff „Jahresarbeitsminuten“ treten [vgl. 83, S. 56].

Höhn differenziert die Jahresarbeitsleistung einer Assistentin nach dem Personalstand eines Laboratoriums, da nach seiner Ansicht die Rationalisierungsmöglichkeiten mit der Größe eines Laboratoriums wachsen. Bei kritischer Betrachtung ergeben sich allerdings Bedenken, die Größe eines Laboratoriums als Kriterium für Rationalisierungsmöglichkeiten anzusehen.

Bei einem Personalstand von mehr als fünf Arbeitskräften wird nach *Höhn* die Jahresleistung einer Laborkraft mit 160 000 Arbeitspunkten zugrunde gelegt [52, S. 2331]. Die jährliche Arbeitszeit einer Arbeitskraft beträgt hingegen bei durchschnittlich 214 Arbeitstagen und 42 Wochenstunden rund 89 000 Minuten. Die Leistungszahl von 160 000 Arbeitspunkten (entsprechend Jahresarbeitsminuten) ist also um den Faktor 1,8 zu hoch angesetzt. Aufgrund stichprobenartiger Messungen der effektiven Analysenbearbeitungszeiten konnte festgestellt werden, daß auch die Arbeitsminuten pro Analyse bei *Höhn* etwa um den Faktor 1,5 bis 2 zu hoch angegeben sind [vgl. hierzu 74, S. 69 ff.]. Dies erklärt sich insbesondere dadurch, daß von *Höhn* offenbar auch Rüstzeiten in die Bearbeitungszeiten einbezogen und nicht durch Zeitzuschläge gesondert berechnet wurden.

Die im Formblatt *Arbeitsgebiet* anzugebenden Jahresarbeitsminuten je Untersuchung beinhalten sowohl die Bearbeitungs- wie auch die Verteilzeiten, nicht aber die Verweilzeiten. Da sich die Bearbeitungszeiten pro Analyse aufgrund der jeweiligen Analysemethoden nicht immer ändern lassen, sind die Verweilzeiten in diesem Zusammenhang von besonderer Bedeutung. Im einzelnen unterscheidet man kapazitätsbedingte und organisationsbedingte Verweilzeiten:

1. Verweilzeiten

a) Kapazitätsbedingte Verweilzeiten:
Sie entstehen dadurch, daß an einem Arbeitsplatz mehrere Untersuchungsarten durchzuführen sind. Erst nach Abschluß einer Tätigkeit kann die folgende Probenreihe analysiert werden. Hier können in der Praxis Verweilzeiten bis zu fünf Stunden am Tag auftreten. Diese Verweilzeiten sind meist auf räumliche und personelle Beschränkungen (Fehlen von Arbeitsplätzen und Laborpersonal) zurückzuführen.

b) Organisationsbedingte Verweilzeiten:
Für das Entstehen von organisationsbedingten Verweilzeiten sind meist folgende Gründe maßgebend:
- zu spätes Eintreffen von Proben in der Annahme,
- zu lange Verweilzeiten im Labor infolge mangelhafter Organisation der Probenverteilung,
- unübersichtliche Kennzeichnung der Proben,
- zu umfangreiche Schreib- und Auswertetätigkeiten.

2. Bearbeitungszeiten

Die Bearbeitungszeiten pro Analyse [vgl. im einzelnen 74, S. 76 f.] differieren von 2 Minuten bei einfachen qualitativen Bestimmungen bis zu 90 Minuten bei selten durchzuführenden quantitativen Untersuchungen.

Die durchschnittliche Bestimmungszeit liegt etwa bei 12,2 Minuten. Für die einzelnen Gliederungseinheiten lassen sich zur Vorbereitung bzw. Durchführung von Bestimmungen im Mittel folgende Zeiten [74, S. 77] zugrunde legen:

Klinisches Labor	2,6 Minuten/Analyse
Hämatologie	3,9 Minuten/Analyse
Chemisches Labor	11,6 Minuten/Analyse
AutoAnalyzer	12,0 Minuten/Analyse[1]
EKG-Aufnahmen	20,0 Minuten/Analyse

2.1.3 Kostenrechnungssysteme und Kostenstruktur im Laboratorium

Vor der Erläuterung der Kostenstruktur soll im folgenden auf die der Kostenrechnung zugrundeliegenden Unterlagen sowie auf das Kostenrechnungssystem eingegangen werden [vgl. 74, S. 79 ff.].

Die Kostenrechnung für den Funktionsbereich Laboratorium basiert im wesentlichen auf folgenden Unterlagen:

1. Personalkosten
   a) Personalbestand des Laboratoriums
   b) Aufstellungsgrundsätze des Haushaltsplanes
   c) Zuwendungen und Zuschläge
2. Sachkosten
   a) Bestellbuch des Laboratoriums (Reagenzien)
   b) Preis- und Lagerkartei
3. „Deutsche Arzneitaxe“ (zur Berechnung der Kosten der von der Apotheke hergestellten Reagenzien)
4. Materialentnahmescheine der Materialverwaltung
5. Sonstige Rechnungsunterlagen (Anschaffungs- und Reparaturkosten von Analysengeräten usw.).

Die zu erfolgende Kostenrechnung läßt sich mit Hilfe einer auf Ist-Kosten basierenden Vollkostenrechnung durchführen. Um hinreichend exakte Planungsdaten als Ausgangsbasis zu erhalten, sind in einer detaillierten Untersuchung die auf die einzelnen Kostenträger einwirkenden Kosten zu ermitteln und über eine Kostenarten- und Kostenstellenrechnung auf die Kostenträger (Untersuchungsarten) zu verteilen. Die Kostenarten sind im SOP-Formular *Organisa-*

1 Die Analysenzeiten im Automatenlabor sind hier dadurch verfälscht, daß ein großer Teil der Blutproben im Labor selbst abgenommen wird, d. h. Arbeiten der Station sind in diesem Fall ins Labor verlagert worden.

tion und Kosten in Kostenartengruppen (Personal-, Maschinen- und Einrichtungs-, Material- sowie sonstige Kosten) zusammenzufassen; die Teilbereiche des Laboratoriums bilden im Rahmen der Kostenrechnung die Kostenstellen.

Nur ein geringer Teil aller Kostenarten läßt sich direkt, d.h. ohne Schlüsselung den Kostenträgern zuordnen. Der größte Teil ist mit Hilfe proportionaler Schlüsselgrößen indirekt zu verteilen.

2.1.3.1 Personalkosten

1. *Prämisse:* Die Personalkosten je Untersuchungsart sind abhängig von der Dauer der Untersuchung.
2. Ermittlung der Personalkosten der Kostenstelle pro Jahresarbeitsminute durch Division der Personalkosten durch die insgesamt in der Kostenstelle geleisteten Jahresarbeitsminuten.
3. Multiplikation der Personalkosten pro Jahresarbeitsminute mit der Zahl der Jahresarbeitsminuten, die insgesamt pro Kostenträger geleistet wurden.

Die Formel zur Berechnung der Personalkosten pro Kostenträger innerhalb einer Kostenstelle lautet demnach:

$$\text{PKK} = \frac{\text{PKT}}{\text{JAMT}} \cdot \text{JAME} \cdot \text{FZ}\ .$$

Dabei bedeuten:

PKK = Personalkosten pro Kostenträger
PKT = Gesamte Personalkosten pro Kostenstelle
JAMT = Gesamte Jahresarbeitsminuten pro Kostenstelle
PKT : JAMT = Personalkosten der Kostenstelle pro Jahresarbeitsminute
JAME = Durchschnittlicher Zeitbedarf für eine Einzeluntersuchung
FZ = Fallzahl (Kostenträger)
JAME · FZ = Jahresarbeitsminuten pro Kostenträger

2.1.3.2 Gerätekosten

1. *Prämisse:* Die Gerätekosten pro Untersuchungsart sind abhängig von der zeitlichen Inanspruchnahme pro Untersuchungsart.
2. Ermittlung der Gerätekosten pro Zeiteinheit durch Division der Gesamtkosten des Geräts (Abschreibungen, Energie- und Reparaturkosten) durch die gesamte Benutzungszeit.
3. Multiplikation der Gerätekosten pro Zeiteinheit mit der Benutzungsdauer pro Kostenträger.

Die Formel zur Berechnung der Gerätekosten[2] pro Kostenträger lautet:

$$GKK = \frac{GKG}{GBZ} \cdot BZE \cdot FZ \; .$$

Dabei bedeuten:

GKK	=	Gerätekosten pro Kostenträger
GKG	=	Gesamte Gerätekosten
GBZ	=	Gesamtbenutzungszeit
GKB : GBZ	=	Gerätekosten pro Zeiteinheit
BZE	=	Benutzungszeit für eine Einzeluntersuchung
FZ	=	Fallzahl (Kostenträger)
BZE · FZ	=	Gesamte Benutzungsdauer pro Kostenträger

2.1.3.3 Materialkosten

1. *Prämisse:* Die Materialkosten pro Untersuchungsart sind abhängig von der verbrauchten Menge pro Untersuchungsart.
2. Ermittlung der Materialkosten pro Gewichts- oder Volumeneinheit durch Division der Materialkosten durch die Gesamtmenge des Verbrauchs an Material.
3. Multiplikation der Materiälkosten pro Gewichts- oder Volumeneinheit mit dem gesamten Materialverbrauch für einen Kostenträger.

Die Formel zur Berechnung der Materialkosten pro Kostenträger lautet:

$$MKK = \frac{GMK}{GMV} \cdot MVE \cdot FZ \; .$$

Dabei bedeuten:

MKK	=	Materialkosten pro Kostenträger
GMK	=	Gesamtkosten des verbrauchten Materials
GMV	=	Gesamtmenge bzw. -volumen des verbrauchten Materials
GMK : GMV	=	Materialkosten pro Gewichts- oder Volumeneinheit
MVE	=	Materialverbrauch (in Mengen- oder Volumeneinheiten) für eine Einzeluntersuchung
FZ	=	Fallzahl (Kostenträger)
MVE · FZ	=	Gesamter Materialverbrauch pro Kostenträger

2.1.3.4 Sonstige Kosten

Die sonstigen Kosten setzen sich in diesem Fall zusammen aus den Raumkosten und den nicht zuordnungsfähigen Materialkosten (z. B. Reagenzglas-

2 In die Berechnung der Maschinen- und Einrichtungskosten gehen dann nur die Gerätekosten ein, wenn sich wegen mangelnder Unterlagen keine kalkulatorischen Kosten für veraltete Laboreinrichtungen (Tische, Stühle usw.) ermitteln lassen. Im Rahmen einer Vollkostenrechnung ist dann ein Zuschlagssatz für die kalkulatorischen Kosten sonstiger Einrichtungen erforderlich.

ständer, Rührstäbe usw.). Die Verteilung kann nach unterschiedlichen Kriterien vorgenommen werden:

I. Raumkosten

1. *Prämisse:* Die Raumkosten pro Untersuchungsart sind abhängig von der Dauer der Untersuchung.
2. Ermittlung der Raumkosten pro Jahresarbeitsminute durch Division der Raumkosten der Kostenstelle durch die in der Kostenstelle geleisteten Jahresarbeitsminuten.
3. Multiplikation der Raumkosten pro Jahresarbeitsminute mit den gesamten Jahresarbeitsminuten pro Kostenträger.

Die Formel zur Berechnung der Raumkosten pro Kostenträger innerhalb einer Kostenstelle lautet:

$$\mathrm{RKK} = \frac{\mathrm{RKT}}{\mathrm{JAMT}} \cdot \mathrm{JAME} \cdot \mathrm{FZ}\ .$$

Dabei bedeuten:

RKK = Raumkosten pro Kostenträger
RKT = Raumkosten der Kostenstelle
JAMT = Gesamte Jahresarbeitsminuten der Kostenstelle
RKT : JAMT = Raumkosten der Kostenstelle pro Jahresarbeitsminute
JAME = Durchschnittlicher Zeitbedarf für eine Einzeluntersuchung
FZ = Fallzahl (Kostenträger)
JAME · FZ = Gesamte JAM pro Kostenträger

II. Sonstige Materialkosten

1. *Prämisse:* Die sonstigen Materialkosten pro Untersuchungsart sind abhängig von der Anzahl der Untersuchungen.
2. Ermittlung der durchschnittlichen sonstigen Materialkosten pro Kostenträger durch Division der sonstigen Materialkosten durch die gesamte Fallzahl der Kostenstelle.
3. Multiplikation der durchschnittlichen sonstigen Materialkosten pro Kostenträger mit der Fallzahl pro Kostenträger.

Die Formel zur Berechnung der sonstigen Materialkosten pro Kostenträger lautet:

$$\mathrm{SMK} = \frac{\mathrm{GSM}}{\mathrm{GFZ}} \cdot \mathrm{FZ}\ .$$

Dabei bedeuten:

SMK = Sonstige Materialkosten pro Kostenträger
GSM = Gesamte sonstige Materialkosten der Kostenstelle
GFZ = Gesamte Fallzahl der Kostenstelle
GSM : GFZ = Durchschnittliche sonstige Materialkosten pro Fall
FZ = Fallzahl (Kostenträger)

2.1.3.5 Aussage über die Kostenentwicklung

Im Formblatt *Organisation und Kosten* (siehe Tafel 7) läßt sich relativ einfach die Kostenstruktur eines Laboratoriums aufzeigen. Im einzelnen sind dazu aufzuführen:

- Gesamtkosten des Laboratoriums,
- Kosten pro Kostenstelle (Teilbereich),
- Gesamtkosten je Kostenträgerart (Untersuchungsart),
- durchschnittliche Kosten je Kostenträger (Untersuchung),
- insgesamt pro Kostenartengruppe anfallende Kosten (Personal-, Maschinen- und Einrichtungs-, Material- sowie sonstige Kosten),
- auf die Kostenträger entfallende Kosten der Kostenartengruppen.

Das Formblatt *Organisation und Kosten* bildet somit den Abschluß eines Betriebsabrechnungsbogens, auf dem sämtliche Kosten, differenziert nach Kostenartengruppen und Kostenstellen, auf die Kostenträger verteilt werden.

Im Zusammenhang mit der Betrachtung der Kostenstruktur sei noch auf einen besonderen Sachverhalt hingewiesen, der sich mit Hilfe einer prozentualen Aufschlüsselung vergleichbarer manueller Untersuchungen mit denen, die unter Einsatz mechanisierter Analysensysteme durchgeführt werden, verdeutlichen läßt [74, S. 90]:

Kostenartengruppe	Gesamtkosten %	manuelles Untersuchungsverfahren (Bilirubin) %	teilmechanisiertes Untersuchungsverfahren (Natrium) %
Personalkosten	73,7	79,5	56,8
Maschinen- und Einrichtungskosten	8,1	4,7	27,7
Materialkosten	13,1	9,0	11,3
Sonstige Kosten	5,1	6,8	4,2
Summe	100,0	100,0	100,0

Daraus lassen sich folgende Tendenzen in der Kostenentwicklung herleiten [74, S. 91]:

1. Mit steigendem Mechanisierungsgrad verringert sich der relative Anteil der Personalkosten an den Gesamtkosten; hingegen steigt der Anteil der Maschinen- und Gerätekosten. Hinsichtlich der Personal- sowie Maschinen- und Gerätekosten ist die Kostenstruktur abhängig vom Grad der Mechanisierung der Analysenverfahren. Dieser Sachverhalt wird dadurch unterstrichen, daß bei selten angeforderten und schwierigen Untersuchungen der Personalkostenanteil weit über dem Durchschnitt liegt (z. B. Magnesium: im Jahr drei Untersuchungen bei einem Personalkostenanteil von rund 88%).

2. Eine Abhängigkeit der Material- und sonstigen Kosten vom Mechanisierungsgrad läßt sich nicht mit Sicherheit feststellen. Möglicherweise benötigen aber künftige hochmechanisierte Analysensysteme relativ kostenaufwendige Reagenzien, so daß dieser Frage weiterhin nachzugehen ist.

2.2 Kritik am Ist-Zustand des Laboratoriums

Nach Aufnahme des Ist-Zustandes der Funktionsbereiche bildet die Kritik an den vorgefundenen Gegebenheiten die Grundlage für das organisatorische Soll-Rahmenkonzept. Dabei soll sich die Kritik vornehmlich mit der Aufgabenerfüllung, den Gliederungseinheiten innerhalb der Aufbauorganisation, der Raum- und Geräteausstattung sowie der Kostenstruktur befassen. Desweiteren soll sie sich auch der Informationsstruktur annehmen und offenlegen, ob die im Bereich des Laboratoriums anfallenden Daten rechtzeitig und präzise genug sind, um optimale Ergebnisse der klinischen Untersuchungen zu gewährleisten. Die Kritik am Ist-Zustand hat äußerst sorgfältig zu erfolgen, wobei besonders die Erfahrungen in und aus der Praxis zu beachten sind. Fehlen solche Anregungen und findet die Kritik am Ist-Zustand lediglich am Schreibtisch von mehr oder minder externen Analytikern statt, so ist zu vermuten, daß eine weitgehend unpraktikable und theoretische Soll-Konzeption entworfen wird, die spätestens bei der Einführung in die Routine scheitern wird. Ein derart verschwenderisches Vorgehen läßt sich aber bereits in dieser Phase konstruktiver Systemkritik unterbinden.

2.2.1 Aufgabenerfüllung

Ausgangspunkt der Kritik ist die Feststellung, ob die erforderlichen Arbeitsaufgaben erfüllt werden. Zusätzliche Angaben über den Grad und die Qualität der Aufgabenerfüllung ergänzen das Bild. Wird, bedingt durch temporäre Personalschwierigkeiten eine Limitierung der Laboruntersuchungen für notwendig erachtet, so ist darauf zu achten, daß bei einem dann ablaufenden Mindest-Laborprogramm auch noch eine hinreichende Qualität und Zuverlässigkeit der Laborergebnisse gewährleistet ist.

2.2.2 Aufbauorganisation

Von den der leitenden MTA obliegenden Aufgaben können nur die Arbeitseinsatzplanung, die Überprüfung der Arbeit und der Arbeitsergebnisse (u. a. durch die Qualitätskontrolle), die Nachprüfung von Blutgruppenbestimmungen sowie die Verbesserung bestehender und die Einführung weiterer Verfahren als echte Leitungstätigkeiten bezeichnet werden. Alle anderen Arbeiten gehören nicht zum Aufgabenbereich einer Leitungskraft, sondern sollten von den unterstellten Gruppenleitungen wahrgenommen werden.

Die Gliederung eines Laboratoriums in nach Arbeitsgebieten getrennte funktionelle Einheiten (Teilbereiche) ist allgemein üblich [vgl. 62, S. 235 ff. und 48, S. 362 ff.] und hat sich als zweckmäßig erwiesen, wenngleich die Einrichtung von Arbeitsplätzen für Eilfälle außerhalb der Routineuntersuchungen zu erwägen ist.
Nicht angebracht ist jedoch, daß ein Aufgabenbereich (z. B. Teilen der Proben und Verteilen auf Arbeitsplätze) in zwei Gliederungseinheiten (z. B. Chemisches Labor und Annahme) wahrgenommen wird. Hierdurch kann es zu vermeidbarer Doppelarbeit kommen, wobei ein Arbeitsplatz zusätzlich für längere Zeit am Tag blockiert wird. So sind beispielsweise sämtliche einer Analyse vorangehende Arbeiten wie Sortieren, Probenteilen, Zentrifugieren usw. aus dem genannten Grunde einem Arbeitsbereich, in diesem Fall der Annahme, zu übertragen.

Ebenso braucht auch die Aufnahme von Elektrokardiogrammen nicht in den Räumen des Laboratoriums zu erfolgen. Sie wirkt sich infolge der Anwesenheit von Patienten vielmehr störend auf den Arbeitsfluß aus [vgl. 59, S. 228]. Es ist daher zweckmäßig, die funktionell nicht dem Laboratorium zugehörigen Einheiten (z. B. EKG-Aufnahme) auszugliedern. Durch derartige Maßnahmen kann nicht zuletzt für das Laboratorium zusätzlicher Arbeitsraum gewonnen werden.

2.2.3 Ablauforganisation

Im Rahmen dieser Organisationsanalyse wird auf den labortechnischen Teil der Arbeitsabläufe nicht eingegangen, jedoch auf die nicht-laborspezifischen Teile und sonstigen Arbeitsabläufe. Insbesondere muß den abgeleiteten Aufgaben des Laboratoriums, z. B. Probenverteilung, Erfassen, Auswerten und Übermitteln der Analysenergebnisse, besondere Aufmerksamkeit gewidmet werden.

Den reibungslosen Arbeitsablauf in einem Laboratorium behindern vornehmlich die Engpässe in den Arbeitsteilen:

- Verteilen der Proben auf die Arbeitsplätze in der Annahme und auf einem Verteilplatz im chemischen Labor,
- Probeidentifikation vor und nach der Analyse,
- Übertragen der Ergebnisse in Ausgangsbelege.

Diese Arbeitsteile sind aus folgenden Gründen zu ändern [vgl. 49, S. 65 ff.]:

1. Sie beanspruchen einen großen Teil der Arbeitszeit der Arbeitskräfte (von 10% bei schwierigen Analysen bis zu 60% bei leichten und einigen mechanisierten Analysen der gesamten Untersuchungszeit).
2. Wegen der Verwechslungsmöglichkeiten beim Verteilen, der falschen Eintragung von Probenidentifikationen und wegen der möglichen Fehler bei der Übertragung von Analysenergebnissen in Ausgangsbelege.
3. Das zweimalige Sortieren und Verteilen von Untersuchungsproben verlängert die Vorbereitungszeiten.

Bei einer Reorganisation der Arbeitsabläufe sind deshalb vordringlich die in den einzelnen Arbeitsteilen erkannten Engpässe zu beseitigen. Dies setzt eine Prüfung voraus, welche Maßnahmen erforderlich sind, um

- den Datenfluß zu sichern, d.h. Verwechslungsmöglichkeiten, Übermittlungs- und Registrierfehler weitgehend auszuschließen,
- die Geschwindigkeit des Arbeitsflusses zu erhöhen, d.h. die Verteil- und Verweilzeiten und damit die durchschnittliche Gesamtuntersuchungszeit zu senken,
- die Automatisierung von Arbeitsteilen oder vollständigen Arbeitsabläufen zu erreichen.

2.2.4 Raum- und Geräteausstattung

In der Literatur [66, S. 242 f.] findet man als durchschnittlichen Raumbedarf für ein Krankenhauslabor folgende Berechnungsgrundlage:

a) 0,5 bis 1 m^2 je Krankenhausbett,
b) 10 bis 15 m^2 je Arbeitskraft.

Nach a) beträgt der Raumbedarf für das Hauptlaboratorium eines mittleren Krankenhauses mit etwa 750 Betten zwischen 375 und 750 m^2. Da diese Zahl für den Raumbedarf unrealistisch hoch erscheint, ist anzunehmen, daß die Berechnungen nach a) die durch die Mechanisierung von Untersuchungen erzielbaren Arbeitsplatz- und Personaleinsparungen noch nicht berücksichtigen.

Nimmt man ebenfalls für ein mittleres Krankenhaus mit 750 Betten einen Personalbedarf für das Hauptlaboratorium von etwa 22 Stellen an, so beläuft sich der Raumbedarf nach b) auf 220 bis 310 m^2.

Eine Differenzierung bei der Ermittlung des Raumbedarfs [vgl. 61, S. 294] kann nach

- Teilbereichen und
- Anzahl der in den Bereichen arbeitenden Personen erfolgen.

Unter Berücksichtigung einer fortschreitenden Mechanisierung ergibt sich somit für ein Laboratorium eines mittleren Krankenhauses ein Mindestraumbedarf mit der Grundfläche von etwa 200 m^2.

Neben einer vielerorts zu geringen Raumausstattung werden die Arbeitsbedingungen im Laboratorium u. a. oft erschwert durch:

- unzulängliche Klimatisierung der Arbeitsräume,
- fehlende Aufenthaltsräume für Patienten zur Abnahme von Blut, Harn usw.,
- unzureichende Aufenthaltsräume für das Laborpersonal,
- nicht funktionsgerechte Arbeitsplatzgestaltung und Mobiliarausstattung.

Zur gerätemäßigen Ausstattung vieler Laboratorien in Krankenanstalten läßt sich zusammenfassend feststellen, daß die Anpassung entsprechend den medizinischen Erfordernissen und organisatorischen Notwendigkeiten häufig so stark vernachlässigt worden ist, daß im Zuge einer Modernisierung dann eine extrem hohe finanzielle Belastung eintritt, die zu einem früheren Zeitpunkt bei sachgerechter Investition zumindest hätte reduziert bzw. periodisiert werden können [vgl. 74, S. 96 ff.].

2.2.5 Kostenstruktur

Die hinsichtlich der Aufbau- und Ablauforganisation geübte Kritik verdeutlicht die Tatsache, daß die Leistungskraft eines Laboratoriums nicht immer den Ansprüchen genügt, die ein Krankenhaus an sie stellt. Gerade die Zuverlässigkeit und Aussagekraft der Untersuchungsergebnisse für die diagnostischen und therapeutischen Maßnahmen ist vielfach nicht hinreichend gewährleistet. Ebenso mangelt es an der Einführung neuer Analysenmethoden.
Bestehen hingegen für Teilbereiche des Laboratoriums ausschließlich nicht vertretbare zeitliche und mengenmäßige Begrenzungen, so ist die Leistungskraft des Laboratoriums kurzfristig durch gezielte Rationalisierungsmaßnahmen und eine erhöhte Mechanisierung der Arbeitsabläufe zu verbessern.
In städtischen Allgemeinkrankenanstalten verhalten sich Personal- zu Sachkosten etwa wie 70 : 30. Hierin ist bereits der personalintensive Pflege- und Behandlungsbereich enthalten [vgl. 74, S. 101].
Da im Bereich des Laboratoriums größere Möglichkeiten zur Rationalisierung bestehen als im Pflege- und Behandlungsbereich, ist zu vermuten, daß hier das Verhältnis von Personal- zu Sachkosten niedriger liegt. Diese Annahme trifft jedoch dann nicht zu, wenn der Personalkostenanteil an den Gesamtkosten recht hoch ist. Dies kann sich zurückführen lassen auf:

- unzureichend Geräteausstattung,
- überhöhte Schreib- und Übertragungsarbeiten der MTAs,
- unrationelle Arbeitsabläufe.

Ein hoher Anteil der Personalkosten ist insbesondere im Hinblick auf die zu erwartende Zunahme der Laboranforderungen durch geeignete organisatorische Maßnahmen zu senken, um ein überproportionales Anwachsen der Personalkosten zu verhindern.

2.3 Organisatorische Soll-Konzeption eines Laboratoriums

Die in Krankenhaus-Laboratorien zu beobachtende Verdoppelung der Zahl durchzuführender Analysen bezogen auf jeweils etwa fünf Jahre [vgl. 39, S. 985 ff.] hat dazu geführt, daß die den Laboratorien gestellten Aufgaben zumeist nur unzureichend erfüllt werden. Der durch die verstärkte Zunahme der Analysen erhöhte Arbeitsanfall ließ sich bislang weder durch zusätzliches Personal noch durch eine weitgehende Mechanisierung allein wirkungsvoll auffangen. Hierbei ist noch anzumerken, daß auf dem Arbeitsmarkt zusätzliches Fachpersonal für Laboratorien nur in beschränktem Umfang bzw. teilweise gar nicht zur Verfügung steht. Erklären läßt sich die Zunahme von Analysen im wesentlichen durch eine vermehrte Durchführung konventioneller Analysen pro Patient und je Pflegetag und durch die Einführung neuzeitlicher Analysenmethoden (zumeist aufwendige Spezialuntersuchungen), die aus medizinischen Gründen für notwendig erachtet werden.

Zielt die Ist-Analyse im wesentlichen auf eine möglichst realistische Erfassung des gegenwärtigen Zustands des Laboratoriums, so soll die Soll-Konzeption eine Lösung zur Beseitigung der kritischen Schwachstellen anbieten. Dies ist in der Praxis sehr schwierig. Zum einen sind zur Erarbeitung einer Soll-Konzeption Spezialisten aus verschiedenen Fachgebieten hinzuzuziehen (z. B. Mediziner, Systemanalytiker, Meß- und Regeltechniker, Statistiker usw.), von denen ein jeder für sein isoliertes Teilgebiet optimale Lösungen anbieten kann; zum anderen stellt die Soll-Konzeption zunächst ein theoretisches, neues Systemmodell dar, das schon wegen seiner teils neuen und oft noch unbekannten Lösungen leicht auf Ablehnung stoßen kann. Somit geht es im Soll-Konzept auch darum, ein Abgleichen zwischen den einzelnen Optimallösungen von Teilproblemen vorzunehmen, um für den gesamten Funktionsbereich eine optimale Lösung zu finden. Gleichfalls ist jede Kritik der Beteiligten zu prüfen, ob sie berechtigt ist, ob sie zu Verbesserungen der Soll-Konzeption führt oder ob sie nur von dem Bestreben getragen ist, möglichst auf dem gegenwärtigen Stand zu verharren, da man die Unsicherheit einer neuen Lösung scheut. Bereits in diesem Stadium bieten Systemvergleiche von Teilproblemen sowie die Simulation wertvolle Hilfestellungen und erleichtern durch Erweiterung der abstrakten Soll-Vorschläge mit Entscheidungsdaten das Vorgehen in der Soll-Konzeption.

2.3.1 Aufgabenerfüllung durch Automatisierung

Um bestimmte im Funktionsbereich Laboratorium festgestellte organisatorische Mängel zu beseitigen, ist es erforderlich, die alternativen Möglichkeiten für Verbesserungen zu prüfen. Dabei stellt der Einsatz von EDV-Anlagen kein organisatorisches Allheilmittel dar. Vielmehr müssen für den Nachweis der Notwendigkeit und des wirtschaftlichen EDV-Einsatzes bestimmte Kriterien erfüllt sein [vgl. 74, S. 106]:

1. Die grundsätzliche Automatisierbarkeit der für die Übernahme von der EDV vorgesehenen Aufgaben muß gegeben sein.
2. Durch die Übernahme von Aufgaben auf ein EDV-System ist ein bestimmter Standardisierungsgrad zu erreichen.
3. Es muß eine genügende Zahl von Massenarbeiten mit Standardisierungscharakter vorhanden sein.
4. Die Automatisierungswürdigkeit muß durch eine Wirtschaftlichkeitsanalyse nachgewiesen werden.

Für den Funktionsbereich Laboratorium läßt sich insbesondere bei größeren Organisationseinheiten grundsätzlich annehmen [vgl. 41, S. 281 ff.], daß diese Voraussetzungen erfüllt und Rationalisierungserfolge erreicht werden können, und zwar überwiegend aus zwei Gründen:

– Bei zunehmender Ausstattung der Laboratorien mit teil- bzw. vollmechanisierten Analysensystemen (die Mechanisierung ist eine entscheidende Voraussetzung für eine Automatisierung im Laboratorium) steigt der Arbeitsaufwand für die Datenerfassung [vgl. 38, S. 812 ff.], wobei der Anteil automatisierbarer Schreib- und Rechenarbeit relativ hoch ist, nach Schätzungen etwa 60%.
– Abgesehen von der nicht unerheblichen Fehlerquote bei der Übermittlung von Laborergebnissen durch Übertragungsfehler usw. erhebt sich mit der zunehmenden Bedeutung der Laboratoriumsbefunde in der modernen Medizin die Frage nach der Zuverlässigkeit der ermittelten Analysenergebnisse [vgl. 47, S. 75 ff.].

Wie allgemein feststellbar ist, läßt sich ein großer Teil der Aufgaben im Laboratorium nur noch durch den Einsatz von EDV-Anlagen bewältigen. Um die genannten Ziele einer Labor-Rationalisierung verwirklichen zu können, bietet sich als Soll-Konzeption für die Datenerfassung beim EDV-Einsatz der *On-line-Anschluß* der teil- bzw. vollmechanisierten Analysengeräte und bei nicht automatisierbaren Verfahren eine *Off-line-Lösung* (Datenausgabe bzw. -erfassung auf Lochkarten, Lochstreifen oder auf Magnetband sowie die Verwendung von Markierungsbelegen) an.

Dabei lassen sich bei der On-line-Konzeption zwei Wege gehen:

1. On-line-Anschluß an ein großes, zentrales EDV-System über Datenfernverarbeitung [16],
2. On-line-Anschluß der einzelnen Laborgeräte an einen speziell auf die Aufgaben des Laboratoriums zugeschnittenen Funktionsbereichsrechners.

Für den On-line-Anschluß an ein zentrales EDV-System werden oft die bessere Ausnutzung des großen Systems sowie seine vielfältigen Verarbeitungsmöglichkeiten genannt. Zweifelsohne ein Argument, das sich teils selbst widerlegt: denn muß bei Berücksichtigung des Funktionsbereichsrechners auf die bessere Auslastung des großen, zentralen EDV-Systems hingewiesen werden, so ist dieses zentrale System sicher zu groß gewählt worden. Ebenso ist die Omnipotenz großer EDV-Systeme zweischneidig. Kann doch ein kleines den Aufgaben im Labor angepaßtes EDV-System (z. B. als Prozeßrechner) vielfach wirksamer, schneller und kostengünstiger arbeiten als ein großes, meist auf kommerzielle Aufgaben abgestelltes EDV-System. Insgesamt gesehen bringt der Funktionsbereichsrechner im Labor folgende Vorteile:

- klare Abgrenzung der Verantwortlichkeit des Laboratoriums auch bei EDV-unterstützter Erfassung und Auswertung von Analysenergebnissen,
- flexibler, strukturmodularer Systemaufbau,
- bessere Sicherung gegenüber Ausfall des zentralen EDV-Systems oder der Übertragungswege,
- Wegfall der Datenfernverarbeitungsprozeduren,
- Vermeidung komplizierter Organisations- und Steuerprogrammierung beim zentralen EDV-System,
- Kostenvorteile durch optimale, problemadäquate Auslegung und Nutzung des Funktionsbereichsrechners,
- psychologischer Aspekt: Entfallen des Gefühls kontrolliert zu werden.

Im Hinblick auf die Notwendigkeit, Zuverlässigkeit und Aussagefähigkeit von Laborergebnissen zu erhöhen, läßt sich eine On-line-Lösung derzeit etwa bereits für 60 bis 70% aller Laboranalysen erreichen. Höhere statistische Verfahren ermöglichen dann auch eine differenzierte Fehlererkennung bei Laborergebnissen und sind somit für den Arzt bei seinen diagnostischen und therapeutischen Maßnahmen eine verbesserte Informations- und Entscheidungshilfe. Mit dieser durch On-line-Datenverarbeitung für den Arzt erreichbaren qualitativ besseren Entscheidungshilfe werden jedoch keine Vor- oder Fachentscheidungen präjudiziert. Die Problematik der Normalwerte in der Medizin [vgl. 20, S. 141 ff.] bleibt hiervon ebenso unberührt wie die Fragen der Vergleichbarkeit und der Qualitätskontrolle von Laborergebnissen.

Eine Soll-Konzeption betrifft jedoch nicht nur den Funktionsbereich Laboratorium, wo in erster Linie mit Hilfe des Einsatzes von EDV-Anlagen die Zuverlässigkeit und Aussagefähigkeit von Analysenresultaten erhöht werden soll. Vielmehr ist die EDV gleichzeitig soweit wie möglich neben dem Bereich Laboratorium auch in anderen Teilen des Krankenhauses in ihrer Funktion als Steuerungsinstrument automatisierbarer Arbeitsprozesse einzusetzen. Ziel der mit dem Soll-Rahmenkonzept angestrebten Rationalisierung im Bereich des Laboratoriums ist es,

- den spezifischen Personalbedarf je erbrachter Dienstleistung zu senken und
- ein qualitativ besseres Leistungsangebot bei grundsätzlich unverändertem Personalbedarf zu erreichen.

Insoweit handelt es sich bei den angestrebten organisatorischen Maßnahmen um das Streben nach qualitätsorientierter Rationalisierung [84], bei der die einzelnen Aufgaben, die Reihenfolge der Dringlichkeit und die Intensität der Erfüllung der Aufgaben im Zusammenhang mit den gesundheitspolitischen Zielvorstellungen gesehen werden.

Bei dem mit dem Einsatz von EDV-Systemen in Krankenanstalten erforderlichen programmtechnischen Soll-Konzept ist zweckmäßigerweise ein *modularer* Aufbau von Programmbausteinen vorzusehen. Dabei hat sich bereits folgende Modulstruktur bewährt [vgl. 74, S. 112], die dem Prinzip nach nicht allein für einen bestimmten Funktionsbereich gilt:

(1) Vorbereitungsmodul
(2) Datenerfassungsmodul
(3) Verarbeitungsmodul
(4) Statistikmodul
(5) Modul zur Langzeitspeicherung von Patientendaten
(6) Datenausgabemodul
(7) Modul für die Erfassung der Patientendaten im Dialogverkehr über on-line angeschlossene Terminals.

Für die Erarbeitung derart neuer und komplexer Soll-Konzepte, wie sie für die einzelnen Bereiche in Krankenanstalten zunehmend erforderlich sind, ist es empfehlenswert, eine interdisziplinäre Arbeitsgruppe nach dem betriebswirtschaftlichen Organisationsmodell des Projekt-Managements zu bilden. Hierin können Fachleute für den Bereich der EDV ebenso wie Mediziner und weitere Wissenschaftler in einer weitgehend hierarchiefreien Gruppenstruktur mit Verwaltungstechnikern und Organisatoren tätig sein. Bei Bedarf werden besonders ausgewählte Fachleute aus den einzelnen Krankenhausbereichen zu der fachlichen Arbeit hinzugezogen, um bestimmte Probleme gemeinsam unter organisatorischen, wirtschaftlichen und datenverarbeitungstechnischen Gesichtspunkten erörtern zu können. Diese interdisziplinäre Zusammenarbeit zwischen verwaltungsfremden EDV-Experten und Medizinern mit Verwaltungspraktikern ist erforderlich, um die Probleme der Planung, Organisation und Führung in den Funktionsbereichen sowie letztlich im gesamten Krankenhaus anzugehen, die mit herkömmlichen Organisationsmethoden und -mitteln nicht mehr zu lösen sind [vgl. 46].

2.3.2 Soll-Aufbauorganisation

Die geläufige Grob-Gliederung eines Hauptlaboratoriums in einzelne Teilbereiche kann grundsätzlich beibehalten werden. Es sollte jedoch ein zusätzlicher Teilbereich für die Erprobung und Einführung neuer, in die Routine zu übernehmender Methoden bzw. anzuschaffender Geräte geschaffen werden. Ansonsten sind innerhalb der Labor-Teilbereiche die Arbeitsplätze straff nach verrichtungs- und gerätebezogenen Merkmalen zu gliedern.

Die allgemeine Tendenz, aus organisatorischen, personalwirtschaftlichen und wirtschaftlichen Gründen Zentrallaboratorien einzurichten, findet ihre Grenze dort, wo die Rationalisierung zu Schwierigkeiten in Spezialbereichen führt. Deshalb sollten grundsätzlich folgende Teilbereiche für die Durchführung von Spezialuntersuchungen erhalten bleiben [74, S. 119]:

- das sogenannte Isotopenlabor der Nukleardiagnostik,
- das Laboratorium der Pathologie,
- die Abteilungslaboratorien für bestimmte Innere Abteilungen,
- das Abteilungslaboratorium der Dermatologie.

Leitungszusammenhang:

Die Bedeutung des Haupt- bzw. Zentrallaboratoriums für das Krankenhaus und der Umfang der dort anfallenden Tätigkeiten erfordern, daß, abgesehen von der Leitung des Zentrallaboratoriums durch einen Facharzt für Laboratoriumsdiagnostik, zur Verbesserung der Qualität der Analysenergebnisse weitere ärztliche Mitarbeiter und/oder klinische Chemiker eingesetzt werden. Daneben ist es notwendig, der leitenden Assistentin unterstellte Gruppenleiterinnen einzusetzen, die für die einzelnen Teilbereiche entsprechend verantwortlich sind. Je nach Arbeitsumfang sind erforderlichenfalls in den Teilbereichen Probenannahme und Exkremente-Labor weitere Gruppenleitungen einzusetzen.

Räumliche Voraussetzungen:

Bereits bestehende Laboratorien können infolge wachsender Mechanisierung der Geräte die veränderten räumlichen Bedingungen für einen optimalen Arbeitsablauf wie für einen optimalen Informationsfluß nur selten erfüllen. Daher ist bei der Reorganisation bzw. Neueinrichtung von Laboratorien darauf zu achten, daß der Soll-Funktionsplan neben der Arbeitsplatzeinrichtung sowie der gerätetechnischen Ausstattung auch die räumlichen Gegebenheiten mit berücksichtigt [vgl. hierzu 32 und 48].

Geräteausstattung:

Die Geräteausstattung eines Laboratoriums ist ebenfalls in die Reorganisationsmaßnahmen einzubeziehen. Sogenannte Analysenautomaten entlasten nicht nur das Laborpersonal und können dadurch teils erheblich zu einer kostensenkenden Rationalisierung beitragen, sondern sie ermöglichen auch exaktere Analysenresultate als manuelle Bestimmungen [79]. Überdies haben fast alle neuzeitlichen Laborgeräte Vorrichtungen für einen direkten Anschluß an EDV-

Anlagen, was gerade die Datenerfassung im Rahmen medizinischer Informationsverarbeitung wesentlich erleichtert. Sichtbar wird ferner der Trend zu sogenannten *Stand-alone-Geräten,* die ihre Steuerung sowie die Kontrolle ihrer Funktionsfähigkeit weitgehend selbsttätig durchführen. Bei allen Gerätefragen, insbesondere beim EDV-Anschluß, sollte stets eine zwingend vorgeschriebene Abstimmung und Beratung des Laborfacharztes mit einem entsprechenden Spezialisten der Meß- und Gerätetechnik erfolgen.
Im Hinblick auf künftige Apparategemeinschaften sowie Schwerpunktlaboratorien ist auf einen hohen Grad an Standardisierung in der Geräteausstattung, den Analysenmethoden und den Auswertungsverfahren Wert zu legen. Denn nur so läßt sich ein weiterer Schritt tun, um möglichst vergleichbare Meßergebnisse aus Laboranalysen zu gewinnen.

2.3.3 Soll-Ablauforganisation der Informationsverarbeitung

Ein isolierter Einsatz von EDV-Anlagen für nur einen Funktionsbereich eines Krankenhauses ist nicht zu empfehlen, da dies weder organisatorisch sinnvoll noch wirtschaftlich vertretbar ist. Daher ist im Hinblick auf eine vollintegrierte EDV-Lösung zunächst in einer ersten Ausbaustufe ein teilintegriertes System anzustreben, das die Bereiche Patientenaufnahme sowie Teilfunktionen des Stationsbetriebes und gegebenenfalls auch einzelner anderer Bereiche des Krankenhauses erfaßt. Im folgenden sollen nun beispielhaft einige Lösungsvorschläge einer Systemgestaltung für die wichtigsten Funktionen des Bereichs Laboratorium einschließlich seiner Peripherie vorgestellt werden.

2.3.3.1 Erfassung der Patientendaten

Das Patientenaufnahme-System hat die Aufgabe, das Aufnahmepersonal zu entlasten und die Patienten-Stammdaten, die für die einzelnen Funktionsbereiche erforderlich sind, EDV-spezifisch aufzunehmen. Die Eingabe der Daten erfolgt über ein oder mehrere *Terminals* (Datenstationen der Ein/Ausgabe), wobei die Daten auf Logik und Plausibilität geprüft werden. Neben den Neuaufnahmen sind Korrektur- bzw. Ergänzungsmöglichkeiten und Wiederholungen bei Abbruch einer Aufnahme vorzusehen. Aus den Daten eines neu aufgenommenen Patienten wird der Patientenstammsatz zusammengestellt. Dieser kann je nach Konzeption des Gesamtsystems zunächst auf einen Datenträger zur weiteren Off-line-Verarbeitung in einem zentralen Rechenzentrum ausgegeben werden, oder die Weiterverarbeitung kann direkt on-line erfolgen. Beim On-line-Betrieb sind grundsätzlich wieder zwei Lösungsmöglichkeiten gegeben (vgl. unter 2.3.1), wobei man auch hier wie im Laboratorium zunächst auf den On-line-Anschluß an ein zentrales Großsystem zugunsten eines kleinen Funktionsrechners in der

Aufnahme verzichten sollte. Dem Umfang der Aufgaben entsprechend kann als Zentraleinheit eines solchen Funktionsbereichsrechners ein Gerät der *Mittleren Datentechnik (MDT),* auch „intelligentes Terminal" genannt, verwendet werden. Der gesamte Speicherbedarf ist überschlägig mit 16 K Wörtern oder 32 K Bytes anzunehmen, wobei von einer Programmierung in *Assembler*-Sprache ausgegangen wird.

Wichtiger Bestandteil der Aufnahmedaten ist die Identifikations-Zahl (I-Zahl) eines jeden Patienten. Solange das Personenkennzeichen (PKZ) noch nicht allgemein eingeführt ist, erfolgt die Aufnahme mit einer eigens dafür erstellten Aufnahme-Nummer (Identifikations-Zahl), die aus Sicherungsgründen mit einer Prüfziffer zu versehen ist (z. B. nach dem *Modulo-11-Verfahren*). Nach Erstellung der Patientenstammdatei (on- oder off-line) kann man über das EDV-System jederzeit allein aufgrund der I-Zahl zu den Daten eines jeden Patienten zugreifen, z. B. wenn für den Patienten eine Untersuchung erforderlich wird, Untersuchungsergebnisse vom Laboratorium übermittelt werden oder Stationsberichte bzw. Statistiken zu erstellen sind. Dabei ist allerdings für unbedingten Schutz vor unberechtigtem Zugriff zu diesen Daten zu sorgen.

2.3.3.2 Anforderung von Laboruntersuchungen

Auf der Station werden die Laboruntersuchungen, die der Arzt während der Visite anordnet, von einer Schwester auf einem maschinell lesbaren Beleg *(Markierungsbeleg)* durch ein kurzes Anstreichen der entsprechenden, in Klarschrift vorgedruckten Untersuchungen vermerkt. Hierbei läßt sich zwischen Markierungsbelegen für Routinebetrieb und Eilanforderungen unterscheiden. Der Markierungsbeleg (Abb. 7) enthält einen Abzug der kleinen, mit den wichtigsten Patientendaten versehenen Umdruckmatrize, die bereits gleichzeitig mit der Aufnahme von einem angeschlossenen Matrizendrucker erstellt wird. Diese Belege werden nach der Markierung stationsweise dem zentralen EDV-System zugeleitet. Aufgrund der maschinell lesbaren Untersuchungsanforderungen gibt die EDV-Anlage nun die nötigen Arbeitsanweisungen an die Stationen und das Laboratorium aus [vgl. 74, S. 126].

Für die Stationen druckt die EDV-Anlage eine Etikettenliste aus. Diese Liste besteht aus kleinen, selbstklebenden Etiketten, die den Namen des Patienten und weitere von der Schwester benötigten Informationen über das abzunehmende Untersuchungsgut enthalten. Entnimmt die Schwester die Untersuchungsproben anhand dieser Etikettenliste und klebt das jeweilige Etikett auf das entsprechende Probenröhrchen, so darf (als Kontrolle) bei richtiger Entnahme kein Etikett auf der Liste übrigbleiben. Des weiteren löst die Laboranforderung eine Arbeitsliste für das Laboratorium aus, getrennt nach Arbeitsplätzen. Neben der Arbeitsverteilung muß aber auch für eine eindeutige Probenidentifikation gesorgt werden. Zwar sind bereits einige unterschiedliche Systeme

01 Städtisches Krankenhaus Spandau | **Hauptlabor** | Station:

Hier nichts eintragen | Anforderung | Unterschrift:

Auf-nahme-Nr.:
000T 100T 200T 300T 400T 500T 600T 700T 800T 900T
00T 10T 20T 30T 40T 50T 60T 70T 80T 90T
0000 1000 2000 3000 4000 5000 6000 7000 8000 9000
000 100 200 300 400 500 600 700 800 900
00 10 20 30 40 50 60 70 80 90
0 1 2 3 4 5 6 7 8 9

Tag: 1 2 3 4 5 6 7 8 9 / 10 20 30
Monat: Jan Feb Mrz Apr Mai Juni Juli Aug Sept Okt Nov Dez
Jahr: 70 71 72

Arzt-Nr.:
0000 1000 2000 3000 4000 5000 6000 7000 8000 9000
000 100 200 300 400 500 600 700 800 900
00 10 20 30 40 50 60 70 80 90
0 1 2 3 4 5 6 7 8 9

Notfall-ident.:
0000 1000 2000 3000 4000 5000 6000 7000 8000 9000
000 100 200 300 400 500 600 700 800 900
00 10 20 30 40 50 60 70 80 90
0 1 2 3 4 5 6 7 8 9

Blut/Serum

- Elektrolyte: Natrium, Kalium, Chlorid, Calcium, Anorg. Phosph., Eisen, EBK, Kupfer
- Funktionsteste: Bromthal. (BSP), Zucker-Tagespr., Glukose-Bel.Test, Rastinon Test, Eisen-Resorp.Test
- Enzyme: GOT, GPT, LDH, alpha-HBDH, LAP, alk. Ph'ase, saure Ph'ase, Prostata-Ph'ase, GLDH, CPK, alpha-Amylase, Cholinesterase
- Substrate: Zucker, Kreatinin, Harnstoff-N, Harnsäure, Ges. Protein, Albumin, Prot. El'Phorese, Thymol-Probe, Bilirubin ges., Bilirubin dir., Cholesterin, Triglyzeride

Harn

- Elektrolyte: Natrium, Kalium, Chlorid, Calcium, Steinanalyse
- Funktionsteste: D-Xylose Test, Galaktose-Bel. Test, Phenolrot Test
- Substrate: Zucker/Aceton, Kreatinin, Harnstoff-N, Harnsäure, Ges. Protein, Bence-Jones-E., Diastase, Gallenfarbst., Porphyrine, Watson-Test, Hämoglobin qual., Indikan, Nitrit (Streifen), Phenylbrenztr.-Säure (Streifen), Hydr.-Indolessigsäure, Harnstatus

Hämatologie: Hämoglobin (Ges.), Hämatokrit, Erythrozyten, Retikulozyten, Leukozyten, Thrombozyten, Siderozyten, Osm. Resistenz, Diff. Blutbild, Leukoz.-Konz., kl. Blutbild, gr. Blutbild

Sternalpunkt.: Färbung nach Pappenheim, Eisenfärbung

Liquor: Zellzahl, Pandy, Ges. Protein, Albumin, Zucker, Chlorid, Ausstrich

Serologie: Blutgruppe/Rh.-Faktor, Kreuzprobe

Gerinnung: Fibrinogen, Quick, Thrombin Zeit, PTT, Faktor V, Faktor VII

Sputum: elast. Fasern, Eosinophile, Curschmannsche Spiralen, Charc. Leyden, Herzfehlerzellen

Magensaft: Titrationsacidität, Milchsäure, Sediment

EKG: Standard-Abl., Wilson-Abl., Goldberger-Abl., Nehb-Abl., Master-Test, Phonokardiogramm

Punktat: Natrium, Kalium, Chlorid, Ges. Protein, LDH, Ausstrich

Stuhl: Blut, Wurmeier, Bandw., Ausnutzung, Eosinophile

Galle/Duod.: Bilirubin, Sediment, Lamblien, Cholesterin

Sonderanforderung

Raum für Bemerkungen | Bezeichnung der Sonderanforderung

Drescher Paragon

Abb. 7 Markierungsbeleg für Laboranforderungen

zur Probenidentifikation ausgearbeitet worden, doch sind diese Lösungen bislang wenig konstruktiv, da sie entweder eine Verwechselung des Probengutes nicht völlig ausschalten können oder infolge zu hoher Fehlerraten bei der Identifikationserkennung für den praktischen Routinebetrieb eines Krankenhaus-Laboratoriums ungeeignet sind. In diesem Zusammenhang sei auf einen zweifelsohne schwer oder nicht realisierbaren Vorschlag [vgl. 4, S. 103] eingegangen. Darin wird gefordert, jedem Säugling nach der Geburt eine Lösung zu injizieren, die in variabler Form einen „Code“ aus bis zu 30 verschiedenen Spurenelementen enthält. Dieser Code entspräche einem Personenkennzeichen *(social security number)*, wobei die Spuren der Metalle das ganze Leben lang im Körper des betreffenden Menschen blieben. Die Codenummer könnte leicht ermittelt werden, indem man das Blut der betreffenden Person massenspektrometrisch untersucht. Dieser Vorschlag einer Personenidentifikation ist äußerst interessant, da er zunächst einmal die prinzipielle Möglichkeit andeutet, wie man die Unverwechselbarkeit von Probengut (Blut) sichern kann, wobei Personenkennzeichen und Probenidentifikation gleich sind.

2.3.3.3 Datenerfassung und -verarbeitung von Laborergebnissen

Die Probenidentifikation gilt zu recht als einer der schwierigsten Teile der Datenerfassung im Laboratorium. Es werden derzeit bereits integrierte Lösungen angeboten, die zur Probenidentifikation codierte Kappen und Probenröhrchen verwenden. Die Codierung besteht dabei aus eingestanzten Löchern nach dem Beispiel des Lochstreifens. Andere Systeme arbeiten mit separaten Identifikations-Geräten, die die Probenidentifikation aufgrund von mit den Arbeitslisten gelieferten Kurzlochkarten erkennen. Dieses Prinzip hat sich bislang nicht bewähren können. Bessere Ergebnisse liefern Identifikationssysteme, die anstatt der Lochkartenabfühlung mit optischer Erkennung arbeiten (Abb. 8).

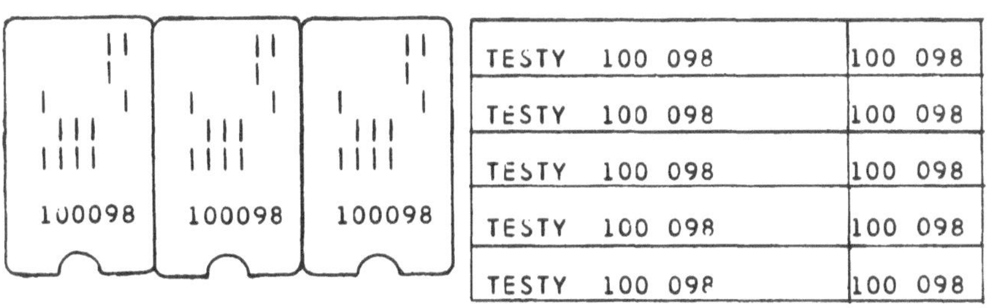

Abb. 8 Identifikationsetikett einer Untersuchungsprobe

In jedem Fall ist es entscheidend, daß Untersuchungsprobe und Probennummer bzw. I-Zahl so früh, so verwechselungssicher und so untrennbar wie möglich miteinander verbunden werden. Auf die Datenerfassung übertragen bedeutet dies, daß ein Meßergebnis immer mit der zugehörigen I-Zahl bzw. Probennummer zu erfassen ist. On-line angeschlossene Laborgeräte [55], die weitestgehend automatisch arbeiten sollen, müssen daher nicht nur präzise den Meßwert liefern, sondern auch die Probe einwandfrei erkennen und die Probennummer dem EDV-System mitteilen können. Durch die On-line-Verbindung (Abb. 9) des EDV-Systems mit den Laborgeräten lassen sich u. a. folgende Arbeiten ohne menschliches Eingreifen im Sinne einer Laborautomation durchführen:

- Vornahme und Überprüfung der Geräteeichung,
- laufende Kontrolle der Analysengeräte auf Funktionsfähigkeit,
- laufende Qualitätskontrolle (Richtigkeit, Präzision und Plausibilität),
- Berechnung der Untersuchungsergebnisse,
- quantitative (zahlenmäßige) Ermittlung von Fehlern, die durch das Gerät oder durch gegenseitige Analysenbeeinflussung entstehen,
- Zuordnung der Analysenergebnisse zu den jeweiligen Patienten.

Bei einer Off-line-Verarbeitung sowie bei der Verarbeitung von Ergebnissen manueller Untersuchungen (Abb. 9) sind die Meßergebnisse auf maschinenles-

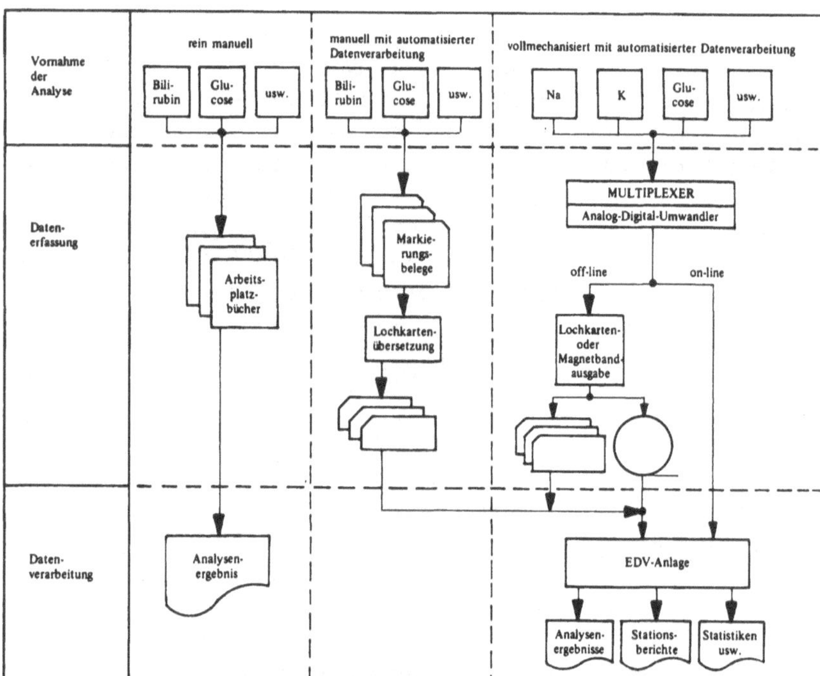

Abb. 9 Schematische Darstellung der Verarbeitung von Labormeßwerten

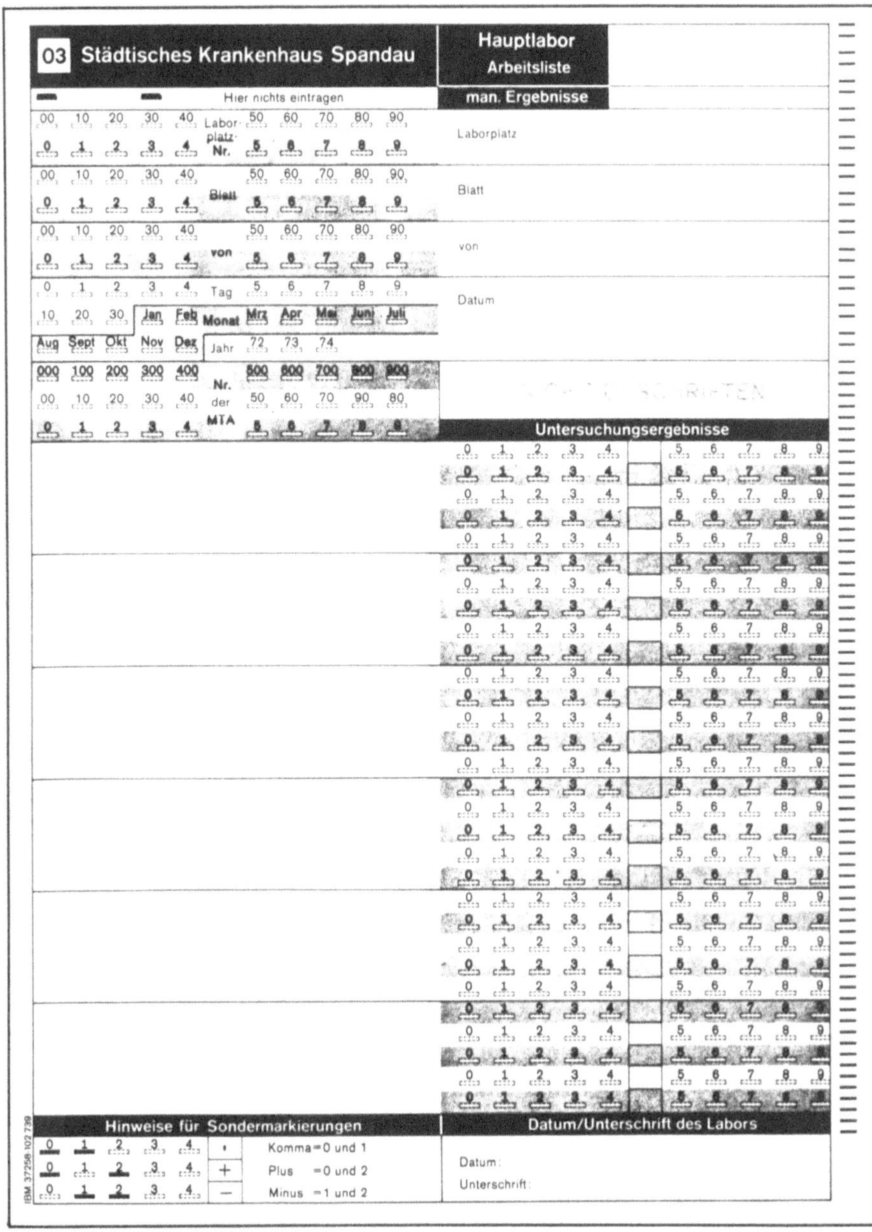

Abb. 10 Markierungsbeleg für Laborergebnisse

bare Datenträger (z. B. Lochkarten, Markierungsbelege, Magnetband) zu übertragen. Diese Datenträger (Abb. 10) werden während des Tages gesammelt und zu bestimmten Zeitpunkten stapelweise ausgewertet.
Nach Abschluß aller Analysen eines Tages gibt das EDV-System die gesamten Laborergebnisse als Laborarztbericht aus. Im Anschluß an die Freigabe der Ergebnisse durch den Laborarzt kann die EDV-Anlage mit dem Ausdruck der Stationsberichte beginnen.

2.4 Anwendung mathematisch-statistischer Verfahren zur Beurteilung von Analysenergebnissen

Der Fortschritt der Medizin als vorwiegend experimentelle Wissenschaft gründet sich weitgehend auf Beobachtung bzw. Messung von Funktions- und Strukturgrößen unbeeinflußter oder gezielt beeinflußter biologischer Systeme. Da biologische Systeme einen hohen Grad an Komplexität aufweisen und in ständiger Wechselwirkung mit ihrer Umwelt stehen, ist eine Vielzahl von Variablen und Parametern zu ihrer Beschreibung notwendig, so daß oft experimentell wie theoretisch kaum beherrschbare Probleme entstehen. Die Methoden der Statistik sind angesichts dieser Situation für den Mediziner ein unentbehrliches Hilfsmittel. Sie gestatten einerseits eine Verdichtung von Meßergebnissen und helfen andererseits, die relative Willkür der Auswahl der Variablen durch qualitative und quantitative Abschätzung ihres Einflusses zu verringern. Außerdem ist mit Hilfe statistischer Methoden eine Kontrolle der Meßwerte bzw. der Beobachtungsfehler möglich [vgl. 63, S. 53]. Dies gilt besonders auch für das Laboratorium, da es ohne irgendeine Form der Kontrolle seiner Resultate unsachgemäß arbeitet [vgl. 2, S. 33 ff. und insbesondere S. 37]. Daher ist man in zunehmendem Maße daran interessiert, nach Abschluß einer Analyse die gewonnenen Ergebnisse „statistisch abzusichern" [18, S. 193]. Dies bedeutet Sichtbarmachen der Fehler und ihre Quantifizierung einschließlich der zu ziehenden Konsequenzen nach den Grundsätzen der statistischen Methodenlehre.

2.4.1 Fehlerhafte Analysenergebnisse

Klinisch-chemische Analysen, die sich als quantitative Messungen darstellen, sind prinzipiell mit Fehlern behaftet [vgl. 45, S. 41 ff.; 7]. Fehlerhafte Analysenergebnisse lassen sich auf verschiedene Ursachen zurückführen. Fehler können nicht nur während, sondern bereits vor der eigentlichen Analyse auftreten (Abb. 11).

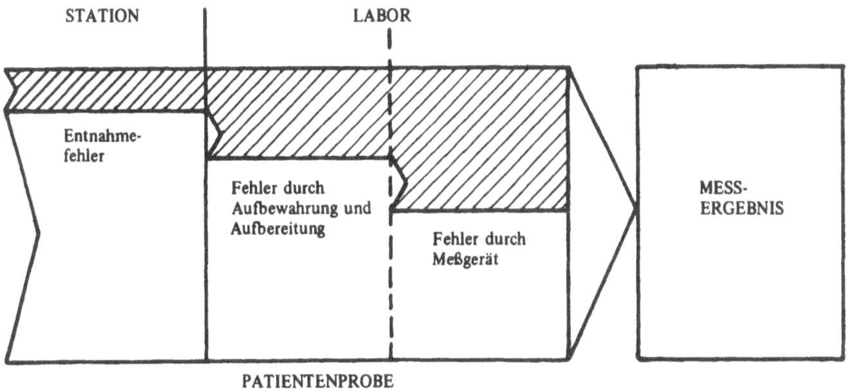

Abb. 11 Einwirkung von Fehlern auf das Meßergebnis

In Klinik und Praxis können Ergebnisse von Laboratoriumsanalysen nur dann zur Diagnose, Prognose und Therapie verwendet und letztlich auch in den klinischen Befund eingereiht werden, wenn die Werte des Laboratoriums als zuverlässig gelten [vgl. 64, S. 438 f.]. Steigende Quantität bei gleichbleibender oder erhöhter Qualitätsanforderung der Analysen und subtilere Analysenmethoden [54, S. 372] erschweren zunehmend die Einhaltung von Zuverlässigkeitskriterien [45] in der klinischen Chemie.

Beträchtliche Abweichungen der Analysenergebnisse bei Ringversuchen [vgl. 72, S. 393 ff. und 65, S. 30 ff.], bei denen eine größere Anzahl von Laboratorien Abfüllungen der gleichen Kontrollprobe zur Analyse erhalten haben, bestärken die Vermutung mangelnder oder unzureichender Kontrolle in klinisch-chemischen Laboratorien [47, S. 76]. In diesem Zusammenhang stellt sich die Frage der Vergleichbarkeit von Analysenergebnissen eines Patienten, die in verschiedenen Laboratorien ermittelt werden.

Die Fehlertheorie unterscheidet im allgemeinen *zufällige* und *systematische* Fehler. Für personenbedingte Fahrlässigkeiten und Unachtsamkeiten einer Bedienungsperson verwendet man vielfach auch noch den Begriff „grober Fehler". Als grobe Fehler werden irreparable Veränderungen des Untersuchungsmaterials, des Spezimens oder des Ergebnisses bezeichnet. Um diese zu vermeiden, bedarf es einer systematischen Ablauforganisation in Klinik und Laboratorium [vgl. 3; 43, S. 349 ff. und 71, S. 368]. Es gilt zu beachten, daß manche als grobe Fehler deklarierte Abweichungen bei genauer Betrachtung der Entstehungsart dem zufälligen oder systematischen Fehler zugeordnet werden können.

2.4.2 Forderung nach Zuverlässigkeit von Analysenresultaten

Da sich Analysenfehler nicht vermeiden lassen, so sind sie zumindest frühzeitig aufzuspüren. Soweit es sich um systematische Fehler handelt, sind diese zu eliminieren. Angaben über den zufälligen Fehler können zudem die Aussagefähigkeit von Analysenergebnissen vergrößern. Die Forderung, Analysenfehler zu erkennen, bedingt eine methodische Überprüfung der Analysenresultate. Dabei wäre denkbar, jede Untersuchungsprobe über eine weitere, zusätzliche Analysenmethode zu bestimmen. Ein derartiges Kontrollverfahren liefert zwar einen guten Schutz vor Fehlern, ist aber wegen des großen Aufwands praktisch nicht durchführbar [54, S. 373].

Auch das Prinzip der *Doppelbestimmung* dürfte im Routinebetrieb keine Verwendung finden, da es systematische Fehler nicht oder nur bei zusätzlichen Sicherungsmaßnahmen erkennen kann. In den Ausnahmefällen, wo man über keine haltbaren Kontrollproben verfügt, bietet jedoch die Doppelbestimmung nahezu die einzige Möglichkeit einer Kontrolle. Zusätzlich können Doppelbestimmungen in Form des Probenaustausches mit anderen Laboratorien erfolgen, die dann die Erkennung systematischer Unterschiede zwischen verschiedenen Analysenmethoden ermöglichen [74].

Im allgemeinen werden an ein System der Qualitätskontrolle im klinisch-chemischen Laboratorium folgende Forderungen gestellt:

1. Überwachung zufälliger Fehler (Präzisionskontrolle)
2. Überwachung systematischer Fehler (Richtigkeitskontrolle)
3. Überwachung von Trends
4. Kontrolle über den gesamten Konzentrationsbereich
5. Kontinuierliche Anwendbarkeit
6. Abweichung sofort erkennbar
7. Anwendbarkeit auch für automatische Analysen
8. Arbeitsaufwand und Kosten in vertretbaren Grenzen
9. Durchführbarkeit auch mit nicht geschultem Personal

Da alle Forderungen nur mit großem Aufwand zu erfüllen sind, beschränkt man sich, besonders in der Implementationsphase, auf ein sogenanntes Minimalsystem [vgl. 45].

2.4.3 Qualitätskontrolle im Laboratorium

Um die Zuverlässigkeit von Analysenresultaten zu quantifizieren, beschreiben Laboratoriumsdiagnostik und Chemie unter dem Begriff „Zuverlässigkeits- bzw. Qualitätskontrolle" [64] ein entsprechendes Verfahren, das *Levey* und *Jennings* im Jahre 1950 einführten. Dieses Verfahren zeigt formale Ähnlichkeiten mit der 1924 von *Shewhart* [29, 70] für die industrielle Fertigung entwickelten statistischen Qualitätskontrolle. Inhaltlich läßt sich das *Shewhart*sche Kontrollsystem in der vorliegenden Form nicht unverändert auf die Kontrolle klinisch-chemischer Analysen übertragen, da es sich hier um unterschiedliche biologische Materialien handelt, deren Analysenergebnisse nicht auf eine bestimmte einzuhaltende Größenordnung zu prüfen sind, sondern wo Kontrollwerte, die sich nicht signifikant unterscheiden sollen, die Qualität des Meßprozesses sichern sollen. Dies setzt aber voraus, daß sich Patientenproben und Kontrollproben gleich verhalten.

Während die statistische Qualitätskontrolle in der Fertigungsindustrie durch Untersuchungen von Stichproben aus der Gesamtheit die Qualität eines Produkts gleicher Art überprüft, so sollen in der klinischen Analytik Präzision und Richtigkeit von Analysenergebnissen unterschiedlicher Größenordnung anhand eingestreuter Kontrollproben überwacht werden. Deshalb wäre es angebracht, im klinisch-chemischen Bereich besser von einer Zuverlässigkeitskontrolle [64] zu sprechen, denn in der Statistik versteht man die Qualitätskontrolle als Prüfung auf eine bestimmte Qualitätsnorm innerhalb eines vorliegenden Produktionsloses bzw. die Kontrolle auf Einhaltung konstanter Qualität innerhalb eines laufenden Produktionsprozesses [vgl. 91, S. 26]. Da aber der § 6 der Verordnung über Ausnahmen von der Eichpflicht [vgl. 86; 42, S. 1 ff.] die systematischen Kontrollverfahren zur Überwachung der Zuverlässigkeit von Analysenresultaten des Laboratoriums unter dem Begriff „statistische Qualitätskontrolle“ subsummiert, empfiehlt sich, die Verwendung dieser Bezeichnung auch in der klinischen Chemie beizubehalten [74].

2.4.3.1 Statistische Grundlagen

Kennzeichnend für den *systematischen Fehler* ist der Unterschied vom wahren Wert μ zum gefundenen Wert $\bar{x}$. Man spricht in diesem Fall von der *Richtigkeit.* Die *Präzision,* dargestellt durch das Maß der Streuung der Einzelergebnisse, charakterisiert den *zufälligen Fehler.* Der sogenannte *grobe Fehler* tritt z. B. durch fehlerhafte Zuordnung auf. Die *Zuordnung* ist das Maß für die Identität der Untersuchungsprobe und des Befundes mit der Person, der die Probe zugeschrieben wird. Bei der *Plausibilitätsprüfung* wird auf die Möglichkeit des Eintritts dieses Ergebnisses abgestellt, wobei man versucht, Beurteilungsfehler auszuschließen.

Alle die genannten Kriterien, insbesondere aber die Begriffe „Richtigkeit“ und „Präzision“ faßt der Oberbegriff „Zuverlässigkeit“ zusammen [85].

Jede Qualitätskontrolle arbeitet mit sogenannten Vertrauensgrenzen (Konfidenzintervall bzw. Annahmebereich). Sie sind der mathematische Ausdruck der

Größe der Streuung um den Mittelwert der Bestimmungen. Die Abweichung des gefundenen Mittelwerts vom Sollwert (z. B. Einwaage) erlaubt Rückschlüsse auf die Richtigkeit der Bestimmung.
Da nach dem *Gesetz der großen Zahl* die zufälligen Abweichungen um so mehr an Bedeutung verlieren, je größer der Stichprobenumfang wird, steigt die Wahrscheinlichkeit der Annäherung des Mittelwertes an den gegebenen Wert mit zunehmender Anzahl der Bestimmungen [vgl. 24, S. 146 ff. und 25, S. 253].

Für viele Analysenverfahren könnten bereits Mittelwert $\bar{x}$ und Standardabweichung s eine wichtige Aussage machen. Diese Parameter errechnet man wie folgt:

$$\bar{x} = \frac{1}{n} \cdot \sum_{i=1}^{n} x_i$$

$$s = \sqrt{\frac{\sum_{i=1}^{n} (x_i - \bar{x})^2}{n - 1}}$$

mit x_i als Einzelwert
und n als Anzahl der Bestimmungen.

Ist n der Umfang der Stichprobe, so ist mit der Standardabweichung des Mittelwertes

$$s_{\bar{x}} = \frac{s}{\sqrt{n}}$$ bei unendlicher Gesamtheit bzw.

$$s_{\bar{x}} = \frac{s}{\sqrt{n}} \cdot \sqrt{1 - \frac{n}{N}}$$ bei endlicher Gesamtheit

vom Umfang N zu rechnen.

Kann man eine Normalverteilung voraussetzen, so ergibt sich, daß im

± 1 s-Bereich 68,3% aller gefundenen Werte
± 2 s-Bereich 95,5% aller gefundenen Werte
± 3 s-Bereich 99,7% aller gefundenen Werte

liegen.

Vielfach ist nicht allein die Streuung selbst, sondern ihre Relation zu einem Lageparameter (z. B. dem Mittelwert) von Bedeutung. Dies bringt die relative Standardabweichung zum Ausdruck:

$$V\,[\%] = \frac{s}{\bar{x}} \cdot 100$$

Die relative Standardabweichung (Variationskoeffizient) läßt sich besonders dort gut verwenden, wo sich die Standardabweichung etwa proportional zum Mittelwert verändert [24, S. 31 ff.].

2.4.3.2 Kontrollkarte

Bei einer graphischen Darstellung der Qualitätskontrolle in Form einer *Kontrollkarte* trägt man den Sollwert μ parallel zur Abszisse ein und parallel dazu den gewählten Kontrollbereich ($1\,\sigma$, $2\,\sigma$ bzw. $3\,\sigma$). Bei der Verwendung der $\pm\,3\,\sigma$-Kontrollgrenzen kann man den Bereich zwischen $\pm\,2\,\sigma$ und $\pm\,3\,\sigma$ als Warnbereich benutzen[2] [vgl. 47, S. 83].

Schätzt man den „wahren", aber unbekannten Sollwert μ durch den Mittelwert $\bar{x}$, so ist dieser Wert $\bar{x}$ für μ in die Kontrollkarte einzuzeichnen, gleichfalls die mit dem geschätzten (berechneten) Streuungsparameter s ermittelten Kontrollgrenzen. Die Bedeutung dieses Vorgehens liegt in der unterschiedlichen Aussageschärfe über die *Signifikanz*, wann ein Verfahren als *außer Kontrolle* anzunehmen ist. Denn schließlich liegt ja eine unterschiedliche Problemstellung zugrunde. Zum einen wird von einem zu erreichenden, fest vorgegebenen Sollwert μ und einer maximal nicht zu überschreitenden Streuung σ bzw. der daraus resultierenden Kontrollgrenzen ausgegangen, so daß nun bei einer Stichprobe gefragt wird, ob sich diese signifikant vom Sollwert unterscheidet. Zum anderen wird Mittelwert $\bar{x}$ und Standardabweichung s aus einer großen Anzahl von Messungen ermittelt und dann aufgrund dieser „Erfahrungswerte" gefragt, ob sich im weiteren Verlauf der Messungen für herausgegriffene Kontrollmessungen signifikante Unterschiede zu dem errechneten Mittelwert ergeben.

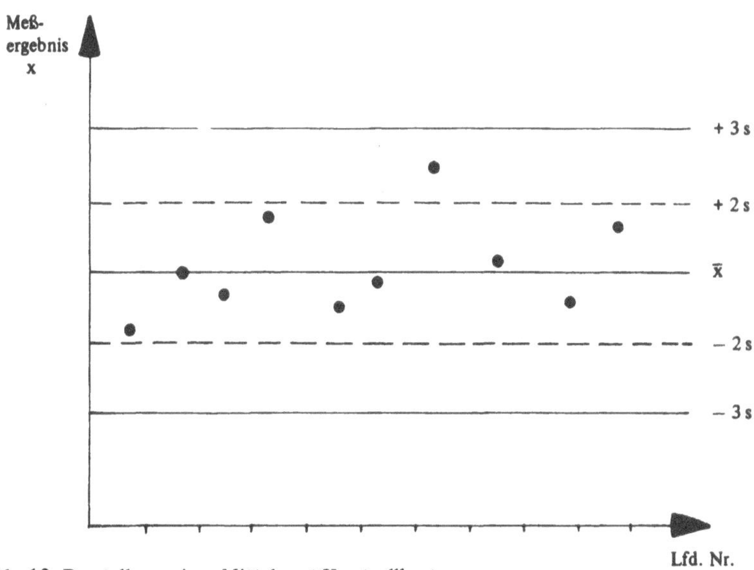

Abb. 12 Darstellung einer Mittelwert-Kontrollkarte

2 Auf die Problematik der Festlegung von Kontrollgrenzen weist auch *Pfanzagl* hin [vgl. 25, S. 105 ff.].

In Laboratorien wird die Kontrollkarte so geführt, daß man in bestimmten Abständen zwischen die Analysen Kontrollproben einfügt. Kontrollproben konstanter, nicht notwendigerweise bekannter Zusammensetzung können die Präzision überwachen. Mit Kontrollproben von konstanter und bekannter Zusammensetzung werden Präzision und Richtigkeit geprüft [45, S. 43 ff.]. Wenn die Analysenergebnisse für die Kontrollproben innerhalb der erlaubten Kontrollgrenzen liegen, gilt die Methode *unter Kontrolle. Außer Kontrolle*[3] sei die Methode, wenn eine der folgenden drei Bedingungen erfüllt ist:

1. ein Kontrollwert außerhalb der Kontrollgrenzen liegt,
2. sieben aufeinanderfolgende Kontrollwerte auf einer Seite des Mittelwertes liegen,
3. sieben aufeinanderfolgende Kontrollwerte auf- oder absteigende Tendenz aufweisen.

2.4.3.3 Kritische Betrachtung des Kontrollkarten-Verfahrens

Gefahren bei der statistischen Behandlung von Fragestellungen [vgl. 18, S. 193], die das klinisch-chemische Laboratorium interessieren, können daher kommen, daß ungeeignete statistische Methoden angewendet oder die Ergebnisse geeigneter statistischer Verfahren nicht richtig interpretiert werden. Andererseits entstehen sie dadurch, daß zu Rate gezogene Statistiker bei mangelnder Kenntnis der medizinischen Problemstellung diese nicht genügend berücksichtigen [74, S. 143].

Bei der Anwendung einer statistischen Methode muß sie also dahin überprüft werden, ob sie für die Problemstellung überhaupt zulässig ist und welche Aussage sie liefern kann. Dies gilt besonders für die Qualitätskontrolle im Laboratorium mittels der Kontrollkarte. Deutlich muß man hier den Zeitraum beachten, auf den sich die Qualitätskontrolle bezieht. Dabei ist die laufende Kontrolle während eines Tages von der langfristigeren Kontrolle von Tag zu Tag bzw. Monat zu Monat zu unterscheiden. Während die den Analysenprozeß begleitende laufende Kontrolle die Arbeitsweise des Analysengerätes im Hinblick auf eine weitestgehende Automation überwacht, gibt die Kontrolle von Tag zu Tag bzw. von Monat zu Monat über längerfristige Veränderungen z. B. des Geräts, der Methode oder des Probenmaterials Aufschluß.

Selbstverständlich genügt es nicht, eine oder zwei Kontrollmessungen am Tag als Grundlage für eine Qualitätskontrolle von Tag zu Tag zu nehmen. Hier ist die Aussagekraft viel zu gering, da die Kontrollmessungen ja auch mit einem

3 Vgl. hierzu [45]. Die genannten Kriterien sind äußerst kritisch zu betrachten, insbesondere deswegen, ob sie auch auf die Aussage zutreffen, die man machen will. Im übrigen nennen andere Autoren unterschiedliche Bedingungen dafür, daß eine Methode außer Kontrolle sei.

nicht erkannten Fehler behaftet sein können. Bei derart unsachgemäßem Führen von Kontrollkarten wird lediglich das Gefühl einer Kontrolle suggeriert. *Aussagen aufgrund weniger Kontrollproben sind nahezu wertlos für den laufenden Laboratoriumsbetrieb,* zumal ohnehin erst nach Tagen ein eventueller Fehler im Analysenprozeß erkannt werden könnte, wobei dann noch die Aussage relativ unsicher wäre.

Ein weiteres grundsätzliches Problem bei der Qualitätskontrolle liegt in der Festsetzung bzw. Ermittlung der für die Kontrollgrenzen maßgebenden Streuung.

Für die laufende Kontrolle des Analysenprozesses während des Tages kann das von *Büttner* und *Stamm* [3; 45] vorgeschlagene Kontrollverfahren nicht befriedigen, wenn nicht eine hinreichende Anzahl von Kontrollproben hintereinander gemessen wird, um unter Berücksichtigung von Meßfehlern die Aussagesicherheit zu erhöhen. Betrachtet man die Aussagefähigkeit des Kontrollkarten-Verfahrens, so ist lediglich als positiv zu bewerten, daß hier der Ansatz zu einer umfassenden Qualitätskontrolle vorliegt.

In diesem Zusammenhang mag vor der allzu unkritischen Verwendung des Variationskoeffizienten gewarnt werden, der infolge seiner Prozentangabe die absolute Vergleichbarkeit von Meßfehlern suggeriert [vgl. 18, S. 193 ff.].

Für viele Problemstellungen bildet die *Interclass-Korrelation* ein geeigneteres Maß für Meßfehler. Sie drückt die Variation bezüglich der durch das Meßverfahren zu untersuchenden Gesamtheit als Anteil der Gesamtvariation aus:

$$\rho_I = \frac{\sigma_A^2}{\sigma_A^2 + \sigma_E^2}$$

mit σ_A^2 als Varianz zwischen den Individuen der Gesamtheit und σ_E^2 als Varianz durch Meßfehler [vgl. hierzu 23; 30]. Der Reproduzierbarkeitskoeffizient ρ_I ist identisch mit dem Korrelationskoeffizienten zwischen Meßwerten, die an demselben Individuum gewonnen werden.

2.4.3.4 Laufende Qualitätskontrolle mit der Methode der kumulierten Summen

Es ist schwierig, systematische Fehler in einem Meßprozeß aufzudecken. Ein derartiger Fehler könnte z. B. die Änderung der Charakteristik eines Meßgerätes sein. Daher sind bei der laufenden Qualitätskontrolle Verfahren anzuwenden, die solche Änderungen frühzeitig und mit hoher Sicherheit anzeigen, so daß eine häufige Neueinstellung des Analysengerätes „auf Verdacht" umgangen werden kann.

Für eine wirksame laufende Qualitätskontrolle empfiehlt sich die *kumulative Summen-Technik (CUSUM)* [vgl. 31]. Hier bildet die Steigerung der kumulier-

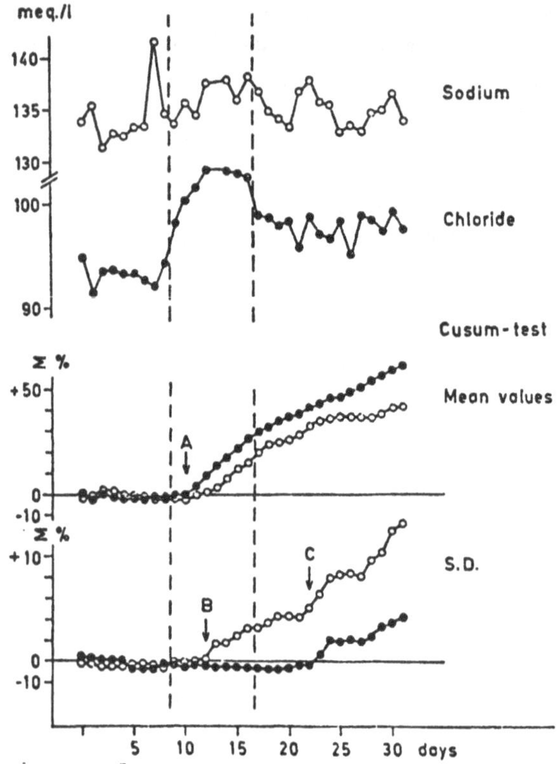

Abb. 13 Beispiel für einen CUSUM-Test [vgl. 55, S. 789]

ten Summe der Differenzen vom Meßwert zum konstanten Sollwert ein Kriterium, ob der Analysenprozeß noch *unter Kontrolle* ist (Abb. 13).

Die kumulierte Summe der Abweichungen ist:

$$\text{CUSUM} = \sum_{i=1}^{n} (y_i - k)$$

mit: y_i als angezeigtem Meßwert,
k als Konstante ($k \approx \bar{y}$) und
n als Anzahl der Messungen i.

Den arithmetischen Mittelwert $\bar{y}$ der einzelnen Meßwerte y_i der Kontrollproben erhält man aus:

$$\bar{y} = k + \frac{1}{n} \cdot \sum_{i=1}^{n} (y_i - k)$$

$$\bar{y} = \frac{1}{n} \cdot \sum_{i=1}^{n} y_i$$

Somit ist dann

$$\mathrm{CUSUM} = n(\bar{y} - k)$$

Wenn y_i normalverteilt ist um $\bar{y}$ mit der Varianz σ_y^2, so gilt:

$$y_i = N[\bar{y}, \sigma_y^2]$$

$$y_i - k = N[(\bar{y} - k), \sigma_y^2]$$

$$\sum_{i=1}^{n} (y_i - k) = N[n \cdot (\bar{y} - k), n \cdot \sigma_y^2]$$

Die t-Verteilung für die kumulierten Summen ist:

$$t = \frac{\mathrm{CUSUM} - n \cdot (\mu_y - k)}{s_y \cdot \sqrt{n}}$$

Somit erhält man das Kontrollintervall KI (CUSUM) für die kumulierten Summen:

$$\mathrm{KI}(\mathrm{CUSUM}) = n(\mu_y - k) \pm t_{\alpha/2} \cdot s_y \cdot \sqrt{n}$$

d. h., solange die kumulierte Summe innerhalb des Kontrollintervalls liegt, ist das Verfahren unter Kontrolle. Dabei ist μ_y ein schon früher ermittelter Wert von $\bar{y}$, von dem man die Abweichung berechnen will.

Dieses relativ gute Instrument einer laufenden Qualitätskontrolle zeigt recht deutlich, daß bei seiner exakten Anwendung hohe Anforderungen an Anzahl und Qualität der Kontrollproben zu stellen sind.

n_K	$\pm 1\sigma$	$\pm 2\sigma$
2	50%	75%
3	75%	80%
4	80%	95%
5	90%	98%
10	98%	99%

Tafel 8 Zusammenhang von Anzahl der Kontrollproben n_K, Aussagesicherheit (in %) und den Kontrollgrenzen für den CUSUM-Test bei t-Verteilung

So würde z. B. eine Probenfolge, in der auf 10 Patientenproben je 2 Kontrollproben folgten, lediglich eine Aussage über die Einhaltung des 2σ-Bereichs mit nur 75% machen. Für eine Aussagesicherheit von 95% benötigt man bereits 4 Kontrollproben (Tafel 8). Hierin liegt zweifelsohne eine Wirtschaftlichkeitsproblem, insbesondere wenn man fordert, daß die Kontrollproben auch noch aus probeähnlichem Material sein sollten. Vergrößert man allerdings die Abstände zwischen den Kontrollblöcken, um ein günstigeres Verhältnis von Kontrollproben zu Patientenproben zu erhalten, so läuft man Gefahr, in der Zwischenzeit Fehler nicht zu erkennen oder bei Fehlererkennung sehr viele, nämlich alle zwischen den beiden letzten Kontrollblöcken liegenden Messungen wiederholen zu müssen. Der Vorschlag, jeweils eine einzige Kontrollprobe in geringerem Abstand zwischen die Patientenproben einzusetzen, ist wegen der zu geringen Aussagekraft abzulehnen. Gleichfalls ist den verschiedenen Verfahren zur rechnerischen Eliminierung von Fehlern (z.B. Interaction, Trend usw.) skeptisch gegenüberzustehen, wenn nicht eindeutig Ursache und Wirkung der Fehler geklärt sind und auch nicht ein gesetzmäßiger Verlauf der Fehler eindeutig nachweisbar ist. Mathematische Korrekturen aufgrund von Vermutungen sind unzulässig.

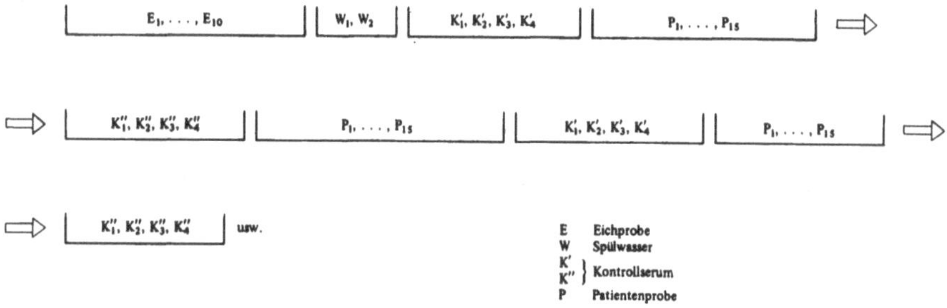

Abb. 14 Beispiel einer Probenbeschickung bei automatisierter CUSUM-Qualitätskontrolle

2.4.3.5 Probleme der Eichung von Analysengeräten

Aus den gemessenen Rohwerten (Analogwerte z.B. in mV, Skt. usw.) sind bei vielen Geräten mit Hilfe einer Bezugskurve (auch Eichkurve genannt) die jeweiligen Endwerte (Meßergebnis der Analyse z.B. in mg/100 ml, % usw.) graphisch oder rechnerisch zu ermitteln (Abb. 15).

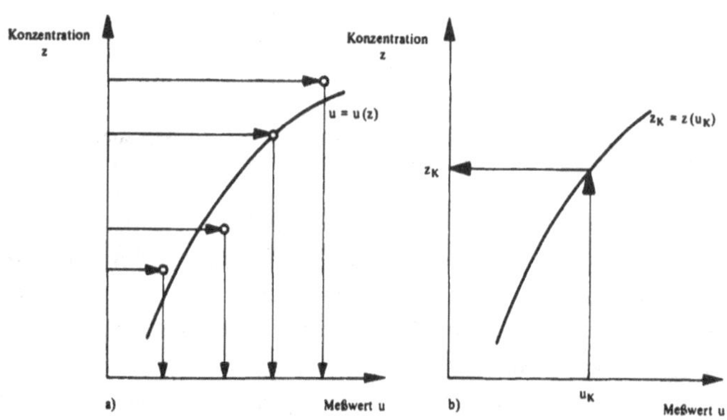

Abb. 15 Eichung von Analysengeräten und Bestimmung von Meßergebnissen [vgl. 39, S. 628]

a) Bestimmung der Bezugsfunktion u = u (z) erfolgt aus der Aufnahme von Meßwerten u bei jeweils bekannter Konzentration z

b) Mit Hilfe der Bezugsfunktion wird aus jedem gemessenen Rohwert u_K die gesuchte Konzentration z_K ermittelt

Die *Bezugskurve* gibt den Zusammenhang zwischen gemessenem Rohwert und entsprechender Analysenkonzentration wieder. Sie wird durch Analysieren von Bezugsproben bekannter Konzentration gewonnen. Zur automatisierten Berechnung des Meßergebnisses benötigt die EDV-Anlage die Gleichung der Bezugskurve. Dies kann dadurch erreicht werden, daß durch die bei verschiedenen Konzentrationen gemessenen Punkte eine Kurve gelegt wird, die die Lage der Punkte möglichst gut wiedergibt. Allerdings ist es recht problematisch zu sagen, welches die optimale Bezugskurve ist, z. B. ein möglichst exakt durch die Punkte verlaufendes *Polynom*, ein *Polygonzug* oder eine *Regressionsfunktion*.

In Anbetracht der angesprochenen Problematik sowie der weiteren Entwicklung der Laborgeräte zu „echten" Automaten ist zu fordern, daß Labormeßgeräte die Kontrolle ihrer Funktionsfähigkeit und die Steuerung ihres Meßprozesses selbsttätig als sogenannte *Stand-alone-Geräte* durchführen können. Prinzipiell sollten nur noch direkt-anzeigende Meßgeräte für einen on-line EDV-Anschluß z. B. an ein System der Mittleren-Daten-Technik (MDT) berücksichtigt werden. Dies hat den Vorteil, daß man direkt die Meßergebnisse der Analysen ohne Umrechnung über eine Bezugskurve erhält. Dadurch wird ebenfalls die Qualitätskontrolle sowie die Kontrolle der Funktionsfähigkeit des Gerätes erleichtert.

Ein Anschluß von nicht-direktanzeigenden Meßgeräten ist demnach nur in begründeten Ausnahmefällen vorzusehen. Sollte ein Anschluß solcher Geräte unumgänglich sein, so ist zu fordern, daß ein linearer Zusammenhang zwischen Konzentration und Meßwert in einem weiten Bereich gesichert und hinreichend konstant ist, oder daß ein linearer Zusammenhang durch eine geeignete Transformation (z. B. durch Logarithmieren) zu erreichen ist.

2.5 Auswirkung der Soll-Konzeption auf Wirtschaftlichkeit und Leistungsfähigkeit des Laboratoriums

Die Leistungsfähigkeit eines Laboratoriums, die weitgehend vom Personalbestand bzw. -bedarf bestimmt ist, muß immer im Zusammenhang gesehen werden

- mit der Aufgabenmenge,
- ihrer Dringlichkeit und
- den gesundheitspolitischen Zielvorstellungen.

Wie bei der Kritik des Ist-Zustandes bereits aufgezeigt wurde, kann das Hauptlaboratorium eines Krankenhauses die ihm gestellten Aufgaben bei organisatorischen Mängeln und/oder personellen Engpässen grundsätzlich nicht erfüllen. Um aber das Ziel einer qualitätsorientierten Rationalisierung für den Funktionsbereich Laboratorium zu erreichen, sind in einem phasenüberlappten Vorgehen folgende organisatorische Maßnahmen erforderlich [vgl. 74, S. 154 f.]:

1. Verstärkter Einsatz vollmechanisierter Analysensysteme mit EDV-Anschluß sowie möglichst integrierte Informationsverarbeitung bei Vorliegen der medizinischen Notwendigkeit sowie der wirtschaftlichen Vertretbarkeit *(Kosten-Nutzen-Analyse)*.
2. Weitgehende Standardisierung bei Analysenmethoden, Auswertungsverfahren und -programmen.
3. Überprüfung und gegebenenfalls Änderung der Aufbau- und Ablauforganisation.
4. Neufestsetzung des Personalbedarfs für den Funktionsbereich Laboratorium entsprechend der Aufgabenmenge sowie der Dringlichkeit bei der Erfüllung der gestellten Aufgaben.
5. Bei entsprechenden Voraussetzungen Ausbau des Laboratoriums zu einem Schwerpunktlaboratorium mit dezentralen Außenstellen für Spezialuntersuchungen oder Anschluß an bereits bestehende Schwerpunktlaboratorien.

Die Vorteile von EDV-unterstützten, vollmechanisierten Analysensystemen liegen in einer Steigerung des Analysendurchsatzes bei gleichzeitiger Senkung der Arbeitszeit, gleichbedeutend einer Verringerung der Personalkosten.

Weiterer erheblicher Nutzen einer automationsorientierten Organisation des Laboratoriums zeigt sich eindeutig in erreichbaren qualitativen Verbesserungen, wobei besonders zu beachten ist, daß die Rationalisierung nur unter der Berücksichtigung von Sicherheit und Qualitätsverbesserung in der medizinischen Datenverarbeitung erfolgen darf. Insbesondere folgende qualitative Verbesserungen lassen sich aufgrund einer funktionsadäquaten Organisation in Verbindung mit einer weitgehend automatisierten Informationsverarbeitung erreichen [vgl. 74, S. 171 f.]:

1. Erhöhte Sicherheit gegen Verwechslung von medizinischen und verwaltungstechnischen Patientendaten.
2. Verringerung der Schreibarbeit einschließlich der dabei entstehenden Schreib- bzw. Übertragungsfehler bei Ärzten, Schwestern und Laborpersonal.
3. Verbesserte Information des Arztes durch zuverlässige, schnelle, übersichtliche und vollständige Labor- und Stationsberichte mit Tages- und Wochenresultaten.
4. Möglichkeit zur Senkung der Patientenverweildauer durch beschleunigte Bereitstellung der Ergebnisse von Laboratoriumsuntersuchungen.

3. Funktionsbereich Nuklearmedizin und Strahlentherapie[1]

Die Anwendung radioaktiver Nuklide (auch Isotope, Radionuklide oder Radiopharmaka genannt) in der Medizin hat zu einem eigenständigen Aufgabenbereich, der Nuklearmedizin, geführt. Die Nuklearmedizin ist im wesentlichen ein klinisches Fach und umfaßt die Anwendung kernphysikalischer Methoden zur Diagnostik und Therapie. Dabei werden zum überwiegenden Teil radioaktive Isotope als Test- und Behandlungspräparat verwendet.

Im allgemeinen unterscheidet man drei Gruppen von nuklearmedizinischen Untersuchungsverfahren [vgl. 92, S. 7]:

1. Messungen zur Funktionsdiagnostik,
2. Messungen zur Lokalisationsdiagnostik,
3. Probenmessungen in vitro.

Diese Einteilung folgt gerätetechnischen Gesichtspunkten und ist hinsichtlich der klinischen Problemstellung nicht sehr konsequent. Es wäre daher sachlich richtiger, sich in technischer Hinsicht auf eine Zweiteilung der Methoden in

- Körpermessungen und
- Probenmessungen

zu beschränken.

Die Nukleardiagnostik benutzt die Strahlenwirkung sowohl inkorporierter als auch nicht inkorporierter Isotope vornehmlich zur Information über

- Lokalisation einer Geschwulst,
- Funktionszustand eines Organs,
- Organveränderungen,
- Stoffwechsel (selten).

Die Nucleartherapie setzt die Strahlenwirkung inkorporierter Isotope vornehmlich zur gezielten Zell- und Gewebezerstörung ein.

Außerdem übernimmt der Funktionsbereich Nuklearmedizin häufig noch die Strahlenüberwachung aller in den verschiedenen Abteilungen mit ionisierenden Strahlen arbeitenden Personen. Hinzu kommt die in gewissen Zeitabständen erforderliche Kontrolle von Geräten und Präparaten, die zur Erzeugung ionisierender Strahlen verwendet werden [vgl. 75, S. 24].

1 Dieser Abschnitt basiert zum großen Teil auf einer Organisationsstudie über den Teilbereich Nuklearmedizin eines allgemeinen Krankenhauses [vgl. 75].

Die vielfältigen Aufgaben des Funktionsbereichs Nuklearmedizin in einem Krankenhaus führen zum Anfall zahlreicher Informationen, die meist in irgendeiner Form rechnerisch zu verarbeiten sind. Fast immer sind einfache Rechnungen z. B. Abzug des Nulleffektes, Berechnung von Mittelwert und Streuung von Meßergebnissen oder Prozentrechnungen erforderlich. Relativ häufig sind auch Wahrscheinlichkeitsaussagen über das Vorliegen einer nicht zufällig bedingten Impulsdifferenz zu machen, oder es ist die Korrelation zeitlicher Aktivitätsverläufe zu prüfen. Je nach vorliegender Problemstellung sind sowohl einfache wie auch komplizierte mathematische Operationen erforderlich. Hier ist die maschinelle Datenverarbeitung nicht allein vorteilhaft, sondern oft auch unentbehrlich.

Für viele Fälle der nuklearmedizinischen Diagnostik ist es zweckmäßig, die bei Körper- oder Probenmessungen anfallenden Daten von den Meßgeräten in direkter Kopplung einem EDV-System zuzuführen. Dabei kann ein Off-line-Betrieb ausreichend und wirtschaftlicher sein als ein On-line-Betrieb. Entscheidend für den Off-line-Betrieb sind dann die Datenträger bzw. Pufferspeicher, deren Daten erst bei genügend großer Menge der EDV-Anlage im Stapel übergeben werden. Dadurch vermeidet man eine unrationelle Blockierung des EDV-Systems während der Datenübergabe. Als wichtige Beispiele für den On-line-Betrieb kann der Anschluß folgender Geräte an ein EDV-System genannt werden [vgl. 92, S. 11]:

- Szintillationszählergeräte mit Weitwinkelkollimatoren,
- Szintigraph mit schrittförmig bewegtem Detektor (Schrittscanner),
- Szintillations-Kamera,
- automatisches Probenwechsler-Meßgerät.

3.1 Ist-Zustands-Analyse der Nuklearmedizin

Eine Ist-Analyse im Fachbereich Nuklearmedizin muß folgende Tatbestände berücksichtigen [vgl. 75, S. 2 f.]:

1. Steigender Bedarf an diagnostischen und therapeutischen Leistungen sowie wachsende Zahl der praxisreifen Untersuchungs- und Behandlungsverfahren.
2. Streben nach möglichst umfassender und rationeller Nutzung der vorhandenen, hochwertigen Gerätekapazitäten.
3. Spezifische Probleme bei Erfassung und Auswertung von Ergebnissen der Messung und Behandlung mit radioaktiven Substanzen: Personal und Patienten sollen so kurz wie möglich nur geringer Strahlungseinwirkung ausgesetzt sein. Um die Strahlungsbelastung der Patienten möglichst niedrig zu halten, ist es erforderlich, nur geringe Aktivitäten zu verabreichen.

Damit erhöhen sich allerdings nicht nur die Meßzeiten, sondern vielfach ist auch ein größerer Rechenaufwand für Fehler- und Ausgleichsrechnungen in Kauf zu nehmen [vgl. 87].

4. Zunahme der Schreib- und Rechenarbeiten und der damit verbundenen Gefahr von Fehlern infolge der wachsenden Leistungsanforderungen.
5. Mangel an Fachpersonal (Ärzte und medizinisches Hilfspersonal).

Die Analyse des Funktionsbereichs Nuklearmedizin soll Entscheidungsdaten bereitstellen, damit im Rahmen einer qualitätsorientierten Rationalisierung vorwiegend folgende Ziele erreicht werden können:

- Optimale Nutzung der hochwertigen Geräte bei möglichst effektivem Personaleinsatz sowie optimaler Arbeitsdurchführung.
- Wirtschaftliche und zeitgerechte Verarbeitung diagnostischer und therapeutischer Daten und damit eine Verbesserung der Leistung für jeden Patienten.

3.1.1 Rechtsgrundlagen

Neben den für jeden medizinischen Fachbereich zu beachtenden Rechtsgrundlagen (z. B. baupolizeiliche Verordnungen, Arzneimittelgesetz usw.) sind im Bereich Nuklearmedizin außerdem insbesondere folgende spezielle Vorschriften maßgebend:

1. Medizinische Anwendung radioaktiver Stoffe, Unfallverhütungsvorschrift vom 1.7.1959 (VBG 117),
2. Gesetz über die friedliche Verwendung der Kernenergie und den Schutz gegen ihre Gefahren, Atomgesetz vom 23.12.1959 (BGBl. I, S. 814),
3. Verordnung über den Schutz vor Schäden durch ionisierende Strahlen in Schulen, Zweite Strahlenschutzverordnung vom 18.7.1964 (BGBl. I, S. 500),
4. Erste Verordnung über den Schutz vor Schäden durch Strahlen radioaktiver Stoffe, Erste Strahlenschutzverordnung vom 15.10.1965 (BGBl. I, S. 1653),
5. Verordnung über die Zulassung von Arzneimitteln, die mit ionisierenden Strahlen behandelt worden sind, vom 8.8.1967 (BGBl. I, S. 893),
6. Gesetz zu dem Europäischen Übereinkommen vom 30. September 1957 über die internationale Beförderung gefährlicher Güter auf der Straße vom 18.8.1969 (BGBl. II, S. 1489).

3.1.2 Strukturanalyse

Anders als im Laboratorium ist es schwieriger, eindeutige Grenzen zwischen den einzelnen Organisationseinheiten zu ziehen. Wenn man den Funktionsbereich Nuklearmedizin so strukturiert hat, daß er auch noch die Arbeitsbereiche Röntgendiagnostik und Strahlentherapie umfaßt, so scheitert eine eindeutige Aufgabenabgrenzung oft daran, daß sich wegen Überschneidung der Arbeitsgebiete oder aus anderen Gründen einige Ärzte und medizinische Hilfspersonen sowohl im nuklearmedizinischen als auch in den beiden anderen Arbeitsbereichen tätig sind. Daher ist von Fall zu Fall und je nach den örtlichen Gegebenheiten eine unterschiedliche Strukturierung des Funktionsbereichs Nuklearmedizin und dessen organisatorische Eingliederung innerhalb des Krankenhauses angebracht. Ein gutes Hilfsmittel zur Darstellung bestehender organisatorischer Verflechtungen in der Nuklearmedizin bietet das Funktionendiagramm (Abb. 16), ohne jedoch bereits eine Strukturierung vorzunehmen.

Funktionen	Stelleninhaber / Aktivitäten	Chefarzt	Arzt	Arzt	Physiker	MTA	MTA	MTA	Schreibkraft
Anmeldung	Terminfestlegung		X	X		X	X	X	X
	Terminplanung					X			X
Isotopenlagerhaltung	Dosisvorbereitung					X	X	X	
	Vorratshaltung				X	X	X		
	Bestellung				X	X			X
	Abfallbeseitigung				X	X			
Untersuchungsablauf Meßvorgang	Voruntersuchung	X	X	X		X	X	X	
	Applikation	X	X	X		X	X	X	
	Szintigraphie					X	X		
	Laboruntersuchungen					X	X		
	Funktionenuntersuchungen					X	X		
	Begutachtung		X	X	X	X			
Befundung	Befundbrief		X	X					X
	Befundausgabe	X	X	X					
Kanzlei	Befundversendung								X
	Archivierung						X	X	X
	Abrechnung								X

Abb. 16 Beispiel für ein Funktionendiagramm im Bereich Nuklearmedizin

Primär soll in dieser Strukturanalyse weniger auf die personelle Organisation eingegangen werden, die größtenteils in den Krankenhäusern der öffentlichen Hand nur im Rahmen der Stellenausweisung flexibel ist, als mehr auf die Organisation des Informationsflusses. Einzubeziehen sind ferner die Aufbau- und Ablauforganisation einschließlich der organisatorischen Hilfsmittel sowie die bestehende Kostenstruktur.

3.1.2.1 Datenträger

Alle im Funktionsbereich Nuklearmedizin verwendeten Datenträger (z. B. Karteikarten, Formulare usw.), auf denen die in diesem Bereich erforderlichen Informationen aufgezeichnet und aufbewahrt werden, sind bei der Ist-Analyse in entsprechenden Dokumentations-Formblättern zusammenzustellen und im einzelnen zu beschreiben.
Zwischen Datenträgern und Datenbeständen ist eine eindeutige Trennung nicht immer möglich. Teilweise sind Datenträger zugleich Datenbestände. Dies gilt besonders für die verschiedenen, in der Nuklearmedizin verwendeten Bücher (z. B. Untersuchungs-Protokollbücher, Isotopenverbrauchsbuch, Terminbuch usw.). Deshalb sind alle Datenträger, bei denen eine eindeutige Definition nicht erfolgen kann, zusätzlich als Datenbestände aufzuführen. Ist das der Fall, so muß auf den entsprechenden Formblättern dieser Tatbestand vermerkt werden. Datenträger mit nahezu gleicher Funktion, aber in unterschiedlicher Form, sind möglichst abzuschaffen. Dies kann historisch bedingt sein, andererseits kann es sich dabei auch um Datenträger von Stellen außerhalb des Krankenhauses handeln, die sich nur langfristig vereinheitlichen lassen [vgl. 75, S. 28 f.].

3.1.2.2 Datenbestände

Die einzelnen Datenträger sind in verschiedenen Dateien (z. B. Ordner, Karteien usw.) zu Datenbeständen zusammengefaßt. Die Datenbestände sind wie die Datenträger in entsprechenden Formblättern zu dokumentieren. Soweit die Datenbestände zugleich auch als Datenträger aufgefaßt werden können, ist dies entsprechend zu vermerken.
Besonders zu erwähnen ist die lange Aufbewahrungsdauer einiger Datenbestände aufgrund gesetzlicher Vorschriften. Sie beträgt für die Patientendaten und die Isotopenverbrauchsbücher 30 Jahre.

3.1.3 Ablaufanalyse

Da derzeit im Bereich der Nuklearmedizin die diagnostischen Verfahren gegenüber den therapeutischen überwiegen, konzentriert sich die Ist-Analyse daher im wesentlichen auf die diagnostischen Verfahren. Diese kann man nach dem Untersuchungsziel in drei Hauptgruppen einteilen [vgl. 75, S. 33 f.]:

1. Untersuchung des zeitlichen Verlaufs der Anreicherung und der Ausscheidung eines Isotops (Labor- und Funktionsmessungen), wobei Lang- und Kurzzeituntersuchungen vorgenommen werden können.
2. Untersuchung der räumlichen Verteilung eines Isotops in bestimmten Organen durch Aufzeichnen der Verteilung in einzelnen Projektionsebenen (Szintigraphie).
3. Mengenbestimmungen von Körperflüssigkeiten (Blutvolumen, Restharn).

Legt man den allgemein im Bereich der Nuklearmedizin verbreiteten Ablauf klinischer Untersuchungen zugrunde, so unterscheidet man in Anlehnung an die Gerätesysteme drei Gruppen nuklearmedizinischer Untersuchungsverfahren:

Funktionsuntersuchungen,
szintigraphische Untersuchungen und
Laboruntersuchungen.

Für die Dokumentation des Ist-Zustandes empfiehlt es sich, so vorzugehen, daß alle Untersuchungen mit ähnlichem Ablauf zusammengefaßt werden, unabhängig von der

- Art des verwendeten Nuklids,
- Art des untersuchten Organs,
- Art der zu erwartenden Untersuchungsergebnisse,
- Art und Anzahl weiterer für die jeweilige Untersuchung noch erforderlicher Einzeluntersuchungen.

Unabhängig von jeder Untersuchung sind weitere Arbeitsabläufe vor, neben und nach den eigentlichen nuklearmedizinischen Untersuchungen erforderlich:

- Erfassung der Patientenstammdaten sowie der Leistungsanforderungen,
- Terminfestsetzung und -planung,
- Lagerhaltung, insbesondere der Radiopharmaka,
- ärztliche Untersuchung und Befundung.

Aus diesem sachlichen Zusammenhang der Arbeitsabläufe läßt sich bereits eine zweckmäßige Gliederung der Ist-Analyse herleiten, die im einzelnen je nach Notwendigkeit noch weiter zu unterteilen ist.

Im folgenden soll beispielhaft anhand zweier wichtiger Bereiche, der *Terminplanung* sowie der *klinischen Untersuchung* eine Ablaufanalyse des Ist-Zustands aufgezeigt werden.

Terminplanung:

Meist ist im Vergleich zu anderen Bereichen eines Krankenhauses der Anteil externer (ambulanter) Patienten im Funktionsbereich Nuklearmedizin relativ hoch. Alle Untersuchungen werden fast nur nach vorheriger Anmeldung durchgeführt. Die Voranmeldung, die gleichzeitig eine Leistungsanforderung auslöst, kann erfolgen:

1. persönlich durch den Patienten (extern)
2. durch einen Beauftragten (extern)
3. schriftlich durch
   a) Überweisungsschein (extern)
   b) Anforderungsschein (intern)
4. fernmündlich durch
   a) den Patienten (extern)
   b) den frei praktizierenden Arzt (extern)
   c) das Stationspersonal (intern)

Bei der Voranmeldung sind neben der Aufnahme der persönlichen Daten des Patienten weitere Informationen einzuholen, z. B. über eine etwaige Prämedikation, über sonstige Voruntersuchungen usw. Dabei hängt die Sicherheit der Auskünfte davon ab, ob die Voranmeldung durch den Patienten, einen Beauftragten oder einen behandelnden Arzt erfolgt.

Anhand des Terminbuches und des Isotopenverbrauchsbuches kann dann ein Untersuchungstermin festgesetzt werden. Das Datum hängt dabei vom vorhandenen Isotopenvorrat, der Zahl der noch durchzuführenden Untersuchungen und gegebenenfalls vom Liefertermin des betreffenden Isotops ab [vgl. 75, S. 38 ff.].

Klinische Untersuchungen:

Die klinischen Untersuchungen (Labor-, Funktionsuntersuchungen, Szintigraphie) im Funktionsbereich Nuklearmedizin haben im wesentlichen ein gleiches Ablaufschema [75, S. 40], unabhängig ob sie am Patienten *(in vivo)* oder am Untersuchungsmaterial *(in vitro)* erfolgen (Abb. 17):

1. Erscheinen des Patienten bzw. Probenguts
2. Prüfen von Untersuchungsart und -termin
3. Prüfen aller Voraussetzungen für die Untersuchungen
   a) beim Patienten
   b) in der Abteilung
4. Vorbereiten des Patienten bzw. Probenguts für die Untersuchung
5. Durchführen der Untersuchung und Erfassen der Meßwerte
6. Verarbeiten und Ausgeben der Meßwerte
7. Weiterleiten der Meßwerte zur Befundung

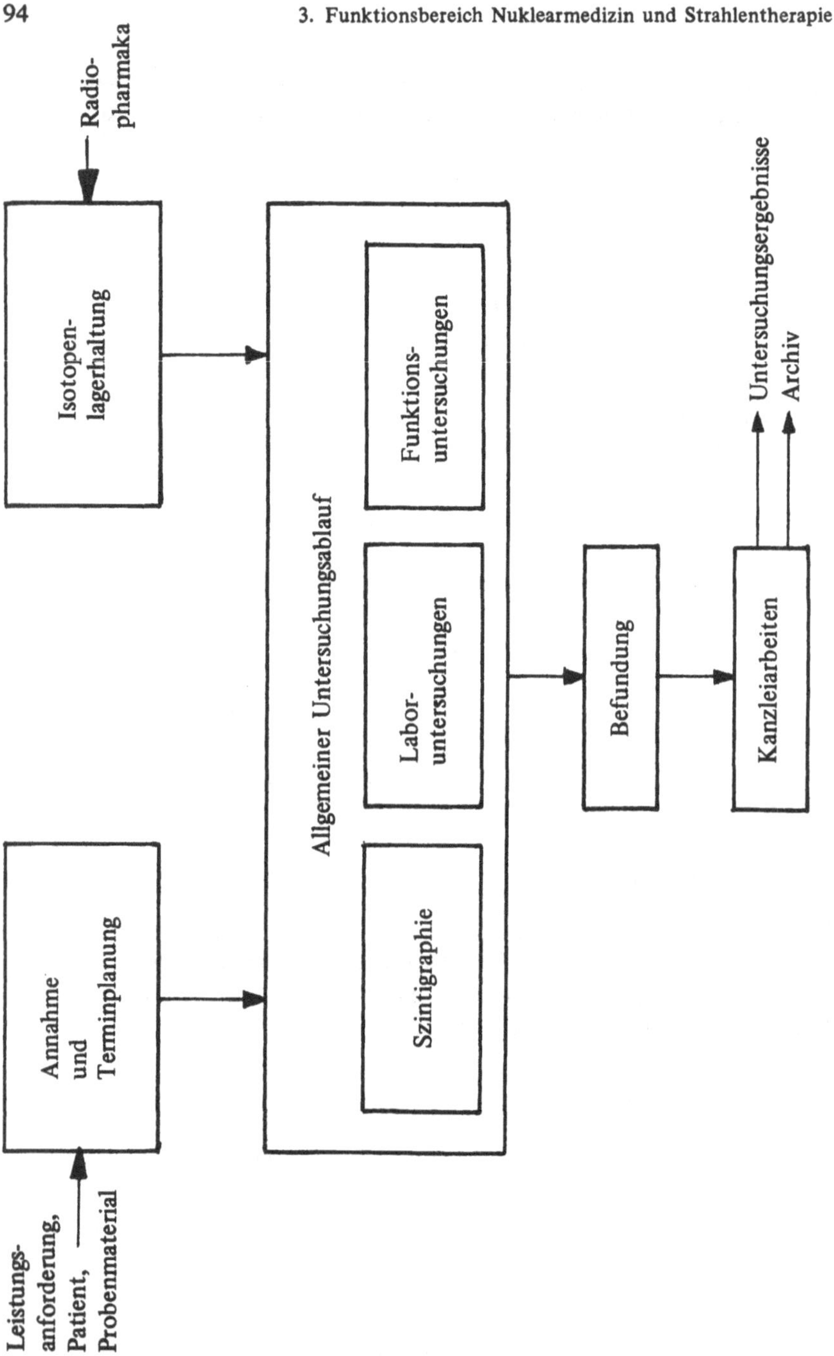

Abb. 17 Arbeitsablauf im Funktionsbereich Nuklearmedizin [vgl. 75]

Nach der Messung und rechnerischen Auswertung der Untersuchungsergebnisse erfolgt die Befundung durch den Arzt, falls die Ergebnisse aussagekräftig genug sind. Für das Diktat der Befundungen sind weitgehend standardisierte Texte eine erhebliche Arbeitserleichterung.

3.1.4 Tätigkeitsanalyse

Im Rahmen der arbeitsplatzorientierten Tätigkeitsanalyse ist zur Vorbereitung von Veränderungen in der Aufgabenverteilung und zum Zweck eines Vergleichs organisatorischer Gestaltungsalternativen je Arbeitsplatz und zusammengefaßt für den betreffenden Funktionsbereich festzustellen, wie groß der Anteil an Tätigkeiten ist, der bei einer Automatisierung der Informationsverarbeitung einem EDV-System übertragen werden kann, und wie groß der verbleibende Anteil manueller Verarbeitung ausfällt [vgl. 28, S. 189 und 33, S. 245 f.]. Im Vordergrund dieser Analyse steht die Beantwortung der Fragen, wer welche Tätigkeiten ausführt, und wieviel Zeit im einzelnen dafür benötigt wird.

Für den Funktionsbereich Nuklearmedizin fällt es schwer, Arbeitsplätze in Form einer räumlichen Konkretisierung der Vorgänge zur Aufgabenerledigung sowie der Sachmittel an einer Stelle festzulegen. Viel eher und auch zweckmäßiger ist hier die Aufgliederung in spezifische Aufgabenbereiche [vgl. 75, S. 49]:

- Aufgaben des Mediziners,
- Aufgaben des Physikers,
- Aufgaben der MTA,
- Aufgaben der Schreibkraft.

Diese Aufgabenbereiche lassen sich in eine Reihe von Einzelfunktionen aufgliedern (Abb. 16).

Der Zeitbedarf je Tätigkeit und Mitarbeiter, der auch für die Automatisierungs-*fähigkeit* und Automatisierungs*würdigkeit* wichtige Hinweise liefern kann, läßt sich grundsätzlich mit Hilfe von Zeitaufnahmen, durch Auswertung von Arbeitstagebüchern oder Tätigkeitsberichten sowie mit Multimoment-Aufnahmen und anderen Verfahren (z. B. Schätzen) ermitteln. Werden die so gewonnenen Daten für den Fachbereich Nuklearmedizin nach Tätigkeiten bzw. Aufgabenbereichen in übersichtlicher Form ausgewertet [vgl. 14, S. 24 ff.], so erkennt man nicht nur den Anteil automatisierungsfähiger Arbeiten, sondern auch organisatorische Mängel (z. B. Doppelarbeit), die bei der Umstrukturierung der Informationsverarbeitung auszuschalten sind [vgl. 28, S. 189].

Insgesamt ist zu bemerken, daß infolge der sich teilweise überschneidenden Tätigkeitsbereiche eine klare Trennung nach Arbeitsgebieten nicht immer wünschenswert ist. Nicht zuletzt ist eine möglichst breite Kenntnis im Funktionsbereich Nuklearmedizin von Vorteil, die allerdings auch oft erst in diesem Bereich sowohl von den Ärzten als auch dem sonstigen Hilfspersonal erworben werden muß. Da die Ausbildung des Hilfspersonals weitgehend einer qualifizierten Person obliegt, ist besonders hier für eine möglichst große Entlastung von Routinetätigkeiten zugunsten qualifizierter Arbeiten zu sorgen.

3.1.5 Informationsanalyse

Die Informationsanalyse kann bedarfsorientiert oder speziell entscheidungsorientiert sein. Während die entscheidungsorientierte Informationsanalyse dazu dient, den für Entscheidungsprozesse durch leitende Mitarbeiter erforderlichen Informationsbedarf zu untersuchen, ist die bedarfsorientierte Informationsanalyse weiter gefaßt. Sie untersucht:

1. Art, Ort und Zeitpunkt des Informationsbedarfs
2. Art, Ort und Zeitpunkt der Informationsentstehung
3. Art, Ort und Zeitpunkt der Informationsaufbereitung, -verdichtung und -weiterleitung
4. Zweck der Informationsaufzeichnung
5. Art, Ort und Zeitpunkt der Informationsverwendung
6. Art, Ort und Zeitraum der Archivierung

Die Informationsbeziehungen innerhalb des Funktionsbereichs Nuklearmedizin ergeben sich weitgehend schon aus der Aufgabe dieses Bereichs (Abb. 18). Da nämlich am Patienten bzw. an dessen Probenmaterial durch nuklearmedizinische Verfahren Aussagen über Zustand oder Funktionsfähigkeit bestimmter Organe gemacht werden sollen, verläuft der wichtigste Informationsstrom parallel zum Durchlauf des Patienten bzw. des Probenmaterials. Dies sei im folgenden in enger Anlehnung an eine in der Praxis durchgeführte Informationsanalyse aufgezeigt [vgl. 75, S. 52 ff.].

Mit der Anmeldung des Patienten bzw. des Probenmaterials sind an Informationen aufzunehmen:

- die erforderliche Untersuchung und damit das einzusetzende Isotop,
- die Identifikation des Patienten bzw. Probenmaterials,
- die Identifikation der für die Untersuchung kostenpflichtigen Stelle (Krankenkasse usw.),
- die Identifikation der den Patienten bzw. das Probenmaterial einweisenden Stelle (Station, Arzt usw.).

Die Anmeldung des Patienten löst den Vorgang der Festlegung eines Untersuchungstermins aus. Hierzu sind dann aus den entsprechenden Quellen folgende Informationen zu entnehmen:

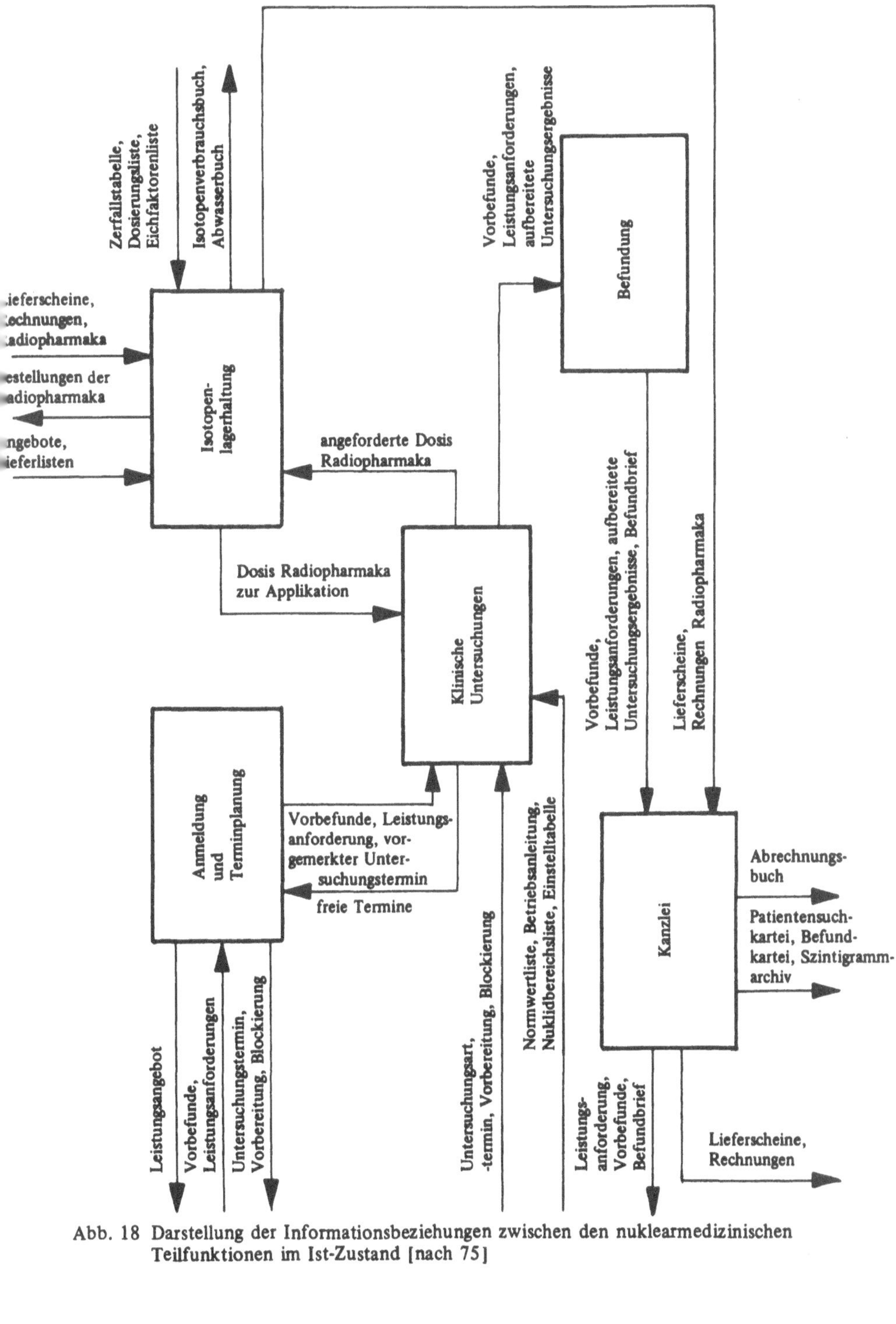

Abb. 18 Darstellung der Informationsbeziehungen zwischen den nuklearmedizinischen Teilfunktionen im Ist-Zustand [nach 75]

- freier Termin aus Terminbuch,
- Vorhandensein der erforderlichen Menge des einzusetzenden Radionuklids aus Isotopenverbrauchsbuch,
- etwaige zu beachtenden Blockierungen und Vorbereitungsvorschriften aus Blockierungs- und Vorbereitungsliste sowie aus Mitteilungen des Patienten oder der anfordernden Stelle.

Danach wird

1. ein Termin festgelegt,
2. im Terminbuch eingetragen,
3. dieser Termin dem Patienten oder der anfordernden Stelle mitgeteilt und
4. die erforderliche Menge des Radionuklids für den Untersuchungstermin reserviert.

Bei diesem Vorgehen ist zu beachten:

- frühestmöglicher Untersuchungstermin,
- Anlieferung der Radionuklide wegen ihres spontanen Zerfalls so kurz wie möglich vor der Untersuchung,
- günstige zeitliche Zuordnung zu anderen gleichartigen Untersuchungen,
- optimale Auslastung der nuklearmedizinischen Geräte (zumal eine Vielzahl verschiedener Untersuchungen mit unterschiedlichen Nukliden am selben Gerät erfolgt),
- optimale Personaleinsatzplanung.

Erscheint der Patient bzw. das Probenmaterial zur Untersuchung, so sind nochmals alle wichtigen Angaben zu prüfen. Ebenso ist das Radionuklid rechtzeitig vor der Untersuchung vorzubereiten. Die Arbeitsplanung in der Isotopenmeßstelle muß mit der Untersuchungsplanung durch entsprechenden Informationsaustausch eng verknüpft sein. Dadurch lassen sich Wartezeiten für die Patienten und Leerzeiten für die Untersuchungsgeräte verringern.

Meßwerterfassung und nachfolgende Auswertung sind abhängig von Gerät und Untersuchungsart unterschiedlich umfangreich. Die erzielbare Genauigkeit und Reproduzierbarkeit der Messungen wird zwar als hinreichend angesehen, eine erhöhte Aussagemöglichkeit aufgrund statistischer Auswertungen sowie dadurch bedingt verlängerte Meßzeiten sind aber auf jeden Fall wünschenswert. Rechenfehler aufgrund der manuellen Auswertung sind nicht auszuschließen. Jedoch kann der Arzt bei unerwarteten oder zweifelhaften Ergebnissen eine Wiederholung der Untersuchung anfordern.
Laboruntersuchungen von Probenmaterial erfolgen einzeln in vorher festgelegter Reihenfolge. Die Gefahr von Probenverwechslungen ist bei sorgfältiger Arbeitsweise zwar gering, kann aber nicht völlig ausgeschlossen werden.

Alle Untersuchungsergebnisse liegen entweder direkt als Meßwertaufzeichnungen oder in Form manueller Auswertungen vor. Anschließend kann die Befundung erfolgen. Nachdem die Kanzlei die Befundung geschrieben hat und nach Unterzeichnung durch den Chefarzt sind die restlichen Arbeiten zu erledigen:

1. Versand von Befund einschließlich der Vorbefunde,
2. Archivierung der Untersuchungsunterlagen,
3. Bearbeitung und Weiterleitung der Abrechnungsunterlagen.

Aufnahme, Verarbeitung, Registrierung und Weitergabe von Informationen erfolgt im Ist-Zustand eines Funktionsbereichs Nuklearmedizin, der ohne ein EDV-System ausgerüstet ist, durchweg mit konventionellen Mitteln. Ein einigermaßen reibungsloser Ablauf ist daher nur mit einem gewissen Maß an Improvisation möglich. Auch können die sich im Lauf der Zeit ansammelnden Untersuchungsergebnisse kaum wegen ihres Umfangs manuell für statistische Zwecke ausgewertet werden. Die Untersuchungsergebnisse selbst entsprechen daher in ihrer Zuverlässigkeit nur den personellen, maschinellen und zeitlichen Möglichkeiten der konventionellen Informationsverarbeitung [vgl. 75, S. 58].

3.1.6 Anfallendes Informationsvolumen

Zur Verbesserung der Informationsverarbeitung, insbesondere zur Abschätzung des Speicherbedarfs eines künftig einzurichtenden EDV-Systems benötigt man Angaben über die Summe aller Einzelinformationen sowie deren Art, die Menge pro Zeiteinheit und über die jeweilige Länge der Information (Anzahl der Zeichen). Die Summe der Einzelinformationen hängt hauptsächlich von der Zahl der klinischen Untersuchungen ab. Zur übersichtlichen Darstellung des Informationsvolumens dient eine entsprechende Tabelle, in der alle Informationen mit ihrer Verarbeitungshäufigkeit und Zeichenzahl aufgezeichnet und ihrem Auftreten nach den Funktionen des Funktionsbereichs zugeordnet sind (Abb. 19).

Bei der Auswertung einer Informationstabelle ist zu beachten, daß die Informationen nur selten gleichmäßig anfallen, sondern meist mit bestimmten täglichen, wöchentlichen und monatlichen Schwerpunkten.

Zu den im Funktionsbereich allgemein vorhandenen Stammdaten, das sind Daten, die längere Zeit unverändert bleiben, gehören:

1. Personenidentifikationen, die auch als Probenidentifikationen verwendet werden können (I-Zahl),
2. Dosierung und sonstige Voraussetzungen (z. B. Blockierung) für jede Untersuchungsart,
3. Gerätekennzahlen und Geräteeinstellungen für die verschiedenen Untersuchungen.

Bezeichnung der Informationen bzw. Datei ⇩ / Funktion ⇨	Anzahl	Zeiteinheit	Länge (Zeichen)	Anmeldung und Terminplanung	Isotopenlagerhaltung	Untersuchungsablauf	Szintigraphie	Laboruntersuchungen	Funktionsuntersuchg.	Befundung	Kanzlei
Leistungs-anforderungen											
Vorbefunde											
Vorbereitung, Blockierung											
Unter-suchungs-termine											
Terminbuch											
Vorbereitungs-Blockierungs-liste											
Normwert-liste											
• • • usw.											

Abb. 19: Beispiel für eine Informationstabelle

Zu den sich häufig oder laufend ändernden Daten, die in Dateien zusammengefaßt sind, gehören u. a. die Lagerbestandsmengen aller verwendeten Materialien, insbesondere der Radiopharmaka. Letztere ändern sich auch dann, wenn keine Teilmengen zu Untersuchungszwecken entnommen werden, und zwar infolge ihres radioaktiven Zerfalls [75, S. 59 f.].

Die Häufigkeit der Informationsverarbeitung resultiert im wesentlichen aus der Gesamtzahl der Leistungsanforderungen für die einzelnen Untersuchungen, wobei man davon ausgehen kann, daß jede Datenbewegung nur einmal je

Arbeitsgang vorkommt. Um die vorhandenen personellen und maschinellen Kapazitäten optimal zu nutzen, legt ein Wochenplan in Abstimmung mit den entsprechenden Gerätekapazitäten die zeitliche Ausdehnung der einzelnen Untersuchungen fest. Dadurch sollen Arbeitsspitzen und Spitzen im Anfall zu bearbeitender Informationen vermieden werden [75, S. 61].

Jede Untersuchung erfordert einen unterschiedlichen Zeitaufwand, der u. a. auch abhängig vom einzelnen Patienten ist. Die Durchschnittswerte für die Dauer einzelner Untersuchungsarten und die dazugehörenden Meßzeiten sind in entsprechenden Tabellen zusammenzustellen, wobei sich der zu erwartende Meßdatenanfall pro Untersuchung aus den Inpulsraten für die jeweiligen Untersuchungen ergibt.

Die Analyse des Informationsvolumens gibt von der technischen Seite her Auskunft zur Beurteilung von Automatisierungsfähigkeit und Automatisierungswürdigkeit der Arbeitsabläufe im Funktionsbereich Nuklearmedizin. Parallel dazu ist aber auch die Personalkapazität zu analysieren, um später bei der Erstellung der Soll-Konzeption nicht am vorhandenen oder nicht vorhandenen Personal vorbeizuplanen.

3.1.7 Kostenstruktur im Ist-Zustand

Die Kosten[2] im Funktionsbereich Nuklearmedizin lassen sich in gleicher Weise wie für den Funktionsbereich Laboratorium beschrieben in entsprechenden Dokumentations-Formblättern erfassen. Auch für die Nuklearmedizin empfiehlt sich die Gliederung der Kostenarten in:

1. Personalkosten
2. Gerätekosten
3. Materialkosten
4. Sonstige Kosten

Kostenstellen sind die Stellen, an denen Kosten entstehen. Dies gilt nicht nur für ein Wirtschaftsunternehmen, sondern auch für das Krankenhaus. Die Kostenstellen müssen nicht mit den einzelnen Abteilungen eines Krankenhauses identisch sein, sondern können wie die Kostenarten nach Bedarf gebildet werden.

Beispielsweise kann man die einzelnen Funktionen des Bereichs Nuklearmedizin als Kostenstellen betrachten [75, S. 72]:

1. Anmeldung und Terminplanung
2. Isotopenlagerhaltung
3. Szintigraphie
4. Laboruntersuchungen
5. Funktionsuntersuchungen
6. Befundung
7. Kanzleiarbeiten

2 Die allgemeinen Bemerkungen zur Kostenstruktur im Bereich Laboratorium sowie das Problem der Schlüsselung gelten analog auch für den Bereich Nuklearmedizin, vgl. 2.1.3.

Ferner lassen sich die Kosten auch den Leistungseinheiten, die dann die Kostenträger darstellen, zuordnen. Die Leistungseinheiten im Funktionsbereich Nuklearmedizin sind die jeweiligen Dienstleistungen in Form der Einzeluntersuchungen. Jedoch läßt sich nur ein geringer Teil der Kosten direkt den Kostenträgern zuordnen. Daher ist der übrige Teil mit Hilfe proportionaler Schlüsselgrößen indirekt zu verteilen. Als Beispiel für Kostenträger in der Nuklearmedizin sei folgende Aufzählung genannt [75, S. 72 f.]:

1. Hirnszintigramm
2. Speicheldrüsenszintigramm
3. Schilddrüsenszintigramm
4. Lungenszintigramm
5. Magenszintigramm
6. Nierenszintigramm
7. Leberszintigramm
8. Milzszintigramm
9. Pankreasszintigramm
10. Knochenszintigramm
11. Tumorszintigramm
12. Lymphknotenszintigramm
13. Placentadarstellung
14. Radiojodtest
15. Isotopen-Nephrogramm
16. Erythrozytenüberlebenszeit
17. Eisenkinetik
18. Blutvolumenbestimmung
19. Schillingtest
20. T3/T4-Test

3.2 Problemanalyse durch Kritik am Ist-Zustand im Bereich Nuklearmedizin

Die Problemanalyse als letzte Phase der Ist-Analyse basiert auf den Daten der Ist-Zustandsaufnahme. Sie soll auch für den Funktionsbereich Nuklearmedizin dem Vorgehen der Ist-Aufnahme folgen und versuchen, die bestehenden Schwachstellen in der Organisation, insbesondere der Informationsverarbeitung aufzuzeigen. Dies erfolgt zweckmäßigerweise durch Kritik an den vorliegenden Strukturen, Abläufen und sonstigen Gegebenheiten.

3.2.1 Aufgabenerfüllung am Arbeitsplatz

Wie die Strukturanalyse (vgl. 3.1.2) zeigt, sind bestimmte Arbeitsplätze im Funktionsbereich Nuklearmedizin nur schwer abgrenzbar. Deshalb werden dort im allgemeinen nur die Funktionen und Aktivitäten den jeweiligen Stelleninhabern zugeordnet. Unabhängig von einer EDV-Einführung ist zu prüfen, ob sich bereits durch eine klare Festlegung der Aufgaben für jeden Mitarbeiter Leistungssteigerungen erreichen lassen. Dazu sind besonders im Bereich der Gerätebedienung und -überwachung jeder Arbeitsperson bestimmte Geräte bzw.

Arbeitsprozesse zuzuordnen. Dies erhöht nicht zuletzt auch die Transparenz von Zuständigkeit und Verantwortlichkeit. Im Interesse aller Mitarbeiter ist ein turnusmäßiger Wechsel der Zuständigkeitsbereiche vorzusehen, wodurch ohne Beeinträchtigung des Informationsstandes des einzelnen Mitarbeiters eine bessere Kontinuität der Arbeitsabläufe erreicht wird [vgl. 75, S. 83].

Da sich bei der Einführung der EDV ohnehin die Formen der Arbeitsteilung ändern werden, sind die einzelnen Arbeitsprozesse bzw. ist die Geräteeinteilung so auf die einzelnen Mitarbeiter vorzunehmen, daß in modularer Form die einzelnen Arbeitsbereiche in vollem Umfang und ohne Beeinträchtigung anderer Arbeitsabläufe automatisiert werden können. Nach einer phasenüberlappten EDV-Umstellung ist eine Steigerung in Qualität der Arbeit und an Zahl der Untersuchungen bei relativer Minderbeanspruchung der Personalkapazität zu erwarten, da insbesondere Routinearbeiten leicht automatisiert werden können.

3.2.2 Organisationsstruktur, Geräte und Organisationshilfsmittel

Die Problemanalyse zeigt, daß sich die verwendeten organisatorischen Hilfsmittel zum Teil bereits ohne Änderung der konventionellen Informationsverarbeitung meist verbessern lassen. Zu beachten ist dabei, daß die Datenträger keine unnötige Schreibarbeit erfordern. Auch ist eine Vereinheitlichung bei Vorhandensein unterschiedlicher Datenträger dringend geboten. Derartige Aufgaben sind jedoch nicht isoliert in Angriff zu nehmen, da bei einem zu erwartenden EDV-Einsatz zwangsläufig eine neue Organisationsstrukturierung erforderlich wird. In diesem Zusammenhang ist auch der Einsatzbereich vorhandener und weiterer Büromaschinen zu diskutieren.

Als wesentlicher Engpaß im Bereich Nuklearmedizin ist die Befundschreibung zu erkennen, wenn keine Abhilfe durch Schreibautomaten geschaffen ist, die bei weitgehender Standardisierung des Befundtextes diese Arbeiten wesentlich erleichtern.
Ferner ist bei konventionellen Aktenablagen allein das Volumen der abzulegenden und aufzubewahrenden Dokumente ein Grund für die Mikroverfilmung. Dies würde außerdem für die Archivierung der Untersuchungsunterlagen bedeuten, daß nur noch eine Datei erforderlich ist, daß alle Unterlagen auf ein einheitliches Format gebracht würden und dadurch insgesamt eine wesentliche Verkürzung der Zugriffszeit zu einzelnen Dokumenten, selbst bei manueller Handhabung, zu erwarten ist. Da bereits die COM[3]- und CIM[4]-Techniken im

3 Computer Output on Microfilm.
4 Computer Input from Microfilm.

Zusammenwirken mit EDV-Systemen große Fortschritte gemacht haben, bietet sich gerade im Bereich Nuklearmedizin bei der Neuorganisation einer Röntgenbildablage eine Mikroverfilmung an [vgl. 75, S. 74 f.].

Bei den nuklearmedizinischen Geräten ist die Frage zu untersuchen, inwieweit die Geräte den an sie gestellten Anforderungen gerecht werden und dem neuzeitlichen Stand der Technik entsprechen, wie groß ihre Kapazitätsauslastung ist, und welche Voraussetzungen die Geräte für einen EDV-Anschluß mitbringen. Von der technischen Seite her gesehen sollten die Geräte zumindest folgende Forderungen [75, S. 77] erfüllen:

1. Die Geräte zur Probenuntersuchung sind mit einem Probenwechsler ausgestattet, der eine eindeutige Probenidentifikation ermöglicht.

2. Der Scanner ist mit zwei Meßsonden ausgestattet, die einzeln oder gemeinsam benutzt werden können.

3. Der Funktionsmeßplatz ist mit drei Meßsonden ausgestattet und erlaubt die gleichzeitige Untersuchung an drei Meßstellen.

Bei der Neuanschaffung von Geräten ist darauf zu achten, daß ein EDV-Anschluß ohne größere Schwierigkeiten erfolgen kann. Ferner sollte durch die Auswahl neuer Geräte die Entscheidung für Zusatz- oder Anschlußeinheiten (z. B. Koppelelektronik, EDV-Anlage usw.) nicht beeinflußt werden. Eine neue Gerätekonfiguration sowie ihre Eingliederung in den Arbeitsprozeß des Funktionsbereichs sollte mit dem Ziel eines On-line-Betriebes vorgenommen werden, um damit den steigenden Anfall nuklearmedizinischer Untersuchungen qualitativ wie quantitativ zu bewältigen. Des weiteren sind nur derart flexible Geräte in der Planung zu berücksichtigen, die auch die Durchführung weiterer und weiterentwickelter nuklearmedizinischer Untersuchungsmethoden erlauben.

3.2.3 Ablauforganisation

Stellt sich bei der Kritik der Ablauforganisation heraus, daß viele Engpässe in der Durchführung von Untersuchungen bestehen, so kann dies sowohl eine Folge ausgeschöpfter Gerätekapazitäten sein als auch eine Folge mangelhafter Ablauforganisation. Bei dieser Problemkonstellation werden in jedem Fall bei unveränderter Struktur und voraussichtlich weiter wachsenden Untersuchungszahlen die Leistungen für den einzelnen Patienten sinken. Als weitere Konsequenz ist dann auf Zusatzmessungen bzw. Wiederholungen von zweifelhaften Ergebnissen zunehmend zu verzichten. Ebenso wird sich auch eine Erprobung und Einführung weiterer diagnostischer Methoden als schwieriger erweisen. Dies alles liegt aber zunächst weniger an einer zu geringen Personalausstattung.

Es ist vielmehr dafür zu sorgen, daß die Arbeitsabläufe für den einzelnen Mitarbeiter optimal gestaltet werden und daß möglichst viele, vor allem administrative Routinetätigkeiten automatisiert werden. Besonderes Augenmerk ist in diesem Zusammenhang auch einer integrierten Informationsverarbeitung zu schenken, um gerade bei einem so parallel zum Arbeitsablauf fließenden Informationsstrom wie im Bereich der Nuklearmedizin doppelte Erhebung, Verarbeitung und Speicherung einmal erfaßter Daten zu vermeiden.

Sollte eine EDV-Anlage zur verbesserten diagnostischen Aussage über nuklearmedizinische Untersuchungen, zur optimalen Nutzung vorhandener bzw. noch anzuschaffender Geräte und zur Entlastung des qualifizierten Personals von Routinearbeiten eingesetzt werden, so müssen bestimmte Voraussetzungen erfüllt sein. Wichtig ist insbesondere eine gute, straffe Organisation des Arbeitsablaufes von der Aufnahme eines Patienten bzw. der Anforderung des Probenmaterials bis zur Auswertung und Befundung des Untersuchungsergebnisses [75, S. 79].

Speichert man in einer EDV-Anlage die Erfahrungswerte über die Dauer der einzelnen Untersuchungen, so kann der Computer bei entsprechender Programmierung die Terminfestsetzung und Terminplanung vornehmen. Entsprechende Optimierungsprogramme würden dann gleichzeitig zu einer erhöhten Kapazitätsauslastung führen. Die EDV ist ferner für alle schreib- und rechenintensiven Tätigkeiten einzusetzen wie zur Bestandsführung im Isotopenlager, zur automatischen Verfallsprüfung der Radiopharmaka, zur täglichen Erstellung der Dosierungslisten usw.

Die Hauptaufgabe der EDV in der Nuklearmedizin liegt aber in der direkten *(on-line)* Übernahme der Meßwerte von den nuklearmedizinischen Geräten. Hierdurch erspart man in erheblichem Umfang manuelle Schreib-, Rechen- und Auswertearbeit, wobei außerhalb der Normwerte liegende Ergebnisse besonders hervorgehoben werden können. Eine qualitative Verbesserung der Ergebnisse im Zusammenhang mit einem EDV-Einsatz ist nicht allein aufgrund verringerter Schreib- und Rechenfehler zu erwarten, vielmehr erlauben rechnergesteuerte Kontrollen sowie die Bildung statistischer Parameter eine exaktere Aussage.

Auf die Verbesserung des Arbeitsablaufs bei der Befundung durch Schreibautomaten und die Möglichkeiten einer Mikrofilm-Ablage ist bereits eingegangen worden (vgl. 3.2.2). Insgesamt läßt sich feststellen, daß bei durch die Automatisierung von Meß-, Auswerte-, Schreib- und Rechenarbeiten veränderten Arbeitsabläufen nicht nur eine qualitative Verbesserung der Untersuchungsergebnisse zu erwarten ist, sondern außerdem eine Freisetzung von Personalkapazitäten für qualifiziertere Tätigkeiten sowie eine optimale Auslastung der Gerätekapazität erreicht werden kann.

3.2.4 Informationsstruktur

Eine optimale Informationsstruktur hat unter Beachtung einer wirtschaftlichen Mittelverwendung folgende Forderungen [vgl. 75, S. 84] zu erfüllen:

1. Der eine Untersuchung anfordernde Arzt hat schnell und genau Auskunft über den Zustand und die Funktion des untersuchten Organs zu erhalten.
2. Dem Arzt haben schnell die möglichst exakt ermittelten Meßergebnisse zur Befundung vorzuliegen.
3. Die ärztlichen Hilfspersonen erhalten schnell und vollständig die für eine Untersuchung notwendigen Informationen.
4. Alle übrigen Informationen müssen vollständig, präzise und termingerecht vorliegen.
5. Ein integrierter Informationsfluß zu anderen Funktionsbereichen besteht.

Soweit es sich um Informationen allgemeiner Art handelt, bestehen in relativ kleinen Funktionsbereichen mit ihren weitgehend informellen Kommunikationsstrukturen kaum Schwierigkeiten beim Informationsfluß. Darauf beruht wohl auch das relativ gute Gelingen der häufig improvisatorischen Festlegung und Durchführung klinischer Untersuchungen. Durch die vielfach fehlende Planung von Untersuchungen ist dann allerdings auch nicht immer sichergestellt, daß die vorhandenen Kapazitäten optimal genutzt werden [vgl. 75, S. 85]. Folgen dieser mangelhaften oder nicht vorhandenen Planung sind fehlende Informationen für die Vorbereitung und Durchführung von Untersuchungen. Diese Informationslücke trägt nicht allein im Funktionsbereich Nuklearmedizin dazu bei, daß sich die Wirtschaftlichkeit des Einsatzes der vorhandenen Einrichtungen verringert und daß unnötige Spitzenbelastungen bei Personal und Einrichtungen entstehen. Durch Beseitigung dieser Schwachstelle besteht die Möglichkeit, einen wesentlichen Teil des gerade in medizinischen Bereichen beklagten Personalmangels abzubauen. Hierzu bedarf es verbesserter Arbeitsabläufe und Informationsstrukturen sowie einer verstärkten Durchführungsplanung.

Ohne Zweifel sind die dem Arzt zur Befundung vorliegenden nuklearmedizinischen Ergebnisse nur selten optimal. Denn gerade die manuell weiterzuverarbeitenden Meßergebnisse erfahren aus Zeitgründen nur die notwendigste Auswertung, wodurch wichtige Randinformationen verloren gehen können. Ferner begünstigt ein Ansteigen von Untersuchungen Auswertungs- und Rechenfehler sowie Verwechselungen. Dies bedingt eine vermehrte Anzahl von Wiederholungsuntersuchungen infolge zweifelhafter Ergebnisse. Hier lassen sich durch den Einsatz eines EDV-Systems Erfolge erzielen, insbesondere was Genauigkeit und Zuverlässigkeit der Ergebnisse, aber auch die verkürzten Bearbeitungszeiten betrifft.

3.3 Soll-Konzeption zur Informationsverarbeitung im Funktionsbereich Nuklearmedizin

Die Soll-Konzeption einer wirksamen Informationsverarbeitung in der Nuklearmedizin wird aus den Ergebnissen der Ist-Analyse abgeleitet und im eigentlichen geprägt durch die bedarfsorientierte Informationsanalyse sowie durch die Kritik am Ist-Zustand in der Problemanalyse. Für wesentliche Bereiche der Nuklearmedizin und Strahlentherapie stehen weder die Automatisierbarkeit noch ihre Vorteile in Zweifel. Die für eine Entscheidungsgrundlage und weitere Vorgehensweise zu erarbeitende Soll-Konzeption hat demnach folgende Faktoren zu berücksichtigen:

1. medizinische Faktoren

a) schnelle, zuverlässige und vergleichbare Meßergebnisse
b) Ausschöpfung der bestehenden Diagnose- und Therapieverfahren
c) Verminderung von Wiederholungsuntersuchungen sowie der Strahlenbelastung
d) Berücksichtigung der künftigen nuklearmedizinischen Entwicklung

2. technische Faktoren:

a) EDV-gerechte Schnittstellen
b) optimale Geräte- und EDV-Konfiguration
c) modularer und kompatibler Geräteaufbau
d) Vermeidung technischer Umstellungsschwierigkeiten
e) Berücksichtigung des technischen Fortschritts

3. informationelle Faktoren:

a) Erhöhung des Informationsgehalts
b) optimaler Informationsfluß
c) weitgehende Automatisierung bei Routineentscheidungen
d) Beachtung des Integrationsprinzips
e) modularer und übertragbarer Programmaufbau

4. wirtschaftlich-organisatorische Faktoren:

a) Erarbeitung von Reorganisationsmaßnahmen

b) optimale Kapazitätsauslastung von Personal, Geräten und EDV-Anlage durch Anwendung neuzeitlicher Planungstechniken
c) Ausgleich von Beschäftigungsschwankungen
d) Verminderung von Wartezeiten für Patienten
e) Vermeidung personeller Umstellungschwierigkeiten
f) Kosten-Nutzen-Analysen als Vergleichsgrundlage bei Systemauswahl

5. administrative Faktoren:

a) Anordnung der vorgeschlagenen Reorganisationsmaßnahmen
b) Prüfung der Mittelverwendung
c) Prüfung der Zielerreichung

3.3.1 Soll-Ablauforganisation

Zur Festlegung der organisatorischen und informationellen Abläufe kann man die einzelnen Funktionen

- Anmeldung und Terminplanung,
- Isotopenlagerhaltung,
- klinische Untersuchungen,
- Befundung und Fertigstellung

als Einheit betrachten [vgl. 75, S. 90 f.]. Dafür sind dann funktionsorientierte Grob-Ablaufpläne zu erstellen. Aus ihnen wird neben den Arbeitsabläufen auch der Informationsfluß im Soll-Zustand sichtbar.

Bei der Aufstellung der Soll-Rahmenkonzeption ist zu beachten, daß die Realisierung eines neuen Systems zweckmäßigerweise mehrstufig erfolgt, wobei von einer übergreifenden Gesamtplanung, die sogar über das jeweilige Krankenhaus hinaus gehen sollte, auszugehen ist.

3.3.1.1 Anmeldung und Terminplanung

Mit der Anmeldung eines Patienten werden alle für die Untersuchung erforderlichen Daten erhoben. Die Terminplanung erfolgt in Abstimmung mit den untersuchenden Ärzten durch ein EDV-System, das dabei eine etwaige Prämedikation oder Blockierung berücksichtigt. Gleichzeitig ermittelt das EDV-System den Bedarf an Radiopharmaka für die angeordnete Behandlung.

Folgende Soll-Vorstellungen sind für die Funktion *Anmeldung und Terminplanung* weiterhin zu berücksichtigen [75, S. 92 f.]:

1. Die Anmeldung aller, auch der ambulanten Patienten erfolgt zentral für das gesamte Krankenhaus über ein Aufnahme-Terminal.

2. Zusammen mit der Anmeldung wickelt ein EDV-System für alle ambulanten Patienten Leistungsanforderung und Terminfestlegung ab.
3. Die Leistungsanforderung aller stationären Patienten erfolgt von den Stationen aus. Das EDV-System ermittelt den Untersuchungstermin und teilt ihn den beteiligten Stellen mit.
4. Das EDV-System übernimmt die Belegungsplanung der Geräte sowie die Reservierung von Radiopharmaka aufgrund der Leistungsanforderung.
5. Bei dringenden Fällen sowie unvorhergesehenen Spitzenbelastungen stellt das EDV-System nach vorgegebenen Optimierungskriterien einen neuen Termin- und Belegungsplan auf.

3.3.1.2 Isotopenlagerhaltung

Die Forderungen nach einer bedarfsgerechten Lagerhaltung und nach einer den gesetzlichen Vorschriften für Radiopharmaka entsprechenden Buchhaltung lassen sich unter Vermeidung aufwendiger Schreib- und Rechenarbeiten schnell und fehlerfrei mit einer EDV-Anlage erfüllen. Dazu müssen für jeden Arbeitstag mit Hilfe der Isotopenbestandsdatei, der Zerfalls- und der Termindatei folgende Berechnungen durchgeführt werden [vgl. 75, S. 94 f.]:

1. Berechnung des tatsächlichen Isotopenverbrauchs des Vortages
2. Zerfallsberechnung
3. Dosierungsberechnung für die Untersuchungen des laufenden Tages
4. Berechnung des noch vorhandenen Isotopenvorrates
5. Prüfung auf Nachbestellung[5]
6. Prüfen, welche Präparate zu verwerfen sind
7. Protokollierung des Soll-Ist-Vergleichs der Dosisherstellung vom Vortage

Die Ergebnisse dieser Datenverarbeitung werden ausgegeben als:

1. Arbeitslisten für die Dosisvorbereitung des laufenden Tages sowie weitere Hilfsmittel (Etiketten usw.)
2. Isotopenverbrauchsjournal
3. Bestellanforderungen für Radiopharmaka
4. Liste der verworfenen Präparate
5. Arbeitsprotokolle des Vortages

3.3.1.3 Untersuchungsablauf

Die nuklearmedizinischen Untersuchungen sind, unabhängig von ihrer Art und dem verwendeten Gerät, in ihren organisatorischen Abläufen [vgl. im folgenden 75, S. 96 ff.] grundsätzlich gleich.

5 Der Bestellzeitpunkt ist so festzulegen, daß die neue Lieferung unter Berücksichtigung der Lieferzeit und eines geringen Zeitpuffers rechtzeitig eintreffen kann.

Bei der Konzipierung eines weitgehend automatisierten Soll-Ablaufes ist davon auszugehen, daß die nuklearmedizinischen Geräte *on-line* an eine EDV-Anlage angeschlossen sind. Somit können die Meßwerte über entsprechende Adapter und Übertragungseinrichtungen unmittelbar vom Rechner übernommen werden. Die Meßwertverarbeitung erfolgt soweit möglich und erforderlich *on-line,* da die Rückkoppelung zwischen Meßgerät und EDV-Anlage die Meßsicherheit erhöht und rechtzeitige Korrekturen ermöglicht. Patientenidentifikationen (I-Zahl) und Untersuchungsergebnisse werden von der EDV-Anlage *gleichzeitig* erfaßt. Das EDV-System speichert alle Untersuchungen der nuklearmedizinischen Geräte und gibt für jeden Tag eine Liste der Untersuchungsprotokolle aus. Darin sind Art und Anzahl der erbrachten Leistungen enthalten.

Für die Ergebnisse bereits vorhandener, nicht EDV-anschließbarer Geräte ist ein *Off-line-Anschluß* vorzusehen. Gleiches gilt für die manuelle Erfassung von Meßergebnissen, zumal bei Rechnerausfall oder Übertragungsstörungen die Meßergebnisse der on-line angeschlossenen Geräte auch erfaßbar und verarbeitbar sein müssen (z. B. manuell oder auf einer anderen EDV-Anlage). Die Dateneingabe von Off-line-Daten erfolgt im gleichen Format wie die der on-line übernommenen Daten wegen der *einheitlichen Datenstruktur.*

Ferner müssen alle Geräte unabhängig von der Art des EDV-Anschlusses bei Ausfall des Systems oder einzelner Teile auf konventionelle Art weiterarbeiten können. Zur Datensicherung sind am Funktionsmeßstand und am Probenwechsler je ein Drucker, am Scanner dagegen ein Szintigrammschreiber einzurichten. Außerdem sind die Meßwerte bis zum Abschluß der Befundung auf einem konventionellen und auf einem maschinenlesbaren Datenträger (z. B. Magnetband, Magnetplatte usw.) zu speichern [75, S. 97].

3.3.1.4 Befundung

Die Befundung erfolgt weitgehend automatisiert. Standardisierte Texte stehen im Schreibautomaten gespeichert bereit. Der Text kann durch externen Eingriff vielfältig verändert werden. Bei bestimmten nuklearmedizinischen Untersuchungen ist sogar eine automatische Befundung in Kurzform direkt nach der Ergebnisverarbeitung möglich. Jede Befundung ist jedoch vor Weitergabe dem Arzt bzw. Chefarzt zur Abzeichnung vorzulegen.

Neben der Rationalisierung in der Befundschreibung ist auch die Ablage und Archivierung von Befunden, Meßschreiberaufzeichnungen, Szintigrammen usw. automationsgerecht vorzunehmen. Die Speicherung dieser Unterlagen erfolgt durch Mikroverfilmung, die gesteuert von EDV-Anlagen, aber auch manuell wieder aufgefunden werden können. Wo bereits möglich werden Meßergebnisse oder Befunde direkt von der EDV-Anlage auf Mikrofilm (COM-Technik) ausgegeben; das gleiche Verfahren ist bei Eignung auch für die Dateneingabe (CIM-Technik) vorzusehen.

Die Ergebnisausdrucke können nach erfolgter Befundung vernichtet werden, wenn für eine zusätzliche Datensicherung gesorgt ist. Die einmal in irgend einer Form gespeicherten Untersuchungsergebnisse sind für das EDV-System zugriffsbereit (nicht unbedingt in direktem Zugriff) zu halten, damit sie zu statistischen Auswertungen oder zu Forschungszwecken usw. verwendet werden können.

3.3.2 Aufbau und Art der Daten im Soll-Konzept

Neben der Festlegung der Arbeitsabläufe und Informationsflüsse sind in der Soll-Konzeption schließlich noch Art und Aufbau der anfallenden, benötigten und zu verarbeitenden Daten festzulegen. Dies verschafft nicht nur einen klaren Überblick, sondern erleichtert den hard- und softwaremäßigen Aufbau des künftigen Systems. Die Daten des neuen Systems sollten in Art, Aufbau und Umfang mit allen Beteiligten sorgfältig diskutiert werden, damit bereits hier hinreichende und exakte Angaben über die Daten entstehen, die für die späteren internen oder externen Programmiervorgaben erforderlich sind.

3.3.2.1 Eingabedaten

Die Eingabedaten richten sich in erster Linie nach den Informationen, die man nach vollendetem Verarbeitungsprozeß zur Ausgabe wünscht. Daten, die schon in irgendwelchen Dateien zugriffsbereit vorhanden sind, oder die sich aus anderen Informationen ableiten bzw. berechnen lassen, sind soweit wie möglich nicht wieder als „neue“ Eingabedaten heranzuziehen.

Für die Anmeldung sind u. a. folgende Daten einzugeben [vgl. 75, S. 111]:

- Daten des Patienten (Name, Wohnung, Geburtstag, Körpergröße, Gewicht usw.),
- Art der Untersuchung,
- Terminvorstellungen,
- Vorbereitung und Blockierung.

Für die Isotopenlagerhaltung fallen insbesondere folgende Eingabedaten an:

- gemessener Verbrauch der Radiopharmaka,
- Lieferangaben,
- Aktivität bei Neulieferung.

Die Eingabedaten während des Untersuchungsablaufs werden von den einzelnen Geräten on-line oder off-line abgenommen. Die Datenübernahme kann

kontinuierlich oder diskontinuierlich erfolgen. Die Eingabedaten während des Untersuchungsablaufes sind in
- Meßdaten und
- Begleitparameter

zu unterscheiden. Während die Meßdaten in analoger oder digitaler Form vom Meßgerät stammen, sind die Begleitparameter zusätzliche Informationen zu jeder Messung. Begleitparameter sind z. B.:

- Patientenidentifikation (I-Zahl),
- Patientendaten,
- Datum und Uhrzeit der Messung,
- untersuchtes Organ,
- verwendetes Isotop usw.

3.3.2.2 Stammdaten

Stammdaten sind solche Daten, die keine oder nur seltene Änderungen erfahren bzw. gemeinsame Merkmale hinsichtlich ihrer Speicherform, ihres Inhalts und ihres Verwendungszwecks haben. Stammdaten müssen ebenfalls in irgend einer Form eingegeben, abgeleitet oder errechnet werden. Sie lassen sich in Dateien, die in sich nach datenverarbeitungstechnischen Gesichtspunkten orientiert sind, zusammenfassen, z. B. für den Funktionsbereich Nuklearmedizin wie folgt [75, S. 108]:

- Vorbereitungs- und Blockierungsdatei,
- Isotopenbestandsdatei,
- Termindatei,
- Zerfallsdatei,
- Patientenstammdatei,
- Datei der Geräteeinstellungen,
- Datei der Untersuchungsbedingungen,
- Datei für erfaßte Leistungen.

Die Vorbereitungs- und Blockierungsdatei enthält alle vor einer klinischen Untersuchung erforderlichen Informationen. Diese Datei wird bei Festlegung jedes Untersuchungstermins angesprochen und ist in festgesetzten Abständen auf den neuesten Stand zu bringen.

Die Isotopenbestandsdatei enthält alle für die Festlegung der Untersuchungstermine und für die Nachbestellung erforderlichen Informationen über die verwendeten Isotope. Man benötigt sie zur täglichen Erstellung des Isotopenjournals. Angesprochen wird diese Datei ebenfalls bei jeder Anmeldung, damit eine sichere Festlegung der Untersuchungstermine erfolgen kann.

Bei jeder Neuanmeldung wird stets die Termindatei angesprochen, die die freien und belegten Untersuchungstermine enthält. Anhand der Vormerkungen

läßt sich täglich eine Liste der Terminvormerkungen für die Aufnahme und eine Arbeitsplatzliste für die Meßplätze ausgeben.
Die Zerfallsdatei steht in unmittelbarem Zusammenhang mit der Isotopenbestandsdatei und speichert die für die Berechnung des radioaktiven Zerfalls der Radiopharmaka notwendigen Angaben. Auch sie ist in festgelegten Abständen anzupassen und zu ergänzen [vgl. 75, S. 109].
„Die Patientenstammdatei enthält nur die für die Untersuchung, die Zuordnung der Untersuchungsergebnisse sowie für die Befundschreibung erforderlichen Angaben. Die Patientendaten werden bei der Anmeldung eingegeben und für die Ausgabe und Archivierung der Untersuchungsergebnisse bzw. Befunde sowie für die Kontrolliste der Annahme, die Etiketten, die Arbeitslisten für Isotopenlagerhaltung und Untersuchungen und die Arbeitsprotokolle benötigt.
Die Dateien für die Geräteeinstellungen und die Untersuchungsbedingungen sind nicht zwingend notwendig. Sie würden jedoch die Belastung des medizinisch-technischen Personals verringern, die Ausnutzung der nuklearmedizinischen Geräte erhöhen und für jede einzelne Untersuchung den Ausdruck der entsprechenden Angaben in den täglichen Arbeitslisten gestatten.
Die Datei der Untersuchungsbedingungen könnte außerdem zur schriftlichen Vorab-Information des Patienten über den Untersuchungsablauf herangezogen werden.
Die Datei für die erfaßten Leistungen wird bei der Auswertung jeder Untersuchung angesprochen und für die Erstellung der Arbeitsprotokolle sowie für die Archivierung der Untersuchungsergebnisse benötigt“ [75, S. 110].

3.3.2.3 Ausgabedaten

Die Ausgabedaten resultieren aus der Verarbeitung von Eingabedaten. Um Ausgabedaten zu erhalten, bedarf es einer der Problemstellung entsprechenden Programmierung. Die Ausgabedaten schließen somit nach erfolgter Dateneingabe den Informationskreislauf zwischen Benutzer und EDV-System. Um die Informationsbedürfnisse der Benutzer möglichst optimal zu erfüllen, sind für die Ausgabedaten folgende Verarbeitungsschritte vorzusehen[6]:

„Bei der Anmeldung erhält der Patient nach der vorliegenden Soll-Konzeption den frühestmöglichen

– Untersuchungstermin,

zu dem das Meßgerät frei und die zu applizierende Aktivität tatsächlich vor-

6 Die folgende Darstellung ist den Vorschlägen aus der Organisationsstudie [75, S. 105 ff.] entnommen.

handen ist. Der Termin wird dem Patienten schriftlich mitgegeben, und zwar gemeinsam mit den

– Angaben zur Vorbereitung und über etwaige Blockierungen

(sowie ggf. einer Kurzbeschreibung des Untersuchungsablaufes einschließlich der erforderlichen Wartezeiten). Dadurch wird die Gefahr verringert, daß der Patient den Termin vergißt oder sich falsch auf die Untersuchung vorbereitet. Am Ende jedes Tages zeigt eine vom Rechner ausgedruckte

– Kontrolliste,

welche Untersuchungen im einzelnen an diesem Tage vorgemerkt worden sind. Zu Beginn jedes Arbeitstages liegen vom Rechner ausgedruckte

– Arbeitslisten für die Isotopenlagerhaltung und die Meßplätze

bereit, die die Art und Reihenfolge der Untersuchungen an diesem Tage sowie weitere, nocht festzulegende Angaben enthalten. Nach jedem Arbeitstag wird eine

– Untersuchungsprotokoll-Liste

ausgedruckt, die, gegliedert nach Untersuchungsarten, alle Untersuchungen enthält.

Die täglich ausgedruckte Seite des

– Isotopenverbrauchsjournals

zeigt nach Zerfalls- und Verbrauchsberechnungen für alle Radiopharmaka sowie nach der Dosisberechnung für die Untersuchungen des laufenden Tages den noch vorhandenen Isotopenvorrat an. Sind die (vorher festgelegten) Bestellpunkte für einzelne Radionuklide unterschritten, wird zusätzlich eine entsprechende

– Bestellanforderung für die Radiopharmaka

ausgedruckt.

Soweit für den weiteren Untersuchungsablauf

– Etiketten zur Probenkennzeichnung etc.

oder sonstige Datenträger benötigt werden, liegen diese ebenfalls, mit allen erforderlichen Daten versehen, vor Untersuchungsbeginn bereit. Die

– Untersuchungsergebnisse einschließlich aller gewünschten Auswertungen sowie der Patientendaten

werden schließlich ausgedruckt. Dabei erfolgt die Meßdatenausgabe je nach Untersuchungsart als

1. numerische Angabe (Labormessungen),
2. Ziffer pro Zeit (Labormessungen, Funktionsmessungen),

3. Kurve (Funktionsmessungen),
4. Strichmarkendruck (Lokalisationsmessungen, Szintigramme),
5. Fotoaufzeichnungen (. . .).

Soweit die

– Befunde

standardisiert werden können, sind sie ebenfalls bereits im Rechnerausdruck enthalten. Form und Inhalt der Ausgabedaten werden erst im Rahmen der Feinplanung für das neue System festgelegt."

3.3.3 Datenerfassung und -verarbeitung

Die Ausgabe von Meßergebnissen, die man direkt in ihrem Informationsgehalt erfassen kann, erfolgt konventionell bei den nuklearmedizinischen Geräten durch numerische Anzeige, Zählbetrag/Zeit-Drucker, Strichmarkendruck, Kurvendarstellung und Photo-Aufzeichnung. Für die maschinelle Erfassung von Meßwerten, d.h. deren Direktabgriff oder Speicherung in analoger oder digitaler Form sollen im folgenden die grundsätzlichen Arten der Datenerfassung und -verarbeitung dargestellt werden.

3.3.3.1 Off-line-Betrieb

Zur Zwischenspeicherung der an den nuklearmedizinischen Geräten anfallenden Meßdaten in maschinenlesbarer Form sind zwei Möglichkeiten zu unterscheiden:

1. Speicherung in analoger Form

Für eine Speicherung der Daten in analoger Form (z.B. auf einem Analog-Magnetband) sprechen mehrere sachliche Gründe:

- Die Meßwerte des angeschlossenen Meßplatzes werden in der Weise gespeichert, wie sie anfallen; sie werden somit kontinuierlich registriert. Dies bedeutet Sicherung der eigentlichen *Primärinformation.*
- Infolge der beliebig häufigen Reproduzierbarkeit der Primärinformationen ist bei Auswertung der Meßwerte nachträglich eine jeweils angepaßte und veränderte Unterteilung in kleinere Zeitintervalle möglich.
- Es besteht die Möglichkeit zur Darstellung und Wiedergabe der Meßwerte ohne Rechnereinsatz (z.B. über ein Oszilloskop, auf Schreiber oder Drukker usw.).

Als Nachteil des Analog-Magnetbandes ist bislang die Verschlechterung der Auflösungseigenschaften anzusehen.

2. Speicherung in digitaler Form

Sofortige Digitalisierung von Meßwerten und ihre Speicherung in digitaler Form haben den Nachteil, daß für die Verarbeitung und Auswertung eine nachträgliche Unterteilung in kleinere Zeitintervalle nicht mehr möglich ist. Die digitale Erfassung von Meßwerten hat allerdings den Vorteil, daß die Daten direkt maschinenlesbar sind.
Die Speicherung in digitaler Form kann auf Magnetbändern oder auf Lochstreifen erfolgen. Die Wahl des Datenträgers ist davon abhängig, inwieweit nachgeschaltete EDV-Systeme das betreffende Speichermedium verarbeiten können. Ferner spielen die Anforderungen, die insbesondere bezüglich maximaler Impulsraten pro Zeiteinheit von den unterschiedlichen Meßplätzen gestellt werden sowie die Kosten für Aufnahme- und Eingabegeräte und die Kosten des Datenträgers eine wichtige Rolle.
Grundsätzlich ist festzuhalten, daß der Lochstreifen speziell für konventionelle nuklearmedizinische Geräte in Frage kommt. Die auf Lochstreifen gespeicherten Daten lassen sich über einen schnellen Lochstreifenleser in die EDV-Anlage eingeben, gegebenenfalls auf dem Wege der Datenübertragung[7].
Die Frage, ob jedem Meßplatz jeweils ein Datenerfassungsgerät der EDV zuzuordnen ist, hängt zunächst ab von der Flexibilität und Anschließbarkeit der Geräte, sodann aber auch von der zeitlichen Belastung der Meßgeräte sowie von räumlichen und organisatorischen (zentrale oder dezentrale Abteilungsgliederung) Gesichtspunkten. Im allgemeinen ist davon auszugehen, daß für jeden Meßplatz auch ein Datenerfassungsgerät einzurichten ist.

3.3.3.2 On-line-Betrieb

Sollen nuklearmedizinische Untersuchungsgeräte *on-line* an ein EDV-System angeschlossen werden, wobei zum Zweck der Datensicherung stets ein Analog-Magnetband mitlaufen sollte, so ist primär die anfallende Datenmenge für die Anschlußart maßgebend.
Bei sehr großem Datenanfall, z. B. bei der Gamma-Kamera, muß die Datenerfassung hardwaremäßig über Schnellkanal gelöst werden. Demgegenüber läßt sich die On-line-Datenerfassung bei herkömmlichen Geräten softwaremäßig über entsprechende Programme steuern. Die Zwischenschaltung eines Kernspeichers beim On-line-Betrieb hat den Vorteil, daß die Zentraleinheit zumindest teilweise von der Datenerfassung freigestellt wird und zwischenzeitlich andere Aufgaben bearbeiten kann.

Für eine On-line-Datenerfassung mit *Real-Time-Verarbeitung* [vgl. hierzu auch 16, S. 27 ff.] nuklearmedizinischer Meßwerte sind folgende Gesichtspunkte zu berücksichtigen:

7 Näheres hierzu in [16].

1. Erste Bearbeitungsprogramme wie Bildkorrekturverfahren, Mittelungsverfahren, statistische Signifikanzprüfungen usw. lassen viel deutlicher die Qualität der Aufnahme erkennen und können so bei unbefriedigenden Aufnahmen wesentlich früher ihren Abbruch veranlassen, was ja auch im Interesse des Patienten liegt.
2. Abgesehen von Routineauswertungen wird sich in vielen Fällen die Notwendigkeit eines integriertern Mensch-Maschine-Systems ergeben, weil bestimmte Auswertungsprogramme, so z. B. die wahlweise Festlegung von besonders interessierenden Teilbereichen bzw. Zeitschritten, den *Open-loop-Betrieb* in der Interaktion von Mensch und Maschine zwar nicht zwingend voraussetzen, jedoch im Rahmen der diagnostischen Aufgabenstellung sowie in Hinblick auf die Arbeitsbelastung schon allein organisatorisch verlangen. Dies gilt besonders dann, wenn Videotechniken in der Szintigraphie-Auswertung eingesetzt werden.
3. Gesichtspunkte für einen *Closed-loop-Betrieb* lassen sich ebenfalls anführen (Prozeßausgabe zu Steuerungszwecken), jedoch kommt eine solche Anwendung im Routinebetrieb derzeit noch nicht in Frage.

Auch In-vitro-Messungen können im On-line-Betrieb abgewickelt werden, vor allem, wenn man eine weitgehende Integration aller Labormeßergebnisse sowohl aus dem nuklearmedizinischen als auch aus dem klinisch-chemischen Funktionsbereich anstrebt. Ist das Problem der Probenidentifikation gelöst (vgl. auch 2.3.3.3), so läßt sich der On-line-Betrieb bei In-vitro-Messungen analog zum klinisch-chemischen Bereich durchführen, wo Personenidentifikation und Meßergebnisse von der EDV-Anlage on-line zur weiteren Verarbeitung übernommen werden.

3.4 Probleme der Realisierung

Ein Soll-Rahmenvorschlag für ein neues System medizinischer Informationsverarbeitung hat auch wirtschaftliche Gesichtspunkte zu berücksichtigen und sollte nur bei Vorliegen und im Rahmen einer übergreifenden Gesamtplanung realisiert werden. Dies gilt ganz besonders für Subsysteme, wie z. B. dem Funktionsbereich Nuklearmedizin und Strahlentherapie, da der Nutzen isolierter und nicht auf gleichartige Funktionsbereiche anderer Einrichtungen übertragbarer Systemkonzepte in keinem akzeptablen Verhältnis zu den erforderlichen Aufwendungen steht (Abb. 20).

Bei der Realisierung einer Soll-Konzeption empfiehlt sich ein schrittweises Vorgehen [vgl. 75, S. 112 ff.]:

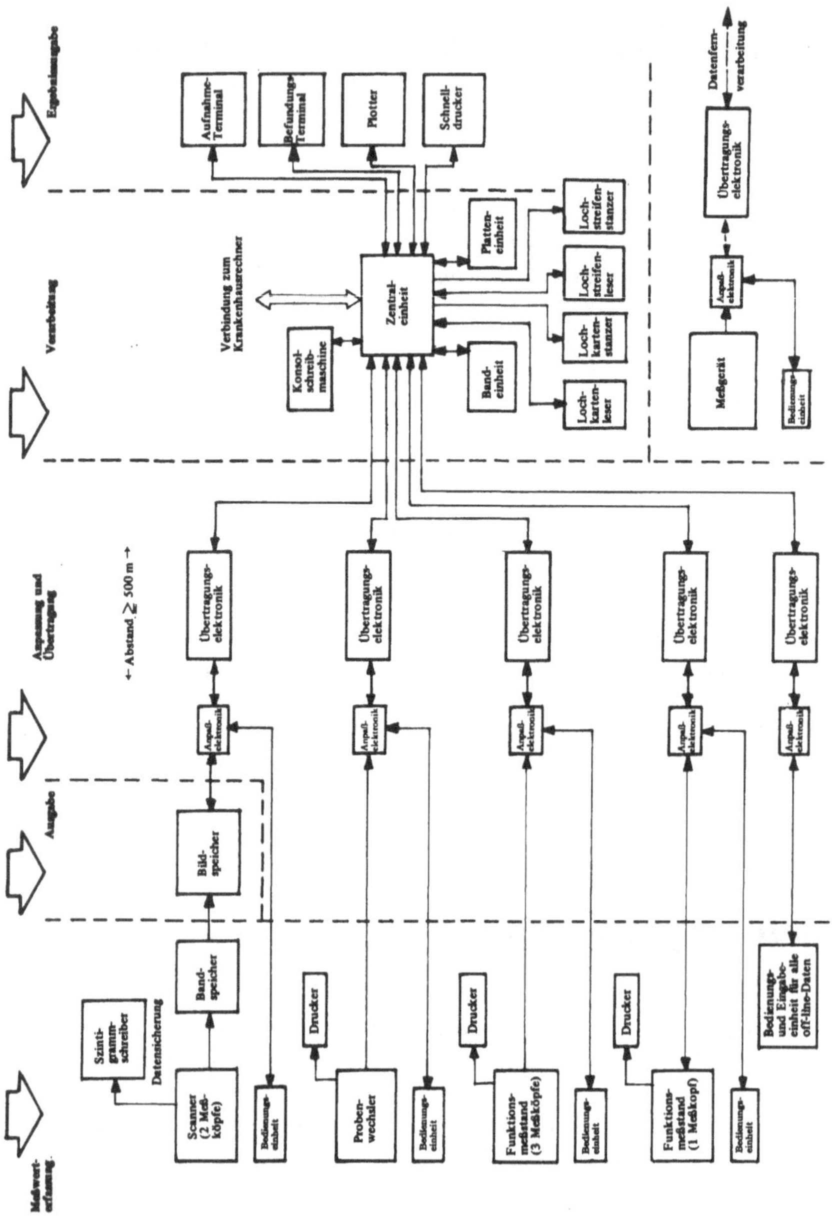

Abb. 20 Beispiel für einen Systemaufbau im Soll-Konzept [75]

1. Übernahme von Funktionsmessungen,
2. Erweiterung um Laboruntersuchungen,
3. Erarbeitung von Szintigraphie-Modellen.

Wesentlich für das einwandfreie Funktionieren des neuen Konzepts ist eine einwandfreie Identifizierungstechnik, die als eine der Voraussetzungen einer weitgehenden Automatisierung der Informationsverarbeitung anzusehen ist. Bei den Funktionsuntersuchungen, die *in vivo* vorgenommen werden, ist das Problem der positiven Probenidentifikation weitaus leichter lösbar als bei den Laboruntersuchungen.

3.4.1 Ausbaustufen und weiterführende Planung

Erst nach erfolgreicher Implementation der diagnostischen Methoden in der Nuklearmedizin sollte mit der Übernahme strahlentherapeutischer Methoden in ein integriertes Datenverarbeitungssystem begonnen werden. Denn erst auf der Grundlage einer funktionierenden und praktikablen Datenerfassung und -verarbeitung im Rahmen der Diagnosefindung läßt sich die Strahlentherapie in den Prozeß einer automatisierten Datenverarbeitung einbeziehen. Allerdings ist die Strahlentherapie bereits jetzt schon in der weiteren Realisierungsplanung zu berücksichtigen, da sie künftig, insbesondere im Bereich der Hartstrahlentherapie mit Gammatron bzw. Betatron, ein ganz wesentliches Einsatzgebiet für die Datenverarbeitung in der Nuklearmedizin darstellt.

Darüber hinaus ist in einer weiteren Realisierungsstufe der Einbau der nuklearmedizinischen Datenverarbeitung in ein Gesamtsystem eines Krankenhaus-Informations- und Steuerungssystems vorzusehen. Daher sollte bereits am Anfang der Planung eine möglichst umfassende Standardisierung bei den nuklearmedizinischen Informationen erfolgen, damit sowohl eine Vergleichbarkeit einzelner Untersuchungsergebnisse untereinander als auch eine datenverarbeitungstechnische Gleichbehandlung von Untersuchungsergebnissen verschiedener Bereiche sichergestellt ist [vgl. 75, S. 115].

Die weiterführende Planung einer zunehmend integrierten Datenverarbeitung im Gesundheitswesen prägt zwangsläufig das Vorgehen in den einzelnen Funktionsbereichen. Dies bedeutet für die Nuklearmedizin die Beachtung folgender Grundsätze:

1. Der Funktionsbereichs-Rechner für die Nuklearmedizin wird ausschließlich für Aufgaben dieser Abteilung eingesetzt; er ist in sich funktionsfähig und bedarf zur Durchführung der anfallenden Aufgaben keiner Unterstützung durch ein übergeordnetes System [vgl. 75, S. 115].
2. Der Rechner des Funktionsbereichs Nuklearmedizin nimmt grundsätzlich die Datenerfassung und -verarbeitung der Ergebnisse und sonstigen Daten dieses Bereichs vor und steht im Datenaustausch mit dem übergeordneten EDV-System eines Krankenhaus-Informations- und Steuerungssystems.

3. Der On-line-Anschluß weiterer nuklearmedizinischer Geräte ist vorzusehen.
4. Eine Erweiterung des konzipierten Systems muß ohne grundsätzliche Systemumstellung möglich sein.
5. Die systemtechnische Lösung ist hard- und softwaremäßig so zu konzipieren, daß eine möglichst weitreichende Übertragbarkeit gewährleistet ist.

3.4.2 Wirtschaftlichkeitsbetrachtung

Die kostenmäßige Ermittlung von Rationalisierungseffekten beim Einsatz von EDV-Anlagen ist wegen der Komplexität der zu automatisierenden Bereiche sowie infolge einer für diese Zwecke völlig unzureichenden oder vielfach fehlenden Kostenrechnung in Krankenanstalten so gut wie nicht möglich. Dies gilt besonders dann, wenn das neue System zusätzliche Aufgaben übernimmt und damit zu bedeutenden, nicht vergleichbaren und nicht größenordnungsmäßig quantifizierbaren Leistungsverbesserungen führt. Doch bereits die Problemanalyse läßt erkennen, daß und wo sich beim Einsatz eines EDV-Systems im Funktionsbereich Nuklearmedizin auch quantitative Verbesserungen erzielen lassen:

- Einsparung an Arbeitszeit bei Ärzten und ärztlichen Hilfspersonen infolge stärkerer Mechanisierung und Automatisierung im Bereich der Nuklearmedizin,
- geringere Kapitalkosten durch eine verbesserte Ausnutzung der vorhandenen Gerätekapazitäten aufgrund einer genauen EDV-unterstützten Termin- und Kapazitätsplanung,
- Kosteneinsparungen durch eine optimale EDV-gesteuerte Lagerhaltung und Bestellplanung der Radiopharmaka.

Bedeutender als die quantifizierbaren Verbesserungen sind im Rahmen einer qualitätsorientierten Rationalisierung die qualitativen Vorteile des Einsatzes von EDV-Anlagen im Funktionsbereich Nuklearmedizin [vgl. 75, S. 124]:

- Verbesserung der medizinischen Aussagefähigkeit von Untersuchungsergebnissen,
- Erhöhung der Sicherheit gegenüber Schreib- und Rechenfehler sowie Verwechselungen von medizinischen und verfahrenstechnischen Daten,
- Verbesserung der Personalsituation durch quantitative Steigerung der Leistungsfähigkeit durch Automation bei gleichbleibendem Personalstand,
- Verringerung der Wartezeiten für Patienten,
- Gewinnung von Planungsdaten,
- Nutzen durch fortschreitende Integration innerhalb übergeordneter Systeme.

4. Integriertes medizinisches Organisations- und Informationssystem (MEDIS)

Bevor das medizinische Informationssystem (MEDIS) definiert sowie Aufgabenstellung, Umfang und Struktur dargelegt werden, ist es sinnvoll zuvor die Ausgangsbasis eines solchen Systems zu betrachten. Diese liegt beim einfachen Rechner-Einsatz beispielsweise in einem Funktionsbereich eines Krankenhauses. Faßt man mehrere Funktionsbereiche, die in sich bereits eine weitgehend automatisierte Aufgabenbearbeitung und eine Steuerung des kranken-

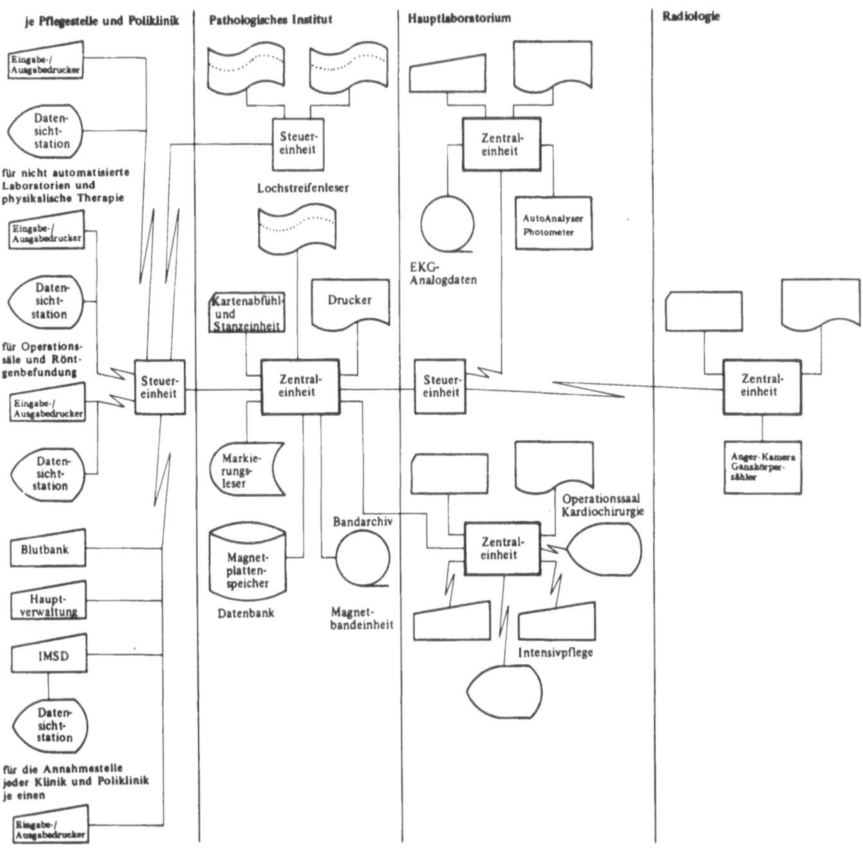

Abb. 21 Hardware-Konfiguration eines KISS [vgl. 53]

hausinternen Informationsflusses über EDV-Anlagen vornehmen, in einer Aufgabenintegration zusammen, mit dem Zweck, den Informationsfluß zu optimieren sowie durch verbesserte Arbeitsablauf- und Mitteleinsatzplanung den Betrieb eines Krankenhauses zu rationalisieren, so liegt in den Grundzügen ein Krankenhaus-Informations- und Steuerungssystem (KISS) vor (Abb. 21). Während sich das „reine" Krankenhaus-Informationssystem (KIS) vornehmlich auf der informationellen Ebene befindet, beinhaltet das KISS zusätzlich teils sogar selbständige Planungs- und Steuerungselemente (z. B. für Prozeßabläufe, Kapazitäts- und Terminplanung, Lagerhaltung, Bestellwesen usw.) des Krankenhaus-Steuerungssystems (KSS).

Aufbauend auf dem Konzept des KISS umfaßt das medizinische Informationssystem alle medizinrelevanten Daten und stellt als regionales oder sogar überregionales Informationssystem in kooperativer Weise allen an der medizinischen Betreuung und Versorgung der Bevölkerung beteiligten Einrichtungen eine gemeinsame Datenbasis zur Verfügung. Ferner übernimmt das medizinische Informationssystem im Rahmen seiner Rechnerkapazität ganz oder teilweise Datenverarbeitungsaufgaben der kooperierenden Einrichtungen.

Wenn in diesem Zusammenhang neben dem Begriff des „medizinischen Informationssystems" zusätzlich von einem „medizinischen Organisationssystem" die Rede ist, so soll dies die *organisatorisch-strukturelle* Seite kennzeichnen, während das Informationssystem die *informationellen* Faktoren beinhaltet. Selbstverständlich ist die informationelle und organisatorisch-strukturelle Seite im Zusammenhang und in ihrer Interdependenz zu betrachten. Jedoch kann eine isolierte Modellanalyse, auf die in diesem Zusammenhang verzichtet werden soll, sowohl für theoretische Untersuchungen als auch unter Realisationsgesichtspunkten von Vorteil sein, da sich so für jedes Modell besser die Optimallösungen erarbeiten lassen.

4.1 Zielprojektion und Aufgabendefinition

Ziel eines jeden Informationssystems ist es, die Teilnehmer eines solchen Systems optimal mit den Informationen zu versorgen, die sie zur Ausübung ihrer Tätigkeiten und zur Bewältigung ihrer Aufgaben benötigen. Dies bedeutet für die Zielprojektion eines medizinischen Informationssystems, daß

– eine EDV-gestützte Verbesserung der Kommunikations- und Informationsbeziehungen zwischen allen Einrichtungen im Gesundheitswesen sowie den niedergelassenen Ärzten unter gleichzeitiger Funktionsdifferenzierung zur Verbesserung der medizinischen Versorgung der Bevölkerung erreicht wird;

- ein Informationssystem mit einer Fachbereichsdatenbank für das Gesundheitswesen entsteht zur Bereitstellung von Daten zu Planungs- und Orientierungszwecken sowie für Entscheidungsprozesse entsprechend dem Informationsbedarf;
- der integrierte Einsatz von EDV-Systemen in Verbundorganisation ermöglicht wird.

Im Zusammenhang mit der Projektion des Gesamtsystems sind ferner folgende organisatorische und strukturelle Aspekte zu beachten:

- Anforderungen an die Organisationsstruktur des MEDIS,
- Strukturierung der Kommunikationsbeziehungen für und durch das MEDIS,
- Bereitstellung von Entscheidungshilfen für die entsprechenden Entscheidungsebenen im Gesundheitswesen hinsichtlich der Funktionen *Information, Dokumentation* und *Steuerung* durch das MEDIS,
- Verhalten und Stellung der Benutzer des MEDIS.

Die angesprochenen Probleme lassen sich im Rahmen einer Voruntersuchung für die Planungs- und Realisierungsphase nicht vollständig lösen. Unabhängig davon entscheiden nicht zuletzt Leistungsfähigkeit des Systems, Komfort des Zugriffs, Kosten und psychologische Faktoren über die Anzahl der Benutzer und den Erfolg des gesamten Systems.

4.1.1 Aufgabenstellung

Aus der Zielsetzung des MEDIS heraus lassen sich die wesentlichen Aufgaben für seinen Aufbau herleiten [vgl. 90, S. 23]:

1. Entwicklung eines Konzepts für ein hierarchisch gestaffeltes EDV-Verbundnetz, das eine Bildung einer Mischform aus entsprechenden Datenbankstrukturen von Dokumentations-Auskunftssystemen, Retrievalsystemen und Arzt-Computer-Dialogsystemen für medizinische Problemstellungen im Rahmen einer Integration von Anwendungsprojekten medizinischer Datenverarbeitung erlaubt.
2. Analyse der Informationsbedürfnisse der Benutzer des MEDIS einschließlich der Relevanz und Redundanz der benötigten Informationen.
3. Ermittlung von Ort und Zeitpunkt der Entstehung und Verwendung von Informationen sowie deren Umfang, Art, Form und Inhalt.
4. Durchführung von Untersuchungen, in welcher Weise anfallende Informationen möglichst standardisiert und EDV-gerecht erfaßt und gespeichert werden können.
5. Festlegung von Ordnungskriterien für eine möglichst umfassende Informationsaufbereitung, um eine Systematisierung anzustreben.

6. Eröffnung von Möglichkeiten zum Datenaustausch des Gesundheitswesens mit medizinischen und sonstigen Forschungseinrichtungen.
7. Analyse auf Verwertbarkeit der vielfältig bestehenden Datenbestände mit dem Ziel, Daten von wechselseitigem Interesse systematisch zu erfassen und auszutauschen.
8. Technische und organisatorische Realisierung des Gesamtsystems unter Einsatz von EDV-Anlagen und anderen Hilfsmitteln der Informationsverarbeitung.

Zur Realisierung dieser Aufgabenstellung ist es erforderlich, EDV-Systeme für das komplexe Gebiet der medizinischen Informationsverarbeitung so einzusetzen, daß eine möglichst hohe Stufe der *Integration* des Informationsflusses zwischen alle Einrichtungen des Gesundheitswesens einschließlich der niedergelassenen Ärzte erreicht wird. Für die weitere Entwicklung der medizinischen Informationsverarbeitung wird es entscheidend sein, in einer umfassenden Systembetrachtung *(Systems approach)* die Ergebnisse aus Informatik *(Computer science)*, Medizin, Mathematik, Physik und anderen Wissenschaften so zusammenzuführen, daß Systementwurf und -analyse *(Systems design and analysis)* entsprechend den medizinischen Anforderungen durchgeführt werden können.

4.1.2 Umfang des Systems

Im Stadium der Planung läßt sich die Zahl der künftigen Benutzer des MEDIS nicht genau im voraus ermitteln. Um einen Überblick über den möglichen Umfang des Gesamtsystems zu erhalten, sollen zunächst die einzelnen Subsysteme im Gesundheitswesen dargestellt werden:

- Krankenanstalten,
- öffentlicher Gesundheitsdienst,
- niedergelassene Ärzte,
- medizinische Forschung,
- sonstige Einrichtungen im Gesundheitswesen,
- Gesundheitsfachverwaltung.

Für kleinere potentielle EDV-Anwender wie z. B. kleinere oder mittlere Krankenhäuser sowie Arztpraxen ist der finanzielle Aufwand für ein leistungsstarkes EDV-System, das sich der medizinischen Aufgabenstellung (Abb. 22) im erforderlichen Umfang annehmen soll, in den meisten Fällen erheblich zu hoch. Auch könnte die für ein komfortables System notwendige hard- und softwaremäßige Ausstattung von einem kleinen oder mittleren Krankenhaus nicht voll ausgenutzt werden [vgl. 12, S. 370 f.].

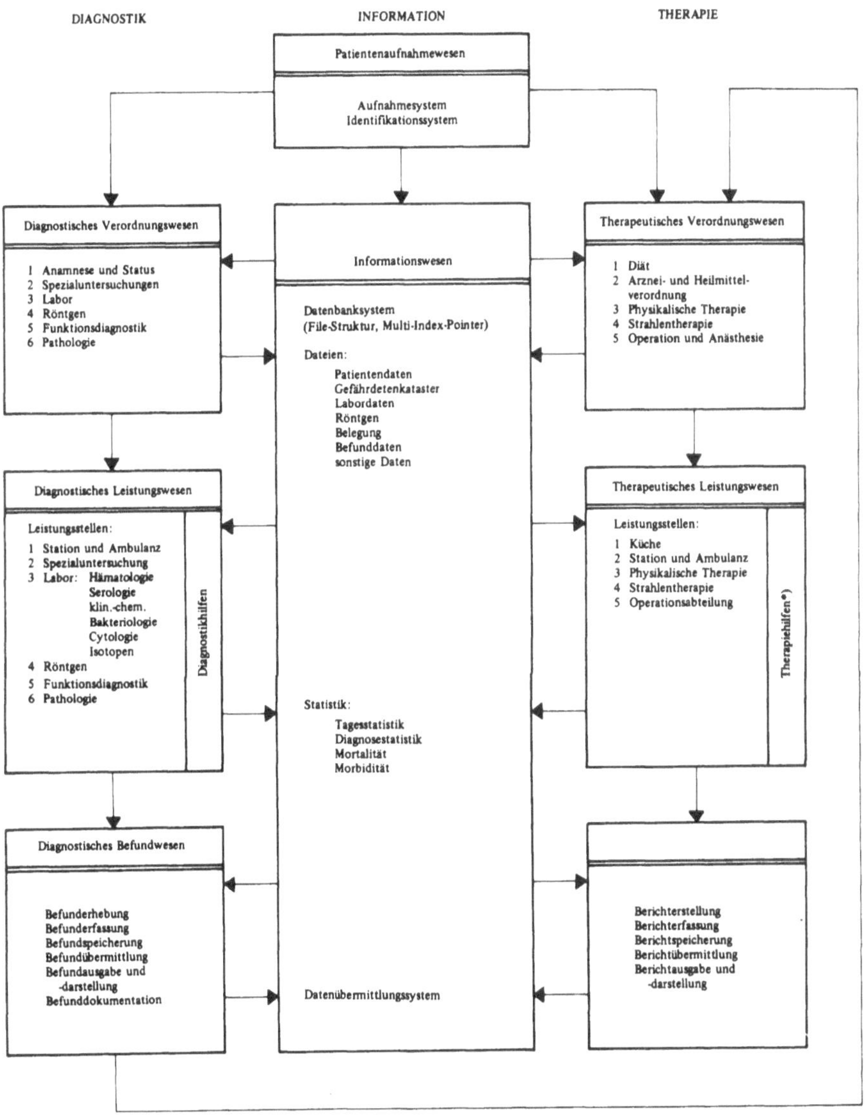

*) Therapiehilfen:

Therapieplanung	(z. B. Bestrahlungsplanung)
Therapiesteuerung	(Anästhesie, Intensivtherapie: multivariable Bilanzierung)
Therapieüberwachung	(Arzneimittelverordnung: Inkompatibilität, Terminplanungen, Kontrollhinweise: Langzeitüberwachung besonders gefährdeter Patienten)

Abb. 22 Aufgaben und Kommunikationsstruktur in einem Krankenhaus

Die Datenfernverarbeitung [16] ermöglicht jedoch die Benutzung eines zentralen EDV-Systems von räumlich entfernten Teilnehmern. Dadurch können sich mehrere Krankenhäuser zu einem wirtschaftlichen und leistungsfähigen Datenverbund zusammenschließen.

In ähnlicher Weise können auch verschiedene in sich abgeschlossene medizinische Informationssysteme gekoppelt werden, wie es das MEDIS vorsieht. Damit stünden dann auf breitester Ebene allen im Gesundheitswesen Tätigen, insbesondere auch der Forschung und Lehre sowie der Präventivmedizin umfassende Daten zur Verfügung, und es wäre die Möglichkeit ihrer sachgerechten Verarbeitung nach unterschiedlichsten Gesichtspunkten gegeben. Entsprechend der Zielprojektion und Aufgabenstellung soll das MEDIS grundsätzlich alle Einrichtungen der medizinischen Versorgung einer Region verknüpfen, von allen diesen Einrichtungen mit Informationen beliefert werden und von ihnen allen benutzt werden können. Ferner sind medizinische Forschungseinrichtungen assoziierbar.
Der anzustrebende große Umfang des MEDIS wird nur schrittweise zu erreichen sein. Ein derartig verzweigtes Netz von unterschiedlichen Teilnehmern setzt nicht nur umfangreiche technische Einrichtungen voraus, bedingt nicht nur die Vereinheitlichung medizinischer Datenbestände, sondern hat auch psychologische Vorbehalte zu überwinden. Besonders bei Ärzten in Einzelpraxen können die Voraussetzungen für einen vollen Anschluß an das MEDIS aus finanziellen Gründen nicht auf einmal erfüllt werden. Daher soll ihre Beteiligung in mehreren Stufen erfolgen.

4.1.2.1 Krankenanstalten

Die wichtigsten Aufgaben der Krankenanstalten im Rahmen des MEDIS sind:

- Verbesserung der medizinischen Betreuung der Patienten durch Rückgriff auf bereits schon einmal erhobene Daten,
- Kontrolle der Belegungsbewegung,
- Rationalisierung durch Krankenhausvergleiche,
- rechtzeitige Umstellung auf künftige Entwicklungen.

Die Region für ein MEDIS ist hinsichtlich der stationären Krankenversorgung regional in einzelne Einzugsbereiche zu unterteilen. Der Begriff „Einzugsbereich" ist so zu verstehen, daß eine regional möglichst ausgewogene Ausstattung auch in bezug auf die wichtigsten Fachdisziplinen und Versorgungsstufen (Maximal-, Zentral- und Regelversorgung) so gleichmäßig wie möglich ist [90, S. 29].
Um Richtwerte und Entscheidungsgrundlagen für die Speicherarten und ihre Kapazitäten zu gewinnen, sind Erhebungen erforderlich, um insbesondere einen Überblick zu erhalten über die

- Patientenaufnahmen pro Tag und pro Krankenhaus bzw. Einrichtung und
- Pflegetage der stationär behandelten Kranken pro Jahr und Fachdisziplin.

4.1.2.2 Öffentlicher Gesundheitsdienst

Im Bereich der Gesundheitsfürsorge dient das MEDIS zur

- Erleichterung der Kooperation der einzelnen Einrichtungen des Gesundheitsdienstes untereinander durch die Verfügbarkeit über eine gemeinsame Datenbasis,
- Förderung der Kooperation mit den Einrichtungen der medizinischen Betreuung,
- Verbesserung des bestehenden Systems der medizinischen Versorgung durch Aufdecken von Schwachstellen,
- Früherkennung drohender gesundheitlicher Gefahren.

Die Gesundheitsämter mit den Bereichen

1. Gesundheitsvor- und -fürsorge,
2. Gesundheitserziehung,
3. Gesundheitliche Begutachtung,
4. Gesundheitsschutz und -aufsicht

erfassen und verwalten nicht nur die hierfür erforderlichen Informationen, sondern geben diese auch an andere Verwaltungsstellen zur Auswertung weiter oder erhalten die für ihre Arbeit notwendigen Einwohnerdaten im Wege eines Datenaustausches [90, S. 33].

Im Zusammenhang mit der Informationsintegration im Gesundheitswesen sind, abgesehen von verschiedenen Daten für statistische Zwecke, besonders die anfallenden Daten bei

- schulärztlichen und schulzahnärztlichen Untersuchungen,
- Untersuchungen von Säuglingen und Kleinkindern,
- der Tuberkulosenfürsorge,
- der Geschlechtskrankenfürsorge,
- der Behindertenfürsorge,
- Impfungen und
- amts-, gerichts- und vertrauensärztlicher Tätigkeit

zu erfassen und durch das MEDIS den entsprechenden Dateien zuzuordnen und für Auswertungen bereitzustellen [vgl. 90, S. 33].

4.1.2.3 Niedergelassene Ärzte

Bei der Zusammenarbeit der niedergelassenen Ärzte mit dem MEDIS stehen folgende Faktoren im Vordergrund:

- Erleichterung des Zugriffs auf die in Krankenanstalten vorhandenen Daten,
- Verbesserung der Kooperation mit den Krankenanstalten und
- Unterstützung durch ein medizinisches Auskunftssystem.

Die Integration der niedergelassenen Ärzte in das MEDIS ist nicht allein sachlich bedingt, sondern auch gesundheits- und sozialpolitisch notwendig. Daß durch das MEDIS weder die freie Berufsausübung noch die Grundsätze der freien Arztwahl infolge des Einsatzes von technischen Hilfsmitteln berührt werden darf, ist selbstverständlich und sei hier nur am Rande erwähnt.

Beim Anschluß der niedergelassenen Ärzte an das MEDIS ist die weitgehende *Standardisierung* des Krankenblattes eine wichtige Voraussetzung. Bei dessen Konzipierung ist festzustellen, in welchen medizinischen Fachbereichen der Informationsbedarf der niedergelassenen Ärzte in bezug auf ihre unterschiedlichen Fachdisziplinen jeweils optimal zur Deckung gebracht werden kann. Mit Hilfe eines solchen Krankenblattes kann die gegenseitige Verwendung von „harten“ und „weichen“ Daten sowohl im Bereich der niedergelassenen Ärzte als auch in den Krankenanstalten und sonstigen Einrichtungen des Gesundheitswesens gefördert werden.

Eine verstärkte Kooperation läßt sich in den meist durch Eigeninitiative der niedergelassenen Ärzte entstandenen Apparate-Gemeinschaften sehen, wodurch eine rationelle Auslastung hochqualifizierter medizinischer Apparaturen gewährleistet ist. Die Mitglieder dieser Apparate-Gemeinschaften sind nicht nur durch wirtschaftliche Vorteile zu einer Mitarbeit hieran angeregt worden, vielmehr läßt sich feststellen, daß insbesondere der Vorteil einer schnellen und präzisen Dienstleistung durch die Apparate-Gemeinschaften zu dieser neuen Organisationsform geführt hat. Für die Zukunft läßt sich eine wachsende Wechselbeziehung zwischen den niedergelassenen Ärzten und derartigen Apparate-Gemeinschaften prognostizieren.
Da der Anschluß niedergelassener Ärzte an das MEDIS nur schrittweise erfolgen kann, läßt sich in Bezug auf die Integrationsstufe folgende Unterscheidung treffen [vgl. 90, S. 40]:

– Off-line-Anschluß *(Off-line-Praxen)* und
– On-line-Anschluß *(On-line-Praxen)*.

4.1.2.4 Medizinische Forschung

Das MEDIS umfaßt auch den Informationsaustausch mit der Forschung. Hierbei stehen im Mittelpunkt

– Intensivierung der medizinischen Forschung durch Zugriff zu einer gemeinsamen, umfangreichen Datenbasis, durch die es erst möglich wird, große Fallzahlen für statistisch verläßliche Aussagen zu gewinnen,
– Simulierung neuartiger Forschungsvorhaben der Gemeinschaftsforschung.

Derzeit bestehen aufgrund der mangelhaften Dokumentation medizinischer Bevölkerungsdaten kaum medizinische Datenbanken mit umfangreichem

Material über Mortalität und Morbidität, da noch kein für alle medizinischen Einrichtungen und die niedergelassenen Ärzte verbindliches, standardisiertes Dokumentationssystem angewendet wird. Infolgedessen kann die medizinische Forschung nur auf einen begrenzten, teilweise aufgrund unterschiedlicher Erhebungen nicht vergleichbaren Datenbestand zurückgreifen. Daher sollen für die Aufgaben der medizinischen Forschung sowie der Sozialmedizin die benötigten Gesundheitsdaten der Bevölkerung, die durch eine systematische Datenverknüpfung im Sinne eines *Medical record linkage* [vgl. 36] unter Wahrung der Datenschutzbestimmungen vom MEDIS bereitgestellt werden können, durch Datenaustausch zur Verfügung gestellt werden. Andererseits erhält das MEDIS (im Feedback) von den Forschungseinrichtungen anwendbare Forschungsergebnisse zu seiner Verwendung [vgl. 90, S. 42].

4.1.2.5 Sonstige Einrichtungen des Gesundheitswesens

Die angestrebte Integration der Kommunikations- und Informationsbeziehungen im Gesundheitswesen hat auch zum Ziel, nach entsprechenden Vereinbarungen einen Datenaustausch mit sonstigen Einrichtungen im Gesundheitswesen vorzunehmen. Dazu gehören u. a.:

1. Krankenkassen,
2. Kassenärztliche Vereinigung,
3. Berufsvertretungen der Ärzte und Zahnärzte (Ärztekammer, Zahnärztekammer).

Deren Aufgaben, die durch gesetzliche Vorschriften bestimmt sind, sollen innerhalb des gegenseitigen Informationsverbundes im Gesundheitswesen durch das MEDIS unterstützt werden.

Zu den weiteren noch zu berücksichtigenden Einrichtungen im Gesundheitswesen gehören [vgl. 90, S. 41]:

- Bettennachweis,
- Krankentransport,
- Impfanstalten,
- Blutspendedienst,
- Institute für Gerichts- und Sozialmedizin,
- Medizinaluntersuchungsämter,
- medizinische Zentralbibliothek,
- Rettungsdienst,
- Präventivmedizin,
- Umweltschutz.

4.1.2.6 Gesundheitsfachverwaltung

Um nicht allein eine Anpassung des bestehenden Systems der medizinischen Betreuung an die sich ständig wandelnden Gegebenheiten zu erreichen, sondern auch für die Planung, Koordinierung und Funktionsdifferenzierung durch die Bereitstellung von Planungs- und Orientierungsdaten eine Arbeitsgrundlage zu geben, sind im Rahmen der Gesundheitspolitik für das MEDIS folgende Aufgaben vorzusehen:

- Gewinnung verläßlicher Daten für die Entwicklungsplanung der regionalen und überregionalen medizinischen Betreuung,
- Gewinnung konkreter Daten über notwendige Sofortmaßnahmen gesundheitspolitischer Art,
- Durchführung von Analysen zur Rationalisierung in der medizinischen Betreuung und Versorgung.

Die umfangreichen Aufgaben des Gesundheitswesens in den nächsten Jahren erfordern für die anstehenden Entscheidungsprozesse nicht nur hinreichende Planungs- und Orientierungsdaten, sondern darüber hinaus im Hinblick auf die Gewichtsverlagerung von der kurativen zur präventiven Medizin eine entsprechend koordinierte Planung und Durchführung gezielter Maßnahmen [vgl. 90, S. 43].

4.1.3 Systemstruktur

Das Modell eines MEDIS baut sich als Rechnerverbundsystem auf. Es besteht aus einem zentralen medizinischen Auskunftssystem sowie regional eingesetzten Datenverarbeitungssystemen (Regionalrechner). An das MEDIS können unter Beachtung der rechtlichen Vorschriften (z. B. Datenschutzbestimmungen) funktional eingesetzte EDV-Systeme z. B. Krankenhausrechner, Funktionsbereichsrechner, Forschungsrechner usw. direkt oder hierarchisch gestaffelt angeschlossen werden. Ferner ist das MEDIS über Datenfernverarbeitung, aber auch off-line, für berechtigte Benutzer zugänglich (Abb. 23). Dies gilt besonders auch für die niedergelassenen Ärzte und die Einrichtungen des öffentlichen Gesundheitsdienstes [vgl. 90, S. 44 f.].

Modelle dieser Art beinhalten unter dem Aspekt der integrierten Datenverarbeitung das koordinierte Zusammenwirken aller für die medizinische Betreuung und Behandlung der Bevölkerung direkt oder indirekt erforderlichen Bereiche des Gesundheitswesens im Rahmen der sich vollziehenden informationellen Prozesse. Geht man bei der Projektierung dieser Prozesse über die Gesundheitseinrichtungen hinaus, so gelangt man zu integrierten Datenverarbeitungssystemen höherer Ordnung. Ihre Verwirklichung bedarf der Untersuchung in zwei Richtungen [vgl. 69]:

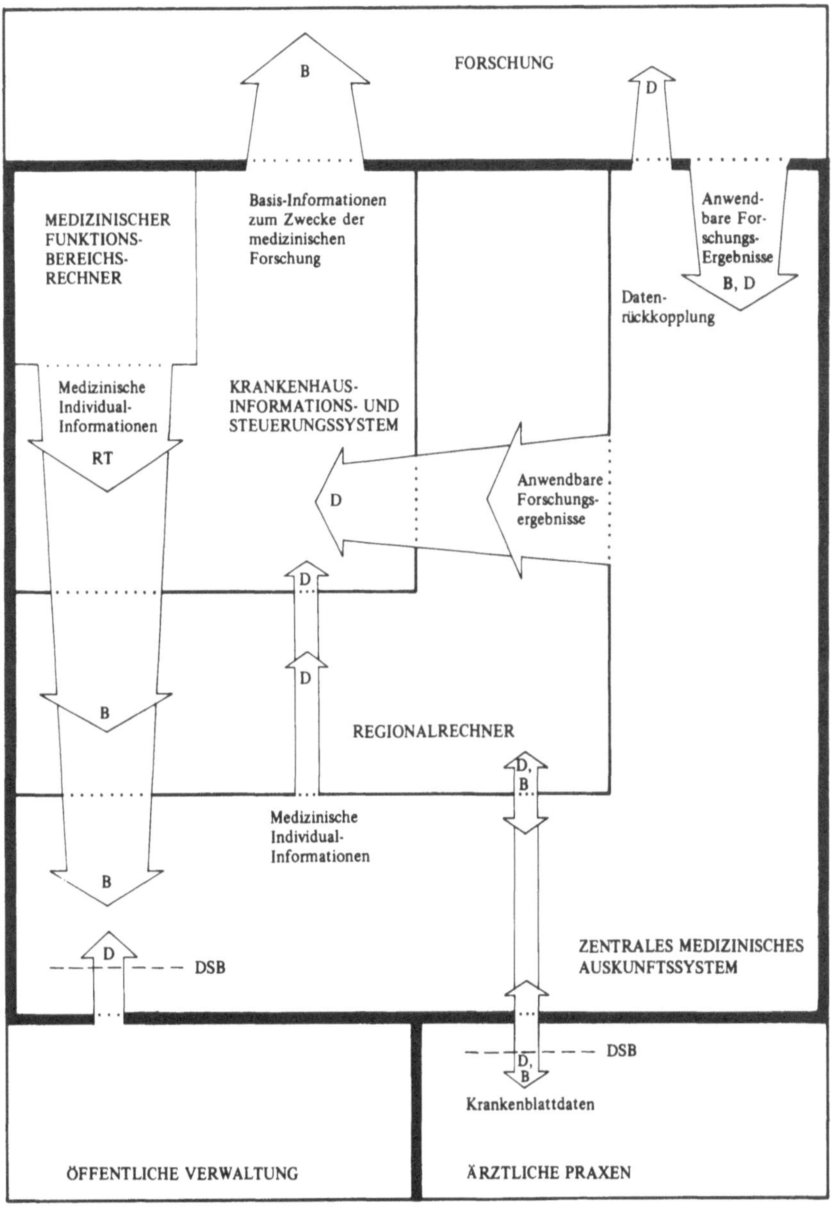

B: Stapelbetrieb (Batch)
D: Dialogbetrieb
RT: Real-Time-Verarbeitung
DSB: Datenschutzbestimmungen

Abb. 23 Schema der Informationsbeziehungen im MEDIS [90, S. 48]

1. Systeme integrierter Informationsverarbeitung mehrerer Einrichtungen des Gesundheitswesens in einer Region basieren auf bereits bestehenden, entsprechenden Modellen in einzelnen Gesundheitseinrichtungen. Der Integrationseffekt ist hier zunächst in einem abgestuften und abgestimmten System der medizinischen Betreuung zu gewährleisten. Dabei kann der Integrationsweg auch über eine Region hinausgehen, insbesondere wenn ein Territorium in mehrere Teilregionen aufgegliedert ist.
2. Die Modelle integrierter Informationsverarbeitung im Gesundheitswesen beinhalten zugleich die Modelle der Planung und Leitung des Gesundheitswesens in der Gesamtregion. Hier ist die Integration sowohl vertikal als auch horizontal innerhalb der jeweiligen Entscheidungs- und Ausführungsebenen anzustreben.

4.2 Zuordnung medizinischer Informationen

Um Informationen wirksam zu nutzen, bedarf es einer einheitlichen und zuverlässigen Erkennung sowie Zuordnung der Daten. Während die Erkennung medizinischer Daten in einzelnen Bereichen erhebliche Schwierigkeiten bereiten kann, bestehen in der Zuordnung nach Ort und Zeit der Entstehung sowie nach Person und/oder Prozeß der zur Informationsbildung heranzuziehenden Daten keine wesentlichen Probleme.

4.2.1 Informationsquellen

Als Informationsquellen, die ihre anfallenden Daten als Basis für eine medizinische Datenbank zur Verfügung stellen, sind zu nennen [vgl. 90, S. 49 ff.]:

1. Krankenanstalten

Die Krankenhäuser stellen mit ihren verschiedenen Funktionsbereichen heterogene Informationsquellen dar, wobei jedoch die einzelnen Funktionsbereiche als weitgehend homogene Informationsquellen betrachtet werden können. Zu den in den verschiedenen Krankenhäusern vergleichbaren Funktionen gehören insbesondere:

a) Erfassung von Personaldaten

b) Erfassung von Aufenthaltsdaten

c) Erfassung von Status- und Anamnesedaten

d) Erfassung von Daten der diagnostischen Leistungen wie u. a.
   - klinisch-chemische und hämatologische Diagnostik
   - kardiologische Diagnostik
   - nuklearmedizinische Diagnostik
   - Röntgendiagnostik
   - Lungenfunktionsprüfung

e) Erfassung von Daten therapeutischer Leistungen wie u. a.
   - Operation
   - medikamentöse Therapie
   - Pflege
   - Verdachts- und Abschlußdiagnose

2. *Öffentlicher Gesundheitsdienst*

Der öffentliche Gesundheitsdienst kann Daten aus den bereits laufend geführten Dateien liefern, die auszubauen und zu verbessern sind. Hierbei kommen vornehmlich in Frage:

a) Daten aus dem Medizinalwesen (einschließlich technischer Hygiene) für zentrale Planungsaufgaben und Statistiken im Bereich Gesundheitswesen und Umweltschutz,
b) Daten aus der Medizinalaufsicht und den Ärztekammern (insbesondere Daten über registrierte erwerbstätige oder nichterwerbstätige Berufsangehörige des Gesundheitswesens, über Medizinal- und Medizinalhilfspersonen),
c) Daten über Einzelpersonen aus dem Bereich der Gesundheitsfürsorge und -vorsorge (vornehmlich Daten der Tbc-Fürsorge, der Säuglings- und Kleinkinderfürsorge, der Geschlechtskrankenfürsorge, der Drogen- und Alkoholikerfürsorge, des sozialpsychiatrischen Dienstes, der Behindertenfürsorge, der schulärztlichen Untersuchungen sowie über Impfungen verschiedener Personenkreise).

„Unter dem Gesichtspunkt der Vergleichbarkeit erfaßter Daten ist der öffentliche Gesundheitsdienst somit neben den Krankenanstalten wohl am ehesten geeignet, Verfahren der Identifikation, Klassifizierung und Standardisierung in der Praxis anzuwenden“ [90, S. 51].

3. *Niedergelassene Ärzte*

Bei den niedergelassenen Ärzten (einschließlich Fachärzte, Gruppen- und Gemeinschaftspraxen usw.) fallen für den einzelnen Patienten je nach Inanspruchnahme in verschiedenen Zeitabschnitten Daten unterschiedlicher Art und Menge an. Diese Daten werden

a) zum Teil untereinander dupliziert infolge von Überweisungen, oder
b) sie sind bereits im Bereich der Krankenanstalten erfaßt worden.

Um Doppelerhebungen zu vermeiden, ist ein weitgehend *standardisiertes, EDV-gestütztes Krankenblatt* zu schaffen, das die vollständige und kontinuierliche Erfassung von Gesundheitsdaten der Bevölkerung zum Ziel hat.

Die vollständige Einbeziehung der niedergelassenen Ärzte in das MEDIS dürfte kurzfristig nicht durchführbar sein, auch wenn dies im Interesse einer Praxis-Rationalisierung und Verbesserung der Informationsmöglichkeiten der Praktiker, die letztlich wieder den Patienten zugute käme, wünschenswert wäre. Eine Möglichkeit, zumindest die Basisdaten einer jeden Behandlung (mit geringen Ausnahmen) zu erfassen, besteht über die Einrichtungen der kassenärztlichen Vereinigung, die über die gestellten Diagnosen, durchgeführten Therapien sowie über den Therapieerfolg unterrichtet werden. Sie sind daher schon frühzeitig beim Aufbau eines MEDIS heranzuziehen. Schließlich kann das MEDIS diesen Einrichtungen dann auch wieder für deren Planung entsprechende Unterlagen mit umfassendem Datenmaterial liefern. Mit der zu erwartenden Zunahme EDV-gestützter Abrechnungssysteme kann dies auch äußerst rationell erfolgen.

4. Diagnostische Zentren

Art und Umfang der im ambulanten diagnostisch-technischen Bereich anfallenden Daten sind in Diagnosezentren im wesentlichen gleich zu behandeln wie in den entsprechenden Funktionsbereichen der Krankenhäuser.

5. Medizinische Forschung

Ein wesentlicher Unterschied in der Art der Datenquelle liegt bei den Einrichtungen der medizinischen Forschung im Gegensatz zu den Krankenanstalten darin, daß für spezifische Forschungsprobleme spezielle Informationen benötigt werden, die im allgemeinen für den medizinischen Routinebetrieb nicht relevant sind. Da diese forschungsrelevanten Daten häufig noch mit routinemäßig erhobenen Daten korreliert werden müssen und selbst wieder die routinemäßig erhobenen Daten ergänzen können, ist ihre Einbringung, soweit es der Charakter des jeweiligen Projekts zuläßt, anzustreben. Da die medizinische Forschung für die Anwender diagnostischer und therapeutischer Maßnahmen richtungsweisend ist, hat das MEDIS die anwendbaren Forschungsergebnisse den berechtigten Benutzern zugänglich zu machen.

4.2.2 Datenkategorien

Eine *Datenkategorie* faßt eine Menge von Daten zusammen, die sich vergleichbar erheben, speichern, verarbeiten und ausgeben läßt. Sieht man von den Daten des öffentlichen Gesundheitswesens ab, die bereits weitgehend standardisiert und somit relativ leicht in ein integriertes Informationssystem einzubringen sind, so kann man unter dem Aspekt der Beteiligung möglichst vieler Bereiche und Einrichtungen des Gesundheitswesens an einem MEDIS eine grobe Einteilung in folgende Datenkategorien[1] vornehmen:

- Identifikationsdaten,
- ergänzende Daten zur Person,
- medizinische Risikodaten,
- Aufenthaltsdaten (Behandlungsdaten),
- Voraussetzungsdaten,
- diagnostische Daten,
- therapeutische Daten,
- Verlaufsdaten.

4.2.2.1 Identifikationsdaten

Eine wesentliche Voraussetzung für eine gemeinsame medizinische Datenbank unterschiedlicher Benutzer und Datenlieferanten ist die eindeutige Identifikation der logischen Einheiten der Datenbasis. Da die Datenbasis für wesentliche Aufgaben personenbezogen strukturiert sein muß, ist die zuverlässige und eindeutige Identifikation der Person, über die Daten zu erheben sind, eine unabdingbare Notwendigkeit.

Personenidentifikation:

Bereits heute existieren für die verschiedensten Zwecke eine Fülle verschiedenster Systeme zur Personenidentifikation, so daß dringend eine Vereinheitlichung geboten ist.
Die Identifikation nach Ort und Zeit der Entstehung medizinischer Daten und nach der für sie verantwortlichen Person ist eine technische Aufgabe, die keine besonderen Schwierigkeiten bereitet. Die Identifikation nach der Person, an der die medizinischen Daten gewonnen sind, erfordert allerdings in irgend einer Form die Verwendung eines einheitlichen Personen-Kennzeichens.

1 Nachfolgende Darstellung der einzelnen Datenkategorien lehnt sich eng an die Ausführungen in [90, S. 54 ff.] an.

Wie in vielen anderen Ländern so wird gegenwärtig auch in der Bundesrepublik Deutschland ein allgemeines Personen-Kennzeichen vorbereitet, das voraussichtlich 1976/77 eingeführt werden soll. Voraussetzungen für die Anwendung eines allgemeinen Personen-Kennzeichens innerhalb eines MEDIS sind:

- sichere und leichte Anwendbarkeit,
- jederzeitige Verfügbarkeit und
- zuverlässige Rekonstruktion.

Zwar kann das MEDIS ein allgemeines Personen-Kennzeichen verwenden, doch haben die vorbereiteten Kennzeichen den Nachteil, daß sie aufgrund einer in ihnen enthaltenen fortlaufenden Numerierung praktisch nicht rekonstruierbar sind. Damit benötigt man dann allerdings zur Feststellung des Kennzeichens einer Person stets die Ausweispapiere. Da das beabsichtigte System außerdem die Ausländer nicht erfaßt, ist die Einführung einer regionalen Identifikations-Zahl, die unveränderlich, so selektiv wie möglich und bei Kenntnis grundlegender Personenangaben rekonstruierbar sein muß, neben dem allgemeinen Personen-Kennzeichen erforderlich.
Eine solche *I-Zahl* kann aus Geburtsdatum, Anfangsbuchstaben des Geburtsnamens, Geschlechtsidentifikation und Prüfziffer gebildet werden. Die Verwendung eines Wohnortschlüssels nach dem Beispiel Skandinaviens [vgl. 4, S. 104] ist problematisch, weil dieser die I-Zahl variabel gestaltet.

Fallidentifikation:

Der Teil des Datenbestandes, der nur mittelbar zu einer Person gehört, ist nach den einzelnen Fällen aufzugliedern, in denen medizinische Daten zur Person anfallen. Zur Fallidentifikation gehören:

- Angaben des Erhebenden (wo taucht der Fall auf). Ein hierfür geeigneter Schlüssel gibt gleichzeitig Aufschluß über die betreffende Fachabteilung.
- Angaben zur internen Fallidentifikation (z. B. Aufnahmenummer) des Erhebenden, da häufig bei einem Erhebenden ein Patient mehrfach erscheinen muß und dann nur über die interne Fallidentifikation auf die Originalakten, die am Anfang für einige Zeit unverzichtbar sind, zugegriffen werden kann.

4.2.2.2 Ergänzende Daten zur Person

Hier handelt es sich um Angaben, die nicht zur unmittelbaren Identifikation eines Patienten gehören, jedoch allgemeine Merkmale beschreiben, die zusammen mit medizinischen Daten weitere Aufschlüsse geben können:

- Wohnort,
- Arbeitsort,
- Beruf,
- Krankenkasse.

Dabei kann eine geeignete Verschlüsselung dieser Zusatzinformationen zu einer möglichst geringen Speicherplatzbelastung beitragen.

4.2.2.3 Medizinische Risikodaten

Diese Angaben enthalten besonders wichtige Merkmale einer Person, deren unverzügliche Kenntnis für eine sachgerechte Behandlung notwendig ist *(Gefährdungs-Kataster)*. Auch für diese Angaben ist eine entsprechende Verschlüsselung vorzusehen.

4.2.2.4 Aufenthaltsdaten

Daten über den Aufenthalt bzw. die Behandlung von Patienten in einem Krankenhaus sind für Krankenhausvergleiche, aber auch u. a. zur Fallidentifizierung und -beurteilung wichtig. Dem Zweck der zeitlichen Zuordnung eines Falls dienen Angaben über:

- Aufnahmetag,
- Entlassungstag,
- Verlegungstag,
- ambulante Besuche.

Die Einordnung eines Falls in das System der medizinischen Betreuung wird ermöglicht durch Angaben über:

- Aufnahmeanlaß,
- Aufnahmeart (z. B. Überweisung von wem),
- Entlassungsanlaß,
- Entlassungsart (Entlassung wohin),
- Verlegungsanlaß,
- Verlegungsart (Verlegung wohin).

Diese Angaben sind ebenfalls durch einfache Schlüssel darstellbar.

4.2.2.5 Voraussetzungsdaten

Grundlegend notwendige Informationen für die medizinische Betreuung eines Falls liefern die sogenannten Voraussetzungsdaten aus:

1. Anamnese

- Grundanamnese (z. B. frühere Krankheiten, Behandlungen, Medikamentengebrauch, Familienkrankheiten usw.)
- Spezialanamnese (auf Fachdisziplinen bezogen)

2. Status praesens

- allgemeiner Status (wird prinzipiell für alle Patienten erhoben)
- spezieller Status (auf den Krankheitstyp bezogen)

3. Einweisungsdiagnose und -fragestellung

4.2.2.6 Diagnostische Daten

Zweifellos stellen die Diagnosen die wichtigste der erwähnten Datenkategorien dar. Ihre Behandlung erweist sich als besonders schwierig. Die vorhandenen Schlüsselsysteme (insbesondere ICD und ICD/E) sind allenfalls für statistische Zwecke verwendbar, auf den Einzelfall lassen sie kaum schließen; für Forschungszwecke sind sie meist sogar ungeeignet. Doch ist für die überregionale Zusammenarbeit die Verwendung der ICD-Schlüssel zu empfehlen, da sie international akzeptiert sind. Diagnoseangaben in Klartext kommen zwar dem Mediziner sehr entgegen, bereiten aber durch linguistische Probleme (Synonyme u. ä.) erhebliche Schwierigkeiten. Außerdem erfordert eine weitgehende Klartextspeicherung großen Speicheraufwand. Daher empfiehlt sich die Entwicklung einer Klassifikation, die es erlaubt, die Klartextformulierung einer Diagnose als Basis für eine verschlüsselte Darstellung zu benutzen. Eine derartige Verschlüsselung muß sich automatisch gewinnen lassen und auch subtileren Forschungs- und Statistikzwecken genügen. Der Zeichenbedarf je Diagnose eines solchen Klassifikations-Systems dürfte bei 8 bis 10 Stellen liegen. Ist der Zeichenbedarf allerdings höher zu veranschlagen, so ist zu überlegen, in welchem Maße hier die Mikrofilmtechnik im Zusammenwirken mit EDV-Anlagen Einsatz finden kann. Dann kann weitgehend auf eine Klassifikation der Diagnosen verzichtet werden, da die Klartextspeicherung auf Mikrofilm so gut wie kein Speicherplatzproblem kennt.

Im einzelnen gehören zu den diagnostischen Daten alle Ergebnisse spezifischer diagnostischer Untersuchungen (Befunde) mit Ausnahme trivialer Informationen über Körpertemperatur, Pulsfrequenz usw., die zu den Verlaufsdaten gezählt werden. Die Einteilung diagnostischer Daten kann in Anlehnung an die verschiedenen medizinischen Funktionsbereiche vorgenommen werden:

1. Klinisch-chemische und hämatologische Diagnostik

Der größte Teil der hier anfallenden Daten sind digitale Meßergebnisse, in einigen Fällen auch Analogdaten (z. B. bei der Elektrophorese), die zur EDV-gerechten Weiterverarbeitung erst digitalisiert werden müssen. Wichtige Faktoren dieser Datenkategorie sind:

- Vergleichbarkeit der Ergebnisse und
- Trennung trivialer Daten von nichttrivialen.

Geeignete statistische Verfahren können Vergleichbarkeit und Reproduzierbarkeit der ermittelten Werte sichern. Qualitätskontrollen überwachen Präzision, Richtigkeit und Plausibilität der Meßergebnisse. Darauf aufbauend ermöglicht gegebenenfalls eine Prozeßsteuerung der Analysengeräte eine effiziente Automatisierung des Laboratoriums.

2. Röntgendiagnostik

Da das Röntgenbild im allgemeinen nur subjektiv durch die Interpretation des Arztes auswertbar ist, hat hier die Einteilung in aufzubewahrende Originalbelege und ihrer Auswertung zu erfolgen. Die bei der Auswertung anfallenden Befunde lassen sich klassifizieren, wobei es zumindest zwei Möglichkeiten gibt:

- Standardisierung der Befundung zum Zweck einer einheitlichen Dokumentation (z. B. nach System ORVID);
- Vornahme einer traditionellen Befundung und anschließender Grobverschlüsselung sowie Mikroverfilmung von Befundung und Röntgenaufnahmen.

Das erste Verfahren ist sehr speicherplatzaufwendig und technisch nur in beschränktem Umfang (z. B. für Forschungszwecke) realisierbar. Das zweite Verfahren ist zwar teils personalaufwendig, aber EDV-technisch anspruchsloser und robuster und daher auch wohl eher realisierbar.

3. Nuklearmedizinische Diagnostik

In der nuklearmedizinischen Diagnostik lassen sich die Informationen überwiegend aus digitalen Daten oder entsprechenden graphischen Darstellungen gewinnen. Im Gegensatz zur Röntgendiagnostik liegen in der Nuklearmedizin brauchbare Verfahren für die automatische Auswertung graphischer Organdarstellungen vor, so daß mit verstärkter praktischer Anwendung dieser Verfahren zu rechnen ist.

4. Histologie

Histologische Befunde fallen an viel weniger Stellen an als Labor- oder Röntgenbefunde. Ihr Eingang in ein Informationssystem ist somit technisch einfacher zu lösen. Andererseits besteht in diesem Bereich zwischen den Bedürfnissen von Forschung und Praxis ein erheblicher Unterschied, da letztere weniger an spezifischen Details interessiert ist, sondern vor allem, ob eine Diagnose histologisch abgesichert werden kann.

5. Bakteriologie und Mikrobiologie

Die überwiegend numerisch und somit ziffernmäßig leicht darstellbaren Daten dieses Bereichs fallen ohnehin meist zentral an. Ihre Aufnahme in das MEDIS bedeutet daher technisch gesehen kein Problem.

6. Endoskopische Diagnostik

Die Daten, die hier anfallen, sind meist von ähnlicher Art wie in der Histologie; zum Teil schließen sich auch histologische Untersuchungen an die endoskopischen an. Daher können diese Daten in standardisierten Protokollen oder in klassifizierten Befunden festgehalten werden.

7. Physiologie (EKG, EEG, Lungenfunktionsprüfung usw.) und Intensivpflege

Hierbei handelt es sich überwiegend um analoge Daten, die zunächst meist graphisch aufgezeichnet werden. Die Speicherung der analogen Daten in EDV-gestützten Informationssystemen dürfte eher die Forschung interessieren. Vom medizinischen Aspekt der Diagnose und Behandlung wäre eher eine Speicherung im numerischen Bereich von ausgewählten diskreten Ergebnissen, im nichtnumerischen Bereich von abgeleiteten Befunden in Form von Notationen einer Klassifikation sinnvoll.

8. Sonstige Diagnosemethoden

In fast allen Fachbereichen der Medizin gibt es noch weitere fachspezifische Diagnosemethoden, die sowohl unter Forschungsgesichtspunkten als auch im Einzelfall wichtig sind. Es handelt sich dabei vornehmlich um Daten, die ähnlich wie die der Röntgendiagnostik erst formalisiert werden müssen (z. B. in der Cytologie) oder die wie in den chemisch-pharmakologischen und bakteriologischen Bereichen bereits als numerische Meßergebnisse bzw. mit Hilfe von Ziffern als leicht darstellbare Daten anfallen (z. B. in der Endokrinologie und Mykologie).

4.2.2.7 Therapeutische Daten

Die bei der medizinischen Behandlung anfallenden Informationen bestehen meist aus einer Mischung von subjektiv und objektiv erfaßbaren Daten. Unter dem Gesichtspunkt der Vergleichbarkeit von Ergebnissen sind gerade hier geeignete Methoden von Klassifizierung und Standardisierung der Merkmalsausprägungen wichtige Voraussetzungen für eine automatisierte Informationsverarbeitung.

1. Operationen

Operationen als Hauptelemente der Therapie liefern unverzichtbare Informationen:

- Operationsangabe: Für diese einfachste Datenkategorie, die anzeigt, um welche Operation es sich handelt, liegt noch kein allgemein anwendbares Schlüsselungssystem vor. Bei dessen Entwicklung wäre zu beachten, daß es auch Interdependenzen mit dem Diagnoseschlüssel aufweist, da viele Diagnosen mit den erforderlichen Operationen zusammenhängen.
- Formale Angaben zur Operation: Zeitpunkt, Ort, ausführendes Operationsteam usw.
- Verlaufsangaben: Verlauf der Operation mit Angaben über etwaige Komplikationen, Erfolg usw.

2. Strahlen- und Nukleartherapie

Da diese Therapie von nachhaltiger Wirkung ist und in der Nähe von Risikofaktoren liegt, bedarf sie besonderer Aufmerksamkeit. Die anfallenden Daten sind bereits formalisiert und meist numerisch (Strahlungsdosen usw.).

3. Physikalische Therapie

Die hier anfallenden Informationen setzen sich vorwiegend aus Angaben über Therapieart, Zeitpunkt und Länge der Behandlungen sowie den Erfolg zusammen. Für diese Daten ist ebenfalls eine Verschlüsselung vorzusehen.

4. Arzneimitteltherapie

Die Erfassung verabreichter Medikamente ist schwierig. Ferner tritt hier das Problem der Trivialdaten bzw. der Daten auf, die bereits durch andere Angaben (z. B. erforderliche Prämedikation) abgedeckt sind. Von Interesse für eine weitgehend automatisierte Informationsverarbeitung sind daher nur Fälle, in denen die Verabreichung von Arzneien den Schwerpunkt der Therapie darstellt.

5. Sonstige therapeutische Daten

Neben den genannten Datenkategorien fallen noch weitere Daten an, die eine Therapie kennzeichnen (z. B. Informationen über eine psychiatrische Behandlung). Hier muß in jedem Fall festgestellt werden, inwieweit eine Standardisierung der Befunde überhaupt möglich und die Einbeziehung dieser Daten in ein MEDIS sinnvoll ist.

4.2.2.8 Verlaufsdaten

Zu diesen Daten gehören insbesondere die im pflegerischen Bereich anfallenden Informationen wie Angaben über Arzneimittelverabreichung, Körpertemperatur,

Pulsfrequenz sowie über triviale Befunde wie z. B. die Blutsenkung. Sonst lassen sich im Pflegebereich keine für ein MEDIS relevanten Daten gewinnen. Andere dort erfaßbare Daten kann man aber zur betriebsinternen Steuerung verwenden.

4.3 Bestimmungsfaktoren der automatisierten und integrierten medizinischen Informationsverarbeitung

Unter *automatisierter und integrierter medizinischer Informationsverarbeitung* sollen in diesem Zusammenhang alle für die Funktionsfähigkeit des MEDIS notwendigen Prozesse der Erfassung, Verknüpfung, Verdichtung, Standardisierung, Speicherung und Ausgabe von Daten zu quantifizierbaren Nachrichten verstanden werden, die nach ihrer Interpretation oder Kombination zur Entscheidungsbildung führen.

Noch vor der eigentlichen hard- und softwaremäßigen Systembestimmung des MEDIS sind die Voraussetzungen und grundlegenden Bestimmungsfaktoren zu analysieren und festzulegen. Dazu gehören insbesondere:

- Vollständigkeit der Aufnahme des medizinisch relevanten Datenmaterials,
- Aktualität des Datenmaterials,
- Datenauswahl und Datenreduktion,
- Erschließungsmodus des Datenmaterials,
- Datensicherung und Datenschutz,
- Flexibilität im Aufbau,
- Leistungsfähigkeit und Wirtschaftlichkeit.

Dabei ist zu berücksichtigen, daß das MEDIS als mit unterschiedlichen Benutzern kooperierendes System zu betrachten ist. Dies impliziert die Schaffung dezentraler, funktionaler Einheiten auf den verschiedenen hierarchischen Ebenen der Datenlieferung, -verarbeitung und Systembenutzung.

4.3.1 Ebenen der Informationsverwendung

Die im Gesundheitswesen anfallenden Informationen unterschiedlichster Art sind entsprechend den differenzierten Benutzerwünschen zu verarbeiten. Dabei läßt sich die Informationsverwendung *horizontal* in zwei Ebenen einteilen:

- *Verwaltungsebene,*
- *medizinische Ebene.*

Innerhalb jeder Ebene läßt sich wiederum eine Bildung von Ebenen der Informationsverwendung in *vertikaler* Richtung vornehmen.

Im Vordergrund dieser Betrachtung steht die medizinische Ebene. Doch soll in diesem Zusammenhang kurz auf die *Verwaltungsebene* eingegangen werden. Auch diese läßt sich *vertikal* einteilen in

– Management der Gesundheitsfachverwaltung und
– Management des allgemeinen Krankenhauses.

Besonders die Betriebsleitung des allgemeinen Krankenhauses *(Hospital-Management)* hat Aufgabenbereiche wahrzunehmen, die denen eines industriellen Betriebes gleichen.

Die Verarbeitung betrieblicher Krankenhausdaten übernimmt im Rahmen des MEDIS das Krankenhaus-Informations- und Steuerungssystem (KISS). Da das Krankenhaus die eigentliche Stätte der Dienstleistungserstellung ist, während die Gesundheitsfachverwaltung vorwiegend übergeordnete Aufgaben der Planung, Koordinierung und Überwachung erfüllen muß, sind die Aufgabenbereiche des Managements eines Krankenhauses im Hinblick auf seinen Informationsbedarf von besonderem Interesse. Es ist Aufgabe der Betriebsleitung, alle Einzelleistungen der ärztlichen Behandlung, der Pflege sowie der Unterbringung und Verpflegung der Patienten planmäßig zu gestalten und den reibungslosen Ablauf aller Arbeiten auf den Pflegeeinheiten, in den Behandlungsabteilungen und im Versorgungsbereich sicherzustellen. Die Krankenhausverwaltung sorgt ferner für Personalführung und -bestand sowie für Finanzen und Vermögenswerte. Sie sichert die Sachbestände, disponiert sie und führt die Rechnungslegung durch. Ihre wesentlichen Aufgaben lassen sich in folgende Bereiche einordnen:

a) Planung, Organisation und Kontrolle
b) Finanz-, Kassen- und Rechnungswesen
c) Personalverwaltung
d) Beschaffung und Lagerhaltung

Beim Einsatz der EDV in der Krankenhausverwaltung erhält das Leistungsabrechnungswesen die benötigten Informationen über eigene Dateien (z. B. Kostenträgeranschriftendatei, Krankenhausstammdatei, Gebührensätze, Nebenleistungsverzeichnis usw.) und aus dem medizinischen Leistungswesen. Somit kann etwa wöchentlich die Rechnungsschreibung mit Debitorenbuchung und Mahnverfahren für ambulante und stationäre Behandlungen aller Pflegeklassen und an alle Kostanträger erfolgen.

Besonders effektiv kann die EDV in der Lagerhaltung eingesetzt werden, insbesondere für eine laufende Bestandskontrolle für Zentral- und Zwischenlager. Derartige Kontrollberichte können für Nahrungsmittel, Medikamente und sonstige Verbrauchsgüter erstellt werden. Sie enthalten Angaben über Verbrauch und Bestand je Artikel und liefern Kostenübersichten und Inventurstatistiken. Eine EDV-gestützte Lagerhaltung kann bis zur automatischen Schreibung von Warenbestellungen auf der Grundlage eines entsprechenden Beschaffungs- und Lagerhaltungsmodells reichen.

In der *medizinischen Ebene* der Informationsverwendung steht die Verarbeitung und Speicherung der medizinischen Patientendaten im Vordergrund, die während einer Behandlung anfallen. Selbst wenn das traditionelle Krankenblatt vollständig durch ein die gleichen Angaben enthaltendes *EDV-geführtes Krankenblatt* ersetzt würde, was derzeit nicht absehbar ist, fielen immer noch Originalbelege in Form von Röntgenaufnahmen, EKGs, Szintigrammen usw. an. Derartige Belege verbleiben zweckmäßigerweise zunächst am Ort ihrer Erstellung. Dies gilt auch für die *traditionellen Krankenblätter.*

Davon abzuheben ist das Problem der Zielprojektion eines EDV-geführten Krankenblatts. Bei diesem lassen sich drei vertikale Ebenen der Informationsverwendung des Krankenblatts unterscheiden:

1. das Realzeit-Krankenblatt, das während des Aufenthalts eines Patienten in oder an einer medizinischen Einrichtung geführt wird,
2. das Krankenblatt, das nach der Entlassung eines Patienten bei der betreffenden Einrichtung verbleibt, entweder
   - als Ersatz für die traditionelle „hard copy"-Akte oder
   - als erleichterte Zugriffsmöglichkeit für die traditionelle „hard copy"-Akte,
3. das im MEDIS *zentral* geführte Krankenblatt, auf das von den verschiedenen Benutzerebenen zugegriffen werden kann.

Da die Anforderungen an jede dieser Einsatzmöglichkeiten unterschiedlich sind, werden auch entsprechend differenziert die verschiedenen Datenkategorien beteiligt sein. Die Breite des Datenmaterials wird mit aufsteigender Ebene eingeschränkt, d.h. das Realzeit-Krankenblatt umfaßt die meisten, die krankenhausinterne Akte weniger und die Zentralakte die wenigsten Datenkategorien. Geht man davon aus, daß das Realzeit-Krankenblatt prinzipiell alle zu einem Patienten erhobenen Daten enthalten soll, jedoch datenverarbeitungstechnisch nur dann realisierbar ist, wenn jedem Krankenhaus eine eigene, ausreichend große EDV-Anlage zur Verfügung steht, so ist diese Überlegung aus den weiteren Betrachtungen auszuschließen, sofern man nicht an den Einsatz des Mikrofilms mit EDV-unterstützter Wiederauffindung mikroverfilmter Akten denkt.

Für die krankenhausinterne Akte gilt, daß diese bei Ersatz der traditionellen Krankenakte nur die wirklich trivialen Daten aus dem Realzeit-Krankenblatt aussondern kann, da sie im Zweifelsfall zur Klärung juristischer Probleme heranzuziehen ist. Die als Zugangsmedium zur traditionellen Krankenakte dienende EDV-geführte Patientenakte braucht nur jene Datenkategorien zu enthalten, die für das betreffende Krankenhaus wichtig sind und so häufig auftreten, daß eine von der „hard copy"-Akte getrennte Bearbeitung lohnend erscheint. Sie ist also sehr von den jeweiligen Bedürfnissen des Krankenhauses abhängig. Zunächst ist aber davon auszugehen, daß auf die traditionelle „hard copy"-Akte nicht verzichtet werden kann, selbst wenn sie nur auf Mikrofilm geführt wird. Somit kann der Typ der krankenhausinternen Akte gleichzeitig mit dem zentral geführten Krankenblatt behandelt werden.

Für die Zentralakte gilt jedoch eine Nebenbedingung, die für die krankenhausinterne Akte nicht besteht, denn die medizinischen Informationen aller Einrichtungen des Gesundheitswesens sowie der niedergelassenen Ärzte werden vom MEDIS patientenbezogen in einem EDV-geführten Krankenblatt zusammengestellt und über einen längeren Zeitraum gespeichert. Dies bedeutet, daß insbesondere solche Daten aufzunehmen sind, die in ihrer Aussagekraft über einen längeren Zeitraum möglichst invariabel sind, da sonst ein aufwendiger Änderungsdienst erforderlich wäre. Daher ist zu prüfen, welche Daten in das zentrale EDV-gestützte Krankenblatt eingehen sollen, und in welcher Weise die erforderliche *Datenreduktion* vorzunehmen ist [vgl. 90, S. 71].

4.3.2 Typisierung der Daten aufgrund ihrer Erfassung

Bei den Daten des zentralen EDV-geführten Krankenblatts sind grundsätzlich drei Typen zu unterscheiden [vgl. 90, S. 71 ff.]:

1. Numerische Daten, d.h. Daten, die als Meß- oder Zählergebnisse anfallen und an denen mathematische bzw. statistische Operationen vorgenommen werden können. Diese Daten fallen überwiegend bei voll- und/oder halbmechanisierten Geräten an. Sollen sie für das MEDIS verwendbar sein, so muß ihre Vergleichbarkeit gesichert sein. Dies erfordert vor allem eine Standardisierung der Analysenmethoden, Geräte, Meßverfahren und Kontrollmethoden. Besonders für die Durchführung einer weitgehend automatisierten Qualitätskontrolle sowie für die Behandlung analoger Daten, die erst digitalisiert werden müssen, und für Daten, die sehr schnell vorliegen müssen, ist die Datenverarbeitung zweckmäßigerweise in dezentralen Funktionsbereichsrechnern durchzuführen. Die von diesen EDV-Systemen, die an das MEDIS angeschlossen sind, erfaßten Daten können nach ihrer dortigen Feststellung und Kontrolle an das Gesamtsystem bereits speicherfähig abgegeben werden. Aus Gründen der Wirtschaftlichkeit wird jedoch ein gewisses Maß an Zentralisierung der EDV-Anlagen geboten sein. Langfristig kann dadurch eine Angleichung der ambulanten und stationären Versorgung im diagnostisch-technischen Bereich erzielt werden.

2. Zu den Daten aus nicht numerischen bzw. nur teilnumerischen Befunden, die sich aber standardisieren lassen, gehören insbesondere solche, die durch Auswertungen anderer Unterlagen (z. B. Röntgen-, EKG-Befunde, Diagnosen, OP-Beschreibungen usw.) entstehen. Für die Datenkategorien, die in das zentrale EDV-geführte Krankenblatt eingehen, sind geeignete Standards zu erarbeiten, die eine vergleichbare Erfassung, Speicherung und Auswertung ermöglichen.

3. Da sich die Medizin immer mit dem Einzelfall befaßt, ist stets damit zu rechnen, daß bei jedem Fall wesentliche Daten zu erfassen sind, die nicht zu den standardisierbaren Daten gehören. Diese können somit nur in der Form aufgenommen werden, in der sie anfallen, meist in Klartext.

4.3.3 Standardisierung des Krankenblatts

Die bisherigen Erfahrungen im Dokumentationswesen haben gezeigt, daß eine starre Standardisierung nur selten den Anforderungen kooperierender Informations- und Dokumentationssysteme gerecht werden kann. Daher ist man in vielen Fällen dazu übergegangen, in stärkerem Maße die Datenkategorien, nicht aber die Abfolge ihrer Verarbeitung zu standardisieren (Beispiele: DFG-Schema, Allgemeiner Datenerfassungskatalog der Bundesbehörden „ADEK").

Ein ähnliches Verfahren könnte auch für die medizinische Dokumentation empfehlenswert sein, indem man einen allgemeinen medizinischen Datenerfassungskatalog (AMEDEK) aufstellt, der auch für unterschiedliche Formen der Krankenblattführung ein allgemeines Schema von Datenkategorien vorgibt. Ein solcher Datenerfassungskatalog kann von allen Ärzten und medizinischen Einrichtungen benutzt werden, auch wenn sie sich dem MEDIS nicht anschließen. Der AMEDEK bildet somit die Grundlage für den Aufbau EDV-geführter Krankenblätter innerhalb des MEDIS. Derartige Krankenblätter müssen trotz einer möglichst weitgehenden Standardisierung so *flexibel* gehalten sein, daß sie den Anforderungen der frei praktizierenden Ärzte, der Krankenhäuser und des MEDIS nachkommen.

Datenverarbeitungstechnisch handelt es sich bei dem flexiblen EDV-geführten Krankenblatt (FLEK) um einen Datensatz, der in drei Abteilungen unterteilt ist [vgl. 90, S. 73 ff.]. Die einzelnen Abteilungen bestehen aus Feldern (z. B. für Name, Geburtsdatum, Laborbefunde usw.) variabler oder fester Länge. Die Definition der Feldart ist aus den jeweils im medizinischen Datenerfassungskatalog AMEDEK festgelegten Datenkategorien zu entnehmen, die je nach Verwendung des FLEK auszuwählen sind.

Die drei Abteilungen des FLEK sind folgende:

Abteilung I enthält die Identifizierungsdaten eines Patienten. Die Abteilung ist hinsichtlich Feldart und Feldzahl normiert, jedoch variabel in der Länge der einzelnen Felder.

Abteilung II nimmt die standardisierten und in Klassen erfaßbaren medizinischen Daten auf. Hier ist die Feldart im AMEDEK normiert, die Feldlänge bei Verwendung standardisierter Schemata meist festlegbar, während die Feldzahl in den dezentralisierten Verwendungsbereichen frei ist.

Abteilung III enthält die nicht standardisierten medizinischen Daten und steht somit den Bereichen der Medizin offen, in denen weder eine Standardisierung der Begriffe und Daten noch eine Klassifizierung der subjektiv erfaßbaren Daten möglich ist. Hier besteht also die Möglichkeit, notwendig erscheinende Zusatzinformationen in Freitext abzuspeichern. Der Umfang der Freitextspeicherung ist im einzelnen unter Berücksichtigung wirtschaftlicher Aspekte und im Rahmen der Speicherkapazität des EDV-Systems festzulegen. Feldart ist wiederum im AMEDEK festgelegt, während Feldlänge variabel und Feldzahl in den unteren Verwendungsebenen frei wählbar gestaltet werden kann.

Nach diesem Schema eines EDV-geführten Krankenblatts kann sich jeder an das MEDIS angeschlossene Teilnehmer individuell sein Krankenblatt zusammenstellen, wobei die *Kompatibilität* bei dennoch durchaus flexiblem Aufbau gesichert ist.

Für den Nachweis der wichtigsten medizinischen Daten eines Patienten, unabhängig von seinem Behandlungsort wird das FLEK nach bestimmten Kriterien in seinem Umfang reduziert und auf regionaler Ebene in einer den Funktionen des MEDIS angepaßten Form als zentrales EDV-geführtes Krankenblatt (ZEK) gespeichert und abrufbereit gehalten. Das ZEK erfordert zwangsläufig eine stärkere Standardisierung als das frei verwendbare FLEK und ist infolge der Datenauswahl und Datenreduktion als Untermenge der im FLEK erfaßten Daten zu verstehen.

4.3.4 Datenauswahl und Datenreduktion

Eine vollständige Speicherung der Daten aller Krankenakten sowie ein jederzeitiger Direktzugriff auf diese Daten würde bei einem ausschließlich EDV-bezogenen Systemaufbau bereits für eine Region von 1 bis 2 Millionen Einwohnern unvertretbar große Speicherkapazitäten erfordern. Daneben fielen umfangreiche Datenverarbeitungsprozeduren an, um die Daten zu verwalten

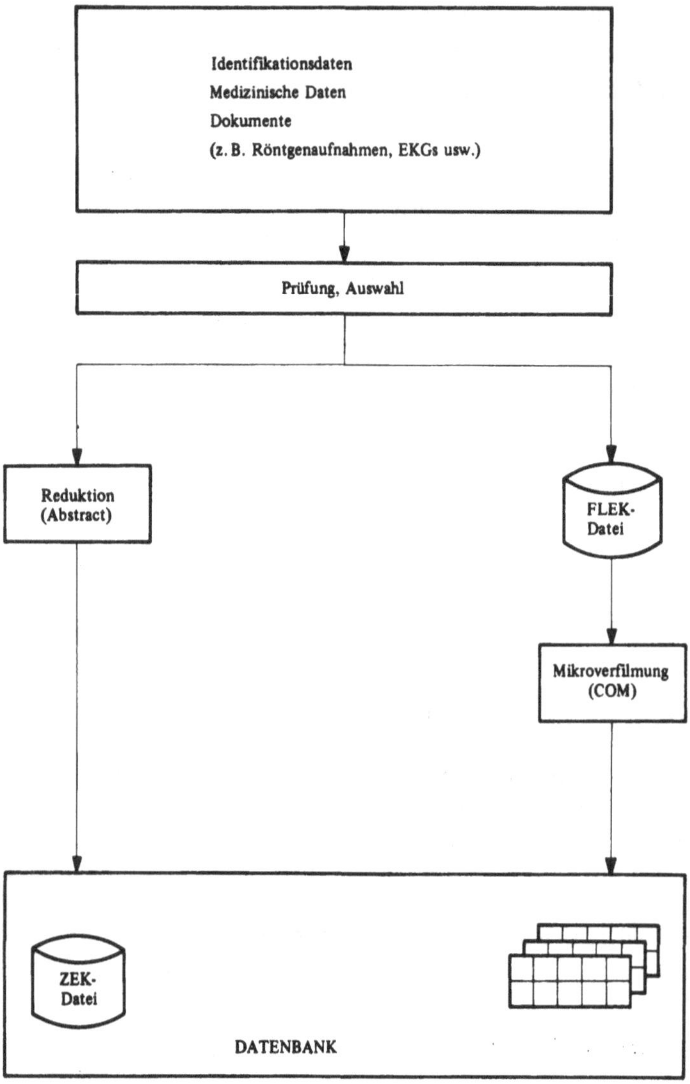

Abb. 24 Aufbau der Krankenblatt-Speicherung

und sie auf dem neuesten Stand abrufbereit zu halten. Unter Abwägung von Informationsbedarf, Informationsnutzen und den entsprechenden Kosten sollte in Hinblick auf die anfallende Datenmenge sowie ihre Auswahl und Reduktion folgendes System geschaffen werden (Abb. 24):
Das umfassende und individuell gestaltbare, flexible EDV-geführte Krankenblatt (FLEK) dient während der Behandlung eines Patienten, sei es im Krankenhaus, bei einem niedergelassenen Arzt oder bei einer sonstigen medizinischen Einrichtung, zur Aufnahme aller medizinisch relevanten Informationen. Das FLEK wird von einem Regionalrechner geführt und gleichzeitig in reduzierter Form als zentrales EDV-geführtes Krankenblatt (ZEK) dem Zentralsystem des MEDIS übergeben. Die gesamten Informationen des FLEK stehen nur während der Behandlung des Patienten in direktem Zugriff. Hernach wird das FLEK auf herkömmliche Art oder nach der COM-Technik mikroverfilmt, wobei die Zuordnung von ZEK-Abstracts und FLEK-Mikrofilmen über speziell zu diesem Zweck vergebene Dokumentationsnummern erfolgt. Ein EDV-gestütztes System zur Wiederauffindung mikroverfilmter Belege gestattet jederzeit den Zugang, wenn auch nicht direkt, zu allen Informationen, die in einem Krankenblatt eines Patienten je erfaßt worden sind.

Diese funktionale Teilung der Informationsverarbeitung der Krankenblattdaten in FLEK und ZEK erweist sich aus mehreren Gründen als durchaus vorteilhaft. Denn eine kurzfristige Speicherung aller Patientendaten der gerade in Behandlung befindlichen Personen ist technisch ohne prinzipielle Schwierigkeiten möglich und erfordert keinen all zu großen Speicheraufwand, da das umfassende Krankenblatt FLEK im Anschluß an eine beendete Behandlung elektronisch nicht mehr in vollem Umfang, sondern nur noch erheblich reduziert als ZEK gespeichert wird. Durch die jederzeitige Zugriffsmöglichkeit auf die Daten des ZEK bleibt der Vorteil eines zentralen Nachweises aller wichtigen medizinischen Daten eines Patienten unabhängig vom Behandlungsort gewahrt. Gleichzeitig trägt man der Tatsache Rechnung, daß ein umfassender Direktzugriff auf sämtliche Daten nicht erforderlich, technisch schwer beherrschbar und in dieser Form unwirtschaftlich ist. Dennoch gibt die Mikroverfilmung die Möglichkeit, dem Teilnehmer, der dem MEDIS angeschlossen ist, mit einer gewissen Zeitverzögerung alle bestehenden und medizinisch relevanten Daten über eine bereits einmal erfaßte Person zu liefern. Im praktischen Routinefall dürfte ein Zeitraum von etwa ein bis zwei Tagen bis zum Informationszugang vergehen, was für Randinformationen völlig ausreicht.

Dieser Systemvorschlag, der den Mikrofilm als Speichermedium für die Langzeitspeicherung aller Informationen vorsieht, elektronisch aber nur die Langzeitspeicherung reduzierter und verdichteter Informationen sowie die elektronische Kurzzeitspeicherung aller Informationen beinhaltet, dürfte datenverarbeitungstechnisch leichter erreichbar, erheblich kostengünstiger und störunanfälliger als ein ausschließlich auf EDV-Anlagen basierendes System sein. Außerdem stellt die Mikroverfilmung nicht nur ein günstiges Speichermedium dar, sondern auch eine im System implizite Datensicherung.

Nach der strukturellen Festlegung des zentralen Krankenblatts (ZEK) ist auf seine inhaltliche Bestimmung, d.h. die Beantwortung der Frage, welche Datenkategorien verbindlich in dieses Krankenblatt eingehen, aufzuzeigen. So sind, um nur in einem vertretbaren Maße Daten zu speichern, für das ZEK folgende Datenkategorien zu beachten [entnommen aus 90, S. 75 ff.]:

Abteilung I:

1. feststehende Daten
   - Personen-Kennzeichen
   - Identifikationsnummer
   - Name und Anschrift
2. variable Daten
   - liefernde Stelle
   - stelleninterne Identifikation
   - Aufnahme- und Entlassungsdatum
   - Aufnahmeanlaß
   - Entlassungsanlaß
   - überweisende Behandlungsstelle
   - übernehmende Behandlungsstelle

Abteilung II:

1. feststehende Daten
   - Risikodaten
   - einmalige Impfungen
2. verbindliche variable Daten
   - Diagnosen
   - Impfungen
   - medizinische Grunddaten
   - Fürsorge
   - Vorsorgeuntersuchungen
3. freigestellte variable Daten z. B.
   - Operationen
   - Anamnese

– diagnostische Hinweisdaten
– diagnostische Ergebnisdaten usw.

Abteilung III:

– diagnostische Besonderheiten
– therapeutische Besonderheiten
– freitextliche Ergänzung zum Status
– freitextliche Ergänzung zur Anamnese

Abteilung I ist voll standardisiert. *Abteilung II* ist in Feldart, Feldfolge und Feldanzahl festgelegt. Die im letzten Teil dieser Abteilung freigestellten variablen Daten stellen wesentliche medizinische Informationen dar. *Abteilung III* ist in Feldart und Feldanzahl festgelegt. Die Gesamtlänge ist hier begrenzt, nicht aber die Feldlänge jedes einzelnen Feldes. Relevanz der einzelnen Datenkategorien und Häufigkeit der Abfragen sind wesentliche Kriterien für die Datenauswahl und -reduktion sowie für etwaige Änderungen im Aufbau des EDV-geführten Krankenblatts.

4.3.5 Datenverarbeitung und Datenaustausch

Im Rahmen der kooperativen Datenverarbeitung und des Datenaustausches obliegen den an das MEDIS angeschlossenen Benutzern u. a. folgende Verarbeitungsschritte [vgl. 90, S. 78]:

1. Übermittlung der Personaldaten jedes Patienten zu Beginn und am Ende jeder Behandlung.
2. Durchführung standardisierter Untersuchungen (Labor u. ä.) für jeden Behandlungsfall und Bereitstellung der daraus resultierenden Ergebnisse in genormter Form für das MEDIS.
3. Ermittlung und Festlegung jeder Diagnose sowie deren Veränderung oder Ergänzung gemäß einer allgemein verbindlichen Klassifikation.

Bei Abschluß einer Behandlung und erfolgter Mikroverfilmung der in der Krankenakte erfaßten Daten sind grundsätzliche alle diagnostischen Informationen (Meßergebnisse u. ä.), die als „normal“ oder als „nicht pathologisch“ gelten, zu löschen und nicht in das zentral geführte Krankenblatt zu übertragen. Zuvor hat aber noch gegebenenfalls ein Datenaustausch mit den kooperierenden medizinischen Forschungseinrichtungen stattzufinden. Werte, die auf pathologische Bedingungen hindeuten und während einer Behandlung gespeichert wurden, sind dann nach vorgegebenen Normen zusammenzufassen, so daß lediglich Untersuchungsnummer, Durchschnittswerte, Bandbreite und Trend längerfristig gespeichert werden müssen [vgl. 90, S. 78].

4.4 Systemtechnische Soll-Rahmenkonzeption für das MEDIS

Als Modell für das MEDIS dient das *Multi-Satelliten-System* (MSS) [68]. Hier übernimmt ein großes zentrales EDV-System die Verarbeitung der von verschiedenen Satelliten-Rechnern gelieferten Daten. Daß sich die gemeinsame Datenbasis in Form einer medizinischen Datenbank in einem großen Zentralsystem befindet, schafft wirtschaftliche Bedingungen für den schwierigen und aufwendigen Wiederauffindungsprozeß *(Retrieval Process).* Wie beim MSS so sind auch beim MEDIS regionale Rechner an ein zentrales EDV-System über ein Stern-Kreis-Netz [vgl. 16, S. 87 f.] angeschlossen (Abb. 25). Dieses System ermöglicht es, die im Bereich medizinischer Informationsverarbeitung erforderliche Sicherheit gegen Ausfall der Hardware zu erreichen, ohne Duplex-Systeme oder andere Systeme höherer Ordnung einzusetzen. Dazu läßt man für die einzelnen Funktionsbereiche und Aufgabenstellungen in sich geschlossene EDV-Systeme (Satelliten) auf hierarchisch unterschiedlichen Ebenen arbeiten [vgl. 90, S. 81].

4.4.1 Zentralsystem des MEDIS

Den Mittelpunkt des MEDIS bildet ein zentrales EDV-System (ZES). Es besteht aus einer mittleren kommerziellen EDV-Anlage mit großer externer Speicherkapazität. Dieses System unterstützt ein zentrales Mikrofilmarchiv auf der Basis der COM- und CIM-Technik. Das ZES ist hierarchisch den regionalen EDV-Systemen (Regionalrechnern) übergeordnet und sternförmig mit ihnen verbunden. Im wesentlichen hat das ZES die Funktion eines Auskunftssystems und u. a. folgende Aufgaben [vgl. 90, S. 81 ff.]:

1. Zentralnachweis jedes Patienten im ZEK, der mindestens einmal
   a) in eins der Krankenhäuser der einzelnen angeschlossenen Regionen aufgenommen wurde oder
   b) eine der angeschlossenen Einzel- bzw. Gruppenpraxen aufgesucht hat oder
   c) in einem angeschlossenen Diagnosezentrum untersucht wurde oder
   d) eine sonstige Einrichtung der medizinischen Vorsorge, die ebenfalls mit dem MEDIS kooperiert, in Anspruch genommen hat;
2. Verarbeitung und Dokumentation des ZEK sowie Auskunft über seine Daten;

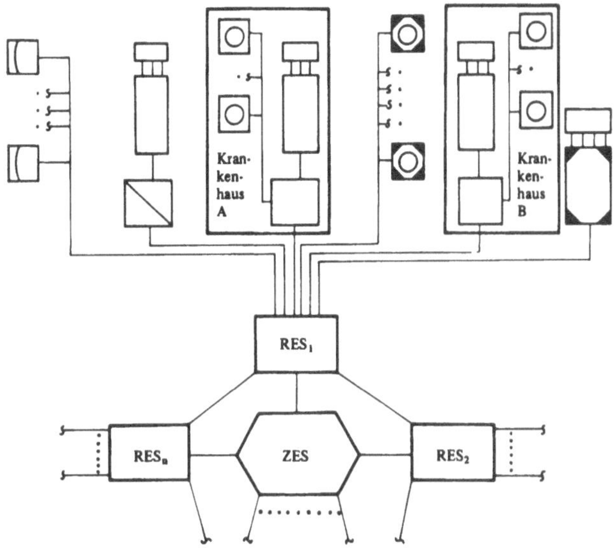

RES: regionales EDV-System
ZES: zentrales EDV-System
1, . . . , n: Einzugsbereiche

Zeichenerklärung:		
Zeichen	**Bedeutung**	**Bemerkung**
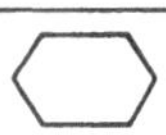	mittlerer kommerzieller Rechner mit sehr großem externen Speicher	zentrales EDV-System des MEDIS
	großer kommerzieller Rechner mit großem externen Speicher	regionales EDV-System des MEDIS
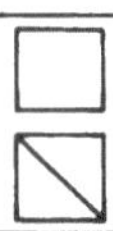	kommerzieller Rechner mittlerer Größe mit mittelgroßem externen Speicher	Krankenhausrechner bzw. Krankenhaus-Steuerungsrechner
		Rechner nichtstaatlicher Krankenanstalten
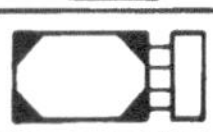	technischer Rechner mittlerer Größe, für Prozeßkontrolle geeignet	Rechner für Schwerpunktfunktionseinheiten (z. B. Apparate-Gemeinschaften, Diagnostisch-technische Einrichtungen)
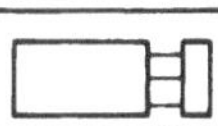	technischer Kleinrechner, für Prozeßkontrolle geeignet	Funktionsbereichsrechner (z. B. Labor, Nuklearmedizin) in Krankenanstalten
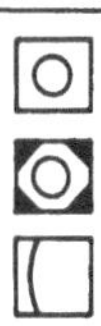	Terminal	für Stationen in Krankenanstalten mit eigenem Krankenhausrechner
		für Stationen in Krankenanstalten ohne eigenen Krankenhausrechner
		für niedergelassene Ärzte (On-line-Praxen)

Abb. 25 Struktur eines Rechnerverbundsystems für das MEDIS [vgl. 90, S. 45 f.]

3. Unterstützung der Archivierung und Wiederauffindung der mikroverfilmten Informationen des FLEK;
4. Zentraler Blutspendenachweis;
5. Verwaltungsaufgaben der zentralen Steuerung (Bettennachweis u. ä.) sowie Planungsaufgaben und Führen von Statistiken;
6. Übernahme und Bereitstellung anwendbarer Forschungsergebnisse, insbesondere der Unterstützung bei Diagnosefindung und Therapieauswahl;
7. Zentrale medizinische Literaturdokumentation.

4.4.2 Regionalsysteme

Die eigentliche direkte Zentrale für die dem MEDIS angeschlossenen Teilnehmer stellt das jeweilige regionale EDV-System (RES) dar. Denn jedem Benutzer steht das ZES nur über ein RES zur Verfügung. Unabhängig von der datenverarbeitungstechnischen Ausgestaltung der regionalen EDV-Systeme sind diese in der Rechnerhierarchie dem zentralen System ZES untergeordnet. Ein RES besteht aus einer großen, vorwiegend kommerziell ausgestalteten EDV-Anlage mit großer externer Speicherkapazität. Jedes Regionalsystem (RES_1, . . . , RES_n) ist sternförmig mit dem Zentralsystem verbunden. Zur zusätzlichen Sicherung sind die Regionalsysteme untereinander im Kreis geschaltet (Abb. 25). Die Aufgaben eines RES sind im wesentlichen folgende:

1. Verarbeitung und Dokumentation des FLEK für jeden Patienten sowie Weiterleitung der FLEK-Daten zur anschließenden Mikroverfilmung beim Zentralsystem;
2. Auswahl und Reduktion der FLEK-Daten zur Erstellung des ZEK;
3. Diagnoseunterstützung sowie Therapienachweis bei vorgegebener Diagnose über das Zentralsystem;
4. Datenaustausch mit medizinischen Forschungseinrichtungen;
5. Erstellung von Betriebsabrechnungen und -vergleichen für die Krankenhäuser jeder Region.

4.4.3 Subsysteme

Die an ein RES direkt angeschlossenen Subsysteme können z. B. sein (Abb. 25):

– EDV-Systeme staatlicher wie privater Krankenanstalten,
– EDV-Systeme einzelner Funktionsbereiche in Krankenhäusern,

- EDV-Systeme in Diagnosezentren,
- Terminals in Krankenhäusern,
- Terminals bei niedergelassenen Ärzten.

Besonders für ein MEDIS und seinen möglichst unproblematischen, wirtschaftlichen und erfolgreichen Ausbau sind weitgehend standardisierte EDV-Systeme und Terminals einzusetzen.
Die Übergabe von Daten, die in Krankenhäusern anfallen, in die regionalen EDV-Systeme erfolgt über krankenhauseigene EDV-Systeme bzw. Terminals.
Für die an das MEDIS angeschlossenen Arztpraxen sind je nach den Wünschen und Erfordernissen folgende Möglichkeiten gegeben [vgl. 90, S. 85 ff.]:

1. Ärzte oder ihre Hilfspersonen kommunizieren *direkt* über ein on-line angeschlossenes Terminal mit dem regionalen System oder über dieses mit dem Zentralsystem (sog. *On-line-Praxen*). Sie können somit zu jedem beliebigen Zeitpunkt, z. B. während einer Behandlung benötigte Daten abrufen und andere Dienstleistungen wie Diagnoseunterstützung und Therapievorschläge in Anspruch nehmen. Wesentlich dürften auch Medikamentennachweis und Literaturdokumentation sein, Aufgaben, die ohne die EDV kaum mehr ausreichend erfüllt werden können. Für den On-line-Anschluß kommen aus wirtschaftlichen Gründen vornehmlich größere Praxen sowie Gemeinschaftspraxen in Betracht.

2. Ärzte oder ihre Hilfspersonen kommunizieren *nicht direkt* mit dem regionalen System, sondern erfassen die während des Tages anfallenden Daten off-line, z. B. auf Magnetband (sog. *Off-line-Praxen*). Ein regelmäßiger Botendienst oder die Postzustellung sorgt dafür, daß die Datenträger (z. B. in Kassetten) kurzfristig dem RES zugeführt werden. Danach übernimmt das RES unverzüglich die im Zusammenhang mit der Führung der Krankenblätter anfallenden Arbeiten und stellt anschließend dem betreffenden Arzt die Ergebnislisten und Formulare zur Verfügung. Beim Off-line-Anschluß hat jeder Arzt die Möglichkeit, alle dem System über einen seiner Patienten bekannten Informationen sowie die sonstigen Dienstleistungen des MEDIS auf Anforderung kurzfristig zu erlangen. Der Off-line-Anschluß hat zwar den Nachteil einer größeren Zeitverzögerung bei der Informationsverarbeitung als der On-line-Anschluß infolge des Transports körperlicher Datenträger, jedoch ist er aufgrund seiner geringeren kostenmäßigen Belastung besonders für mittlere und kleinere Praxen gedacht.

3. Für alle übrigen Ärzte steht das MEDIS auf schriftliche oder fernmündliche Anfrage hinsichtlich des Zentralnachweises jedes Patienten sowie der sonstigen angebotenen Dienstleistungen (z. B. Literaturdokumentation) zur Verfügung. In diesem Fall werden die gewünschten Informationen zentral ausgedruckt und dem anfragenden Arzt per Post zugeschickt.

4.4.4 Zentrale medizinische Literaturdokumentation

Bei dem stark wachsenden Umfang an medizinisch relevanter Literatur ist deren Dokumentation von besonderer Bedeutung. Eine zentrale Literaturdokumentation bietet die Möglichkeit, die an das MEDIS angeschlossenen Teilnehmer mit einschlägigen und für sie wichtigen Literaturinformationen zu versorgen. Dabei steht zunächst eine allgemeine Literaturauswahl zu einem Sachgebiet oder Stichwort zur Verfügung, wobei eine spezielle und detaillierte Vertiefung möglich ist. Für die technische Realisierung bietet sich die Mikroverfilmung mit EDV-unterstützter Textauffindung an. Eine kurze Zusammenfassung des Inhalts der einzelnen Mikrodiapositive speichert das ZES elektronisch und gibt ihn auf Anfrage aus. Das ZES nimmt gleichfalls eine Steuerungsfunktion hinsichtlich der Auswahl und Ablichtung der Literatur wahr.

4.5 Technische und methodische Gesichtspunkte für die Hardware/Software-Auswahl und Systemkonfiguration

Auf der Grundlage der Ziele, die insbesondere das systemtechnische Soll-Rahmenkonzept für das MEDIS vorgibt, müssen die gestellten Forderungen in technisch-organisatorische Ziele für den Systementwurf übersetzt werden. Beim Entwurf der Systemkonfiguration sind die Ziele und anzuwendenden Maßnahmen miteinander zu verknüpfen. Dabei können unter Berücksichtigung der begrenzten Verfügbarkeit über Einsatzmittel häufig alternative Auswahlmöglichkeiten mit unterschiedlichem Zielerreichungsgrad auftreten. Wichtig ist dabei die Abgleichung der einzelnen Ziele untereinander und mit den verfügbaren Mitteln in Hinblick auf eine *Optimierung* des Gesamtprojekts.

Das MEDIS ist technisch-organisatorisch so konzipiert, daß eine Vielzahl von Teilnehmern unterschiedlichster Funktionen mit hierarchisch gestaffelten EDV-Systemen korrespondieren können. Das bedeutet, daß die Teilnehmer des MEDIS ihre teils unterschiedlichen, teils gleichartigen Aufgaben von entsprechenden Programmen in den jeweiligen EDV-Systemen bearbeiten lassen können. Hierbei läßt sich nach der Organisation der Aufgabenbearbeitung in *Teilnehmer-* und *Teilhaberbetrieb* unterscheiden. Während beim Teilnehmerbetrieb jeder Benutzer unabhängig von den anderen seine Aufgaben im EDV-System abwickeln lassen kann, wird beim Teilhaberbetrieb nur an ein und derselben Aufgabe gearbeitet, zu der lediglich mehrere Teilnehmer ihre Daten liefern [vgl. 16, S. 28 ff.]. Um den an das MEDIS gestellten Aufgaben gerecht zu werden und alle Teilnehmer jederzeit unabhängig voneinander bedienen zu können, bedarf es eines Teilnehmersystems *(Time-Sharing-System)* im Realzeitbetrieb *(Real-Time Processing).* Dazu ergeben sich bestimmte hard- und softwaremäßige Anforderungen an das zu konfigurierende System.

4.5.1 Datenverarbeitungssystem

Die Forderungen, auf die die einzelnen EDV-Systeme, insbesondere aber das ZES und das RES abgestimmt sein müssen, sind im einzelnen:

- Bearbeitung größerer Aufgabenkomplexe im Hinblick auf eine integrierte medizinische Informationsverarbeitung,
- Bearbeitung verschiedener Programme zur gleichen Zeit,
- Bearbeitung verschiedener Aufgaben im Realzeitbetrieb,
- Führen einer Datenbank.

Dies bedeutet für die

- Zentraleinheit
  Ausrichtung als Teilnehmersystem mit einem als *virtueller Speicher* bezeichneten Adreßraum, so daß für viele Benutzer gleichzeitig deren Aufgaben unterschiedlichster Art und zwar im Dialogbetrieb als auch im Stapelbetrieb bearbeitet werden können,
  Berücksichtigung der Datenfernverarbeitung,
  Arbeitsspeicher und Operationsgeschwindigkeit dürfen nicht zu klein sein,
  Durchsatzrate muß erweiterungsfähig sein,
  Kompatibilität mit anderen Systemen

und verlangt

- schnelle Sekundärspeicher (Trommelspeicher)
  mit geringen Zugriffszeiten und Einrichtungen mit Adreßumsetzung

sowie weitere Speichermedien

- Großplattenspeicher
  mit genügend Platz für Dateien aller Art und verschiedenen Umfangs,
- Magnetbandspeicher,

ferner Einrichtungen der

- Datenerfassung und Datenausgabe

und der

- Datenfernverarbeitung

  mit Datenübertragungssteuerung,
  Fernmeldewegen und
  Datensicherungsverfahren.

Der *modulare* Aufbau des MEDIS soll sich insbesondere bei dem zentralen und den regionalen EDV-Systemen auf die Struktur der Speicherkonfiguration erstrecken, in deren hierarchischen Aufbau Arbeitsspeicher, Swappingspeicher und Hintergrundspeicher zu unterscheiden sind [vgl. 90, S. 95 ff.].

Arbeitsspeicher

Der Arbeitsspeicher wird normalerweise als Kernspeicher ausgeführt sein und sollte für die Benutzer einen Adreßraum von etwa 512 K Bytes bereitstellen, der bei Bedarf ohne Schwierigkeiten erweiterungsfähig ist. Physikalisch ist hier an eine Ausbaufähigkeit von bis zu 2 Millionen K Bytes zu denken. Die typische Zykluszeit von etwa 1 μs kann durch Zyklusüberlappung und Adressenverschachtelung sowie andere Techniken bei mehreren autonomen Speicherbänken so stark reduziert werden, daß der Arbeitsspeicher keinen Engpaß für die zahlreichen Eingabegeräte darstellt.

Swappingspeicher

Zur Erhöhung der Speichersicherheit ist ein Swappingspeicher (normalerweise Trommelspeicher) vorzusehen. Allerdings muß bei Bedarf die Möglichkeit bestehen, auch andere, langsamere Hintergrundspeicher (z. B. Plattenspeicher) für Swappingzwecke einzusetzen.

Hintergrundspeicher

Je nach Anforderungen und Ausgestaltung des Hintergrundes bestehen die Hintergrundspeicher aus Wechselplatten und Magnetbändern. Dabei reichen im Mittel etwa 6 bis 10 Laufwerke für Wechselplatten mit einer Kapazität von 30 Millionen Bytes (Zugriffszeit $<$ 50 ms, Übertragungsrate $>$ 300 Kilobyte/s) je Plattenstapel und etwa 3 bis 6 Magnetbandstationen (7/9-Spurbetrieb, Lese/Schreibgeschwindigkeit 60/120 Kilobyte/s, Zeichendichte 320/640 Byte/cm) aus.

Ferner sind einzurichten:

Standard- und Prozeßperipherie, die aus einer zentralen und abgesetzten „Papierperipherie" sowie Anschlußmöglichkeiten für Datenfernverarbeitungs-Terminals besteht.

- Zentrale Peripherie für Stapelbetrieb mit
  Bedienungsblattschreiber (Konsole),
  Lochkartenleser (Geschwindigkeit ca. 30 000 Karten/h),
  Lochkartenstanzer (Geschwindigkeit ca. 6000 Karten/h),
  Magnetbandleser (für Magnetbandkassetten),
  Schnelldrucker (Geschwindigkeit ca. 60 000 Zeilen/h),
  Einrichtungen zur Mikrofilmbearbeitung (COM, CIM).

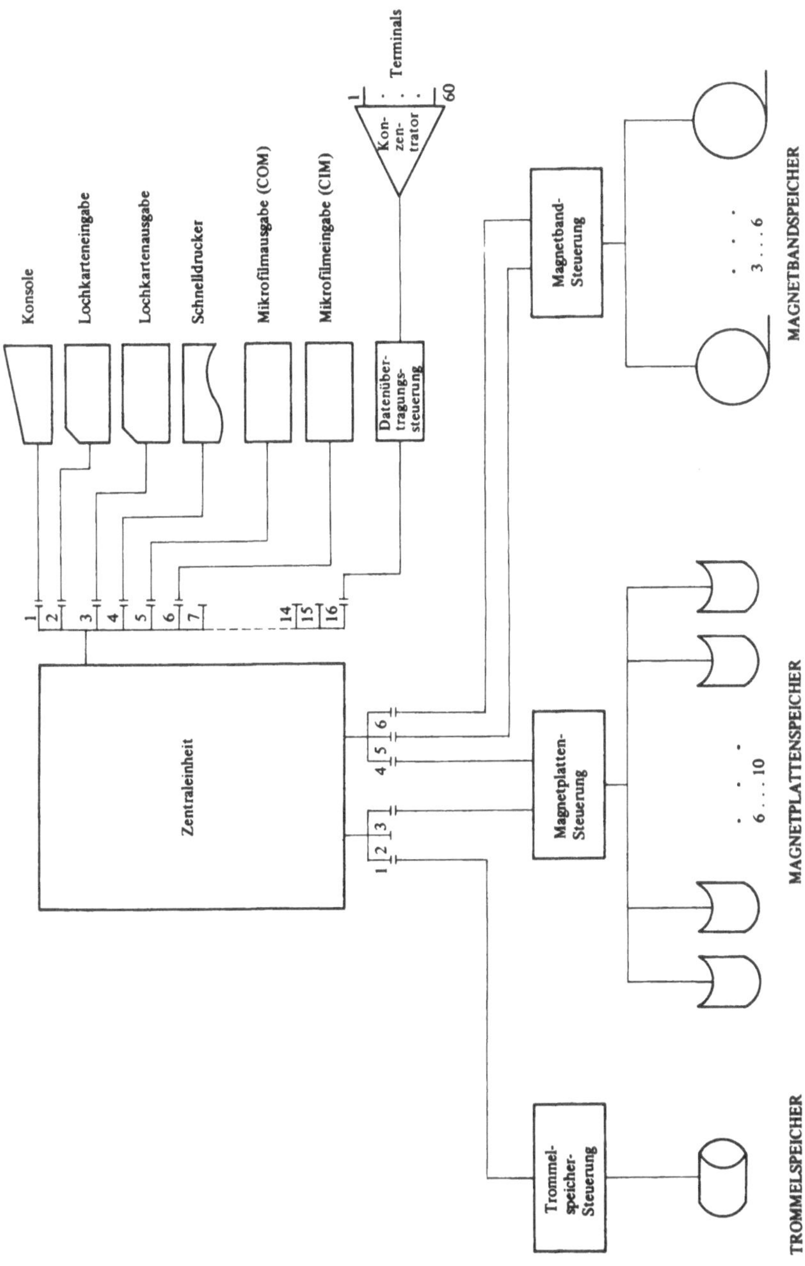

Abb. 26 Beispiel einer Systemkonfiguration [vgl. 90, S. 112 f.]

– Abgesetzte Stapelstationen
  Um bei Stapelverarbeitung (Batch Processing) den physischen Datentransport zu vermeiden, sind Anschlußmöglichkeiten für entsprechende Terminals vorzusehen (Übertragungsgeschwindigkeit zunächst 1200 bis 4800 bit/s).
– Benutzer-Terminals
  Für den Anschluß von Terminals im Wege der Datenfernverarbeitung benötigt man eine Datenübertragungssteuerung (Multiplexer) mit z. B. 32 Kanälen.

4.5.2 Peripherie zur Datenein/ausgabe[2]

Die Datenstation *(Terminal)* ist das Bindeglied zwischen einer zentralen EDV-Anlage und der Umwelt. Bei der Gestaltung der Datenstation ist daher einerseits der Informationsaustausch zwischen Datenstation und Umwelt, das sind in diesem Fall Krankenhaus, ärztliche Praxis, medizinisch-diagnostische Einrichtungen, Forschungseinrichtungen usw. innerhalb des MEDIS, andererseits der Datenaustausch zwischen Terminal und EDV-Systemen zu berücksichtigen. Von besonderer Bedeutung sind in diesem Zusammenhang u. a. Art der Daten, anfallende Datenmengen sowie Qualifikationen der Terminalbediener. Die genannten Faktoren bestimmen somit den Einsatz und die Auslegung von Terminals, die einen medizingerechten Datenaustausch innerhalb des MEDIS ermöglichen sollen.

In der Aufbauphase des MEDIS stehen für die Ein/Ausgabe von Daten besonders folgende Einheiten im Vordergrund:

Eingabe

– Lochkartenleser
– Lochstreifenleser
– Magnetbandeinheit (z. B. für Magnetbandkassetten)
– Tastaturen (z. B. Schreibmaschine, Datensichtgeräte)

Ausgabe

– Drucker
– Lochkartenstanzer
– Lochstreifenstanzer
– Magnetbandeinheit
– Datensichtgeräte (Displays)

2 Nachfolgende, insbesondere die medizinbetreffenden Ausführungen lehnen sich eng an die Darstellung in [90, S. 99 ff.] an, die ihrerseits besonders die ausführlichen Erörterungen in [16] und [67] zur Grundlage hat.

Für die Eingabe variabler Daten kommen im allgemeinen Tastaturen in Frage. Bei rein numerischen Daten, einfachen Eingabebelegen, kontinuierlicher Eingabe und geübten Bedienern kann eine Eingabegeschwindigkeit von 2 bis 3,5 Zeichen/s erreicht werden. Bei kompliziertem Datenformat geht die Eingabeleistung unter Umständen spürbar zurück. Häufig kann die Dateneingabe an einer Datenstation nicht kontinuierlich erfolgen, sondern nur in Relation zum Datenaufkommen an der Datenquelle. Dabei kommt es zu einer weiteren Reduzierung der effektiven Eingabeleistung.
Die manuelle Eingabe ist eine zu beachtende Fehlerquelle. Bei geübten Bedienungskräften muß mit einem Fehler auf 100 bis 1000 eingegebene Zeichen gerechnet werden. Dieser Wert kann sich je nach Anwendung und Bedienungsqualifikation stark verändern. Um diese Fehler zu erkennen, kann man sich der doppelten Eingabe (wie beim Prüfen von Lochkarten), der Eingabe mit visueller Überprüfung, selbstprüfender Ordnungsbegriffe sowie der Format- und Plausibilitätsprüfung durch das System bedienen. Mit Rücksicht auf Präzision und Geschwindigkeit, die im medizinischen Bereich vielfach besonders hohen Ansprüchen genügen müssen, wird man möglichst wenig Daten manuell eingeben. Alle vorher bekannten oder bestimmbaren Daten sind über bereits erstellte und geprüfte Datenträger (z. B. Lochkarten, Lochstreifen, Plastikausweise, Register, Magnetband usw.) einzugeben.
Für die Ausgabe kommen vor allem Drucker, Kartenstanzer bzw. Lochstreifenstanzer in Betracht. Kann auf die Erstellung von Belegen verzichtet werden, sind zur Datenausgabe Bildschirmeinheiten oder Sprachausgabe zu benutzen.

Informationen aus Meßprozessen (z. B. aus der klinischen Chemie oder der Nuklearmedizin) fallen oft analog zu elektrischen Größen (z. B. Spannung) an. Entsprechende Umsetzer können diese Meßwerte automatisch umsetzen.

Für den Einsatz im Krankenhaus erscheint besonders ein sogenanntes *Datenfernsprecher-Set* vorteilhaft. Es besteht aus einem Datenfernsprecher, der mit einem Ausweisleser, wahlweise mit Leuchtanzeige zur Kontrolle der eingetasteten Zeichen, einem Fernsprech-Datendrucker und einem Fernsprech-Lochkartenleser ausgestattet ist. In Verbindung mit diesem Datenfernsprecher-Set eignen sich noch Datensichtgeräte und Fernschreiber als periphere Kommunikationseinheiten.
Die Einsatzmöglichkeiten eines Datenfernsprecher-Sets sind recht mannigfaltig. So kann sich beispielsweise die Krankenschwester über das Datenfernsprecher-Set bei der Krankenhaus-Aufnahme jederzeit über die genaue Bettenbelegung informieren. Der dem MEDIS on-line angeschlossene einweisende Arzt kann über sein Terminal ein kurzes Diagnosebild und Vorschläge für Aufnahmeuntersuchungen an das Krankenhaus weiterleiten. Nach Verarbeitung dieser Informationen benachrichtigt das Krankenhaus-Informations- und Steuerungssystem (KISS) die betroffenen Abteilungen (z. B. Labor, Untersuchungs- und Pflege-

stationen, Verwaltung). Gleichzeitig wird dem Patienten eine Identifikationszahl zugeteilt. In diesem Rahmen ermöglichen Datensichtgeräte den Ärzten jederzeit die Anamnese eines Patienten einzusehen. Ferner vermittelt das Datenfernsprecher-Set z. B. bei der täglichen Visite den aktuellen Bericht über den Genesungsablauf. Verordnungen und Bestellungen für Pharmaka, Therapiehilfen und Angaben über Diätkost werden über das Datenfernsprecher-Set an die entsprechenden Abteilungen weitergeleitet.
Auch Rechnungswesen und Buchhaltung können gleichermaßen in das umfassende interne Kommunikationssystem innerhalb eines Krankenhauses einbezogen werden. Ein vom Ausweisleser des Datenfernsprechers lesbarer Plastikausweis garantiert, daß nur der jeweils berechtigte Personenkreis Zugang zum Kommunikationssystem erhält.
In ähnlicher Weise können auch On-line-Praxen mit modifizierten Datenfernsprecher-Sets ausgerüstet werden. Dabei ist zu beachten, in welchem Umfang Daten anfallen und mit welcher Dringlichkeit diese zu behandeln sind. Danach richtet es sich, ob man die Daten stapelweise im *Batch-Betrieb* verarbeiten kann oder ob und wann die *Real-Time-Verarbeitung* vorzuziehen ist. Bei den Off-line-Praxen ist unter Berücksichtigung der Wirtschaftlichkeit zu prüfen, welche Datenträger sich besonders in diesem Bereich zur Eingabe eignen. Dabei ist neben den traditionellen Datenträgern (Lochkarte, Lochstreifen, Magnetband) an *Klarschrift- und Mehrfunktionsbelege* gedacht.

Bei den Bedienern der Datenstationen muß hinsichtlich Ausbildung, Intelligenz, Gewissenhaftigkeit, Fingerfertigkeit, Konzentrationsfähigkeit und Bereitschaft zur Mitarbeit mit großen Unterschieden gerechnet werden. Diese Qualifikationsunterschiede des Bedienungspersonals haben großen Einfluß auf die Art der Datenstationen und sind besonders bei der Wahl der Tastatur, der sonstigen Ein/Ausgabemöglichkeiten und der Festlegung der Art bzw. des Formats der Ein/Ausgabenachrichten zu berücksichtigen. So erlauben z. B. Zehnertastaturen wie bei Addiermaschinen eine schnelle Eingabe numerischer Werte. Ziehtastaturen sind zwar bei ständiger Benutzung wesentlich langsamer, können jedoch sehr sicher und ohne Anlernvorgang von jedermann bedient werden. Bei Volltastaturen (Schreibmaschine, Sichtgerät) wird das Eintasten von der Übertragung getrennt. Dadurch ist eine Überprüfung der eingegebenen Daten vor dem Senden zur zentralen EDV-Anlage möglich. In Verbindung mit der Darstellung von Kennzeichnungen, Formatbegrenzungen und sonstigen Hinweisen erreicht man besonders mit Bildschirmterminals *(Displays)* eine sehr sichere und schnelle Dateneingabe.

Wegen der vielfältigen Aufgaben der peripheren Einheiten eines derartigen Informationssystems muß für die Anwendung der einzelnen Geräte eine genaue und stetige Prüfung ihrer Eignung und Kosten erfolgen.

4.5.3 Datenübertragung

Die Datenübertragung[3] bringt den Vorteil mit sich, daß der körperliche Transport von Datenträgern von Außenstellen zu einem Rechenzentrum entfällt, und man von Außenstellen direkt auf ein EDV-System zugreifen kann. Die Übertragungswege, über die ein Datenaustausch zwischen den entfernten Datenstationen und der EDV-Anlage erfolgt, fallen im allgemeinen[4] in den Zuständigkeitsbereich der Postverwaltungen. In der Bundesrepublik Deutschland ist man somit auf die Übertragungseinrichtungen der Deutschen Bundespost angewiesen. Die Fernmeldewege der Deutschen Bundespost lassen sich einteilen in:

öffentliche Wählnetze

- Telexnetz
- Datexnetz
- Fernsprechnetz

und

festgeschaltete Leitungen

- überlassene Telegrafenleitungen
- überlassene Stromwege (Fernsprech- bzw. Breitbandleitungen)

Hinsichtlich der Übertragungsgeschwindigkeiten unterscheidet man folgende Gruppen [11, S. 24 f.]:

niedere Geschwindigkeiten 50 bis 600 bit/s,
mittlere Geschwindigkeiten 600 bis 3000 bit/s,
hohe Geschwindigkeiten ab 3000 bit/s.

Eine Aussage über die effektive Übertragungsleistung macht allerdings weniger die Übertragungsgeschwindigkeit, sondern die Transfergeschwindigkeit. Unter ihr versteht man die Anzahl von Bits, Zeichen oder Übertragungsblöcken, die im Durchschnitt je Zeiteinheit zwischen korrespondierenden Datenstationen übertragen und als brauchbar akezptiert werden. Die Transfergeschwindigkeit ist u. a. abhängig von der Übertragungsrichtung, dem Blockungsfaktor, Sicherungsverfahren usw. Im einzelnen entscheiden insbesondere Aufgaben und Datenmengen, welche Übertragungsgeschwindigkeiten zu wählen sind[5]. Für viele Benutzer, besonders für die *On-line-Praxen* ist der Bereich niederer und

3 Vielfach findet man im Zusammenhang mit der Datenfernverarbeitung auch den Ausdruck „Datenfernübertragung“, der im Prinzip den gleichen Sachverhalt umfaßt wie der Begriff „Datenübertragung“. Vgl. im folgenden auch [16, S. 17].

4 Ausnahmen im Bereich der Deutschen Bundespost vgl. [16, S. 22].

5 Ausführliche Darstellungen mit Kosten-Leistungs-Analyse der Fernmeldewege in [16, S. 99 ff.].

mittlerer Geschwindigkeiten ausreichend. Erst der direkte Rechnerverbund untereinander erfordert hohe Geschwindigkeiten von 4800 bis über 40 800 bit/s[6]. Zu erwähnen ist ferner, daß im Rahmen des MEDIS vornehmlich *festgeschaltete Mietleitungen* verwendet werden sollten, da bei den *öffentlichen Netzen* das Anwählen oder überbelastete Leitungen zu erheblichen Wartezeiten bei der Systembenutzung führen können.
Im Zusammenhang mit der Ein/Ausgabe von Daten über eine Vielzahl peripherer Datenstationen ist zu beachten, daß auch umfangreiche Ein/Ausgabe- und Verwaltungsroutinen bei den zentralen EDV-Anlagen erforderlich sind, die größtenteils in den Arbeitsspeichern resident gehalten werden müssen.

4.5.4 Betriebsweisen und Speicherorganisation

Zur Erfüllung der Aufgaben des MEDIS ist ein großspeicherorientiertes, patientenbezogenes Datenbanksystem aufzubauen, d. h. ein System von Dateien, die sich nach Speichermedium, Dateiorganisation, Datenart, Zugriffsmethoden, Update-Rhythmus und Speicherzeit des jeweiligen Datenbestandes unterscheiden. Dazu ist eine spezielle Datenbankorganisation erforderlich, die neben dem sicheren und schnellen Zugriff zu allen gespeicherten Daten auch ein medizinspezifisches *Updating*[7] ermöglicht. Daten- und Speicherorganisation sowie entsprechende Betriebsweisen des EDV-Systems sind stark abhängig von der Problemstellung. Bevor man sich für das MEDIS und seine Subsysteme auf eine Organisationsform einer Datenbank mit Direktzugriffsspeichern festlegt, sind folgende Kriterien der Datenspeicherung zu beachten [vgl. 90, S. 106]:

- Aktualität der Daten,
- Schnelligkeit des Datenzugriffs,
- zeitliches Wachstum des Datenbestandes.

4.5.4.1 Verarbeitungsformen

Bei den Verarbeitungsfoımen gibt es zwei grundsätzlich verschiedene Arten, um Daten zu speichern und auf diese über die Dateien einer Datenbank zuzugreifen:

1. Es werden alle Daten gespeichert, und der Zugriff auf alle Dateien erfolgt *sequentiell.* Das setzt eine Vorsortierung der einzugebenden Daten und *Stapelbetrieb* voraus. Diese Verarbeitungsform entspricht der bekannten

6 48-kHz-Leitung.

7 Unter „Updating" versteht man das Verändern eines alten Datenbestandes durch Überschreiben mit neuen Daten.

Magnetbandorganisation. Dabei werden relativ wenig Speichergeräte benötigt, auf denen jedoch eine Vielzahl von Datenträgern bearbeitet werden. Analog zu Magnetbändern läßt sich diese Verarbeitungsform auch mit Plattenspeichern realisieren. Dementsprechend müssen dann die Plattenstapel jeweils gewechselt werden.

2. Alle Dateien stehen im *direkten* Zugriff *(Direct Access).* Direkter Zugriff bedeutet, daß alle Dateien ständig auf festen Plattenstapeln entsprechend vieler Speichergeräte zur Verfügung stehen. Diese Verarbeitungsform entspricht der Organisation eines *Auskunftssystems.* Die Eingabe der Daten kann unsortiert erfolgen, womit die Voraussetzung für einen *Real-Time-Betrieb* gegeben ist.

Zwischen beiden Verarbeitungsformen (Abb. 27) sind mehrere Mischformen denkbar. Das Mischungsverhältnis wird vom Organisationsstand bestimmt und von der semantischen Dimension der Daten, d.h. ihrer Aussagekraft im Informationssystem [90, S. 107]. Sequentielle Datenspeicherung wird vornehmlich bei der Langzeitarchivierung einzusetzen sein (z.B. auf Magnetband). Dabei ist in bestimmten Fällen die Übertragung der Magnetbanddaten auf Mikrofilm mit Hilfe der COM-Technik vorzusehen, wodurch auf äußerst wirtschaftliche Art abgeschlossene Behandlungsfälle auch weiterhin auf Anfrage zur Verfügung stehen.

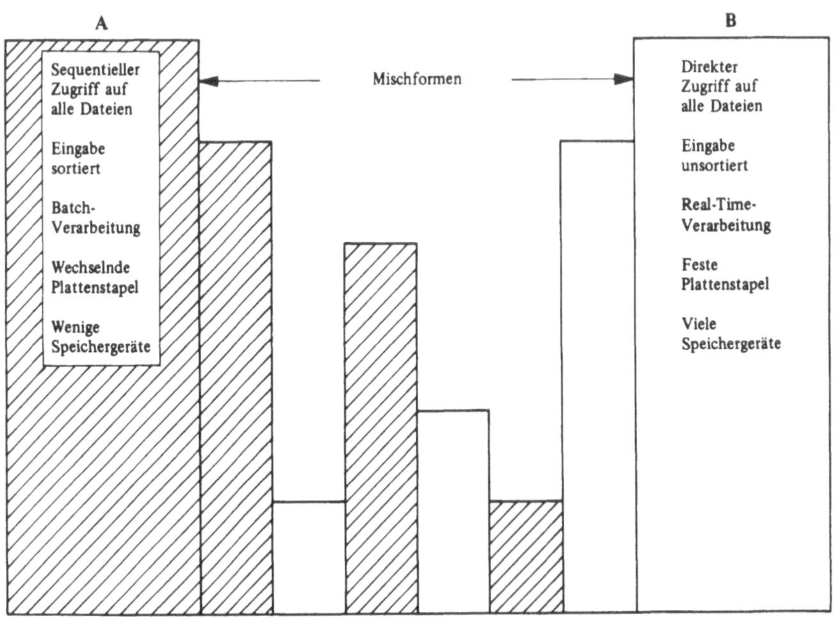

Abb. 27 Verarbeitungsformen

4.5.4.2 Speicherungsprinzip

Für das MEDIS ist wegen der differenzierten Aufgaben eine Mischform aus sequentiellem und direktem Zugriff vorzusehen. Beim Speicherungsprinzip index-sequentieller Adressierung lokalisiert ein Kennbegriff die Datensätze in der Datei. Alle Kennbegriffe werden in Indextabellen zusammengefaßt, wobei verschiedene Indexstufen gebildet werden können, z. B. Zylinderindex, Spur-

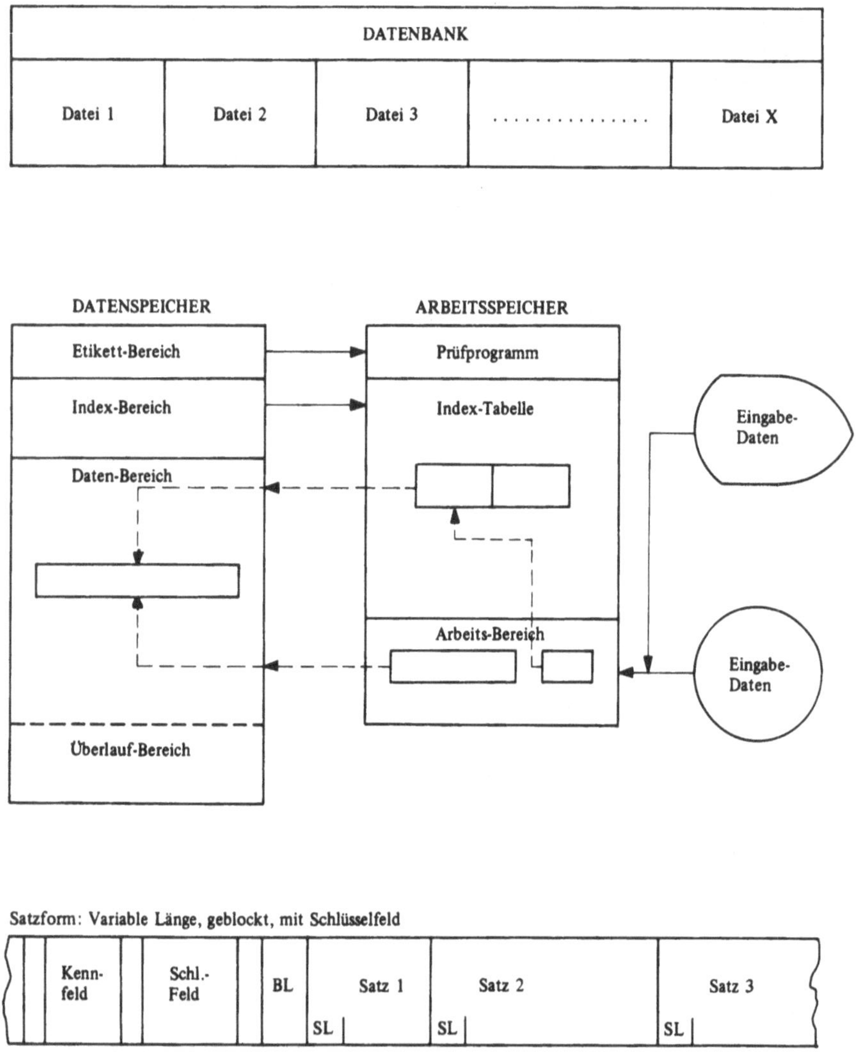

Abb. 28 Speicherungsprinzip

index und Satzindex. Die erforderliche Indexstufe steht im Kernspeicher bereit, um bei einer Anfrage an das Informationssystem die Verarbeitungszeit möglichst klein zu halten. Dabei muß die Datenbankverwaltungsorganisation *(Data Base Management)* so flexibel sein, daß auch die Erstspurindizes im Kernspeicher Platz haben. Darüber hinaus kann die *Residenz* der Indizes frei wählbar sein.
Aufgrund eines Eingabesatzes und des dazugehörigen Schlüsselfeldes wird im Kernspeicher in der Indextabelle die Großspeicheradresse ermittelt und der so adressierte Datenbereich zur Verarbeitung in den Kernspeicher gestellt. Dieses Verfahren (Abb. 28) erfordert je Datei lediglich das einmalige Einlesen des gewählten Indexbereichs in den Kernspeicher. Diese Indizes stehen während der gesamten Bearbeitung einer Datei dort zur Verfügung, so daß weitere Zugriffe auf höhere Indexstufen entfallen. Damit läßt sich die Zugriffszeit und folglich die gesamte Verarbeitungszeit erheblich reduzieren [90, S. 108].

4.5.4.3 Speicherorganisation

Die Strukturierung von Dateien kann je nach Wachstum der Datenbasis flexibel gestaltet werden. Somit ist jederzeit eine Änderung der Belegungsdichte der einzelnen Dateien möglich. Die Aufteilung in mehrere Dateien begrenzt ferner die Störungen auf nur eine Teilmenge der Datenbank.

Wird durch das Hinzufügen neuer Datensätze der zur Verfügung stehende Datenbereich zu stark belastet und damit der Überlaufbereich in erhöhtem Maße beansprucht, was sich in einem ungünstigeren Zeitverhältnis je Zugriff niederschlägt, so kann die Bearbeitung dieser Datei unterbrochen werden. Es erfolgt darauf die Reorganisation dieser Datei, während die nächste Datei ohne Unterbrechung des Arbeitsflusses weiterbearbeitet wird. Somit können je nach Bedarf einzelne Dateien während des Verarbeitungsprozesses reorganisiert werden. Wegen dieser simultan verlaufenden Reorganisation entstehen keine zusätzlichen Zeiten für Reorganisationsläufe [vgl. 90, S. 109 f.].
Das gleiche Verfahren gilt auch für die Datensicherung. Voraussetzung hierfür ist die Speicherung der Datenbestände auf Magnetband. Außerdem sind alle Bewegungsdaten vor und nach jeder Änderung auf Magnetband zu sichern, um jederzeit die Dateien reorganisieren zu können.

4.5.4.4 Arbeitsablauf des Datenbankaufbaus

Eine wesentliche Funktion für die Auskunftsbereitschaft des MEDIS hat die Datenbank. Sie besteht aus mehreren Dateien und umfaßt alle Daten, die zentral auf elektronischen Speichermedien festgehalten werden. Betrachtet man den Aufbau einer Datenbank unter hardwaremäßigen Gesichtspunkten, so gilt hierfür speziell und für ein Informationssystem allgemein, daß alle Daten im direkten Zugriff stehen müssen. Da jedoch nicht alle benötigten Daten für eine Datenbank bereits am Anfang vorhanden sind, kann das MEDIS erst nach einem gewissen Zeitraum der Datenerfassung voll einsatzfähig sein. Bis dahin kann von einer Aufbauphase mit wachsendem Integrationsgrad und zunehmender Auskunftsbereitschaft gesprochen werden.

Aufgrund der mit dem aufgezeigten Speicherungsprinzip verbundenen kurzen Zugriffszeiten und der geringen Belegungszeiten der Zentraleinheit ist ein echter Simultanbetrieb beim Ausbau der Datenbank möglich. Die sinnvolle Nutzung mehrerer Speichereinheiten gestattet parallel zum Ausbau der Datenbank den direkten Zugriff auf andere Dateien, so daß von der Aufgabe her gesehen ein mehrdimensionaler Zugriff erreicht wird.
Daneben bietet der Einsatz von Wechselplattenspeichern den Vorteil, den Ablauf der täglichen Arbeiten so zu organisieren, daß simultan zu den laufenden Verarbeitungsprozessen die Reorganisation bereits bearbeiteter Teile der Datenbank erfolgen kann. Da das EDV-System anzeigt, wann die Reorganisation eines Teils der Datenbank erforderlich wird, braucht eine permanente Reorganisation der gesamten Datenbank nicht zu erfolgen, obwohl sie aufgrund der Programm- und Zugriffszeiten durchaus möglich wäre.

Die Unterteilung der Datenbank in einzelne Dateien sowie der Einsatz von Wechselplattenspeichern stellen wesentliche Voraussetzungen für den Arbeitsablauf in der Aufbauphase eines integrierten Informationssystems dar. Wenn die für die Bearbeitung benötigten Dateien in Großspeichern verfügbar sind, erfolgt für eine Speichereinheit die Verarbeitung des ersten Teils der Datenbank, während auf einer anderen Speichereinheit die erforderlichen Hilfsdateien im direkten Zugriff bereit stehen. Gleichzeitig wird eine zweite Speichereinheit für die nächste Bearbeitungsphase vorbereitet. Anschließend wird die Verarbeitung des vorbereiteten zweiten Teils der Datenbank durchgeführt, während der bereits verarbeitete Teil für Reorganisations- und Datensicherungsläufe benutzt werden kann, die simultan zur Verarbeitung des zweiten Datenbankteils ablaufen. Wieder wird eine weitere Speichereinheit vorbereitet, und der Turnus kann wie beschrieben erneut beginnen. Seine Häufigkeit ist abhängig von der Anzahl der Geräte, die zu einer Speichereinheit zusammengefaßt sind.

4.5.5 Anforderungen an die Software

Der Begriff „Software" umfaßt im weitesten Sinne alle vom Hersteller einer EDV-Anlage zur Verfügung gestellten sowie selbsterstellte Programme. Die Software läßt sich hinsichtlich ihrer Aufgabenstellung einteilen in:

- Systemsoftware und
- Benutzersoftware.

Die Systemsoftware besteht im wesentlichen aus dem Betriebssystem (Operating System) mit den Komponenten Steuerprogramme und Arbeitsprogramme. Durch das Betriebssystem lassen sich aber nur die anlagenspezifischen Arbeiten bewältigen, aber noch nicht die eigentlichen Verarbeitungsprobleme des Benutzers. Demgegenüber ist die Benutzersoftware rein anwendungsproblemorientiert und enthält die individuellen Programme des Benutzers zur

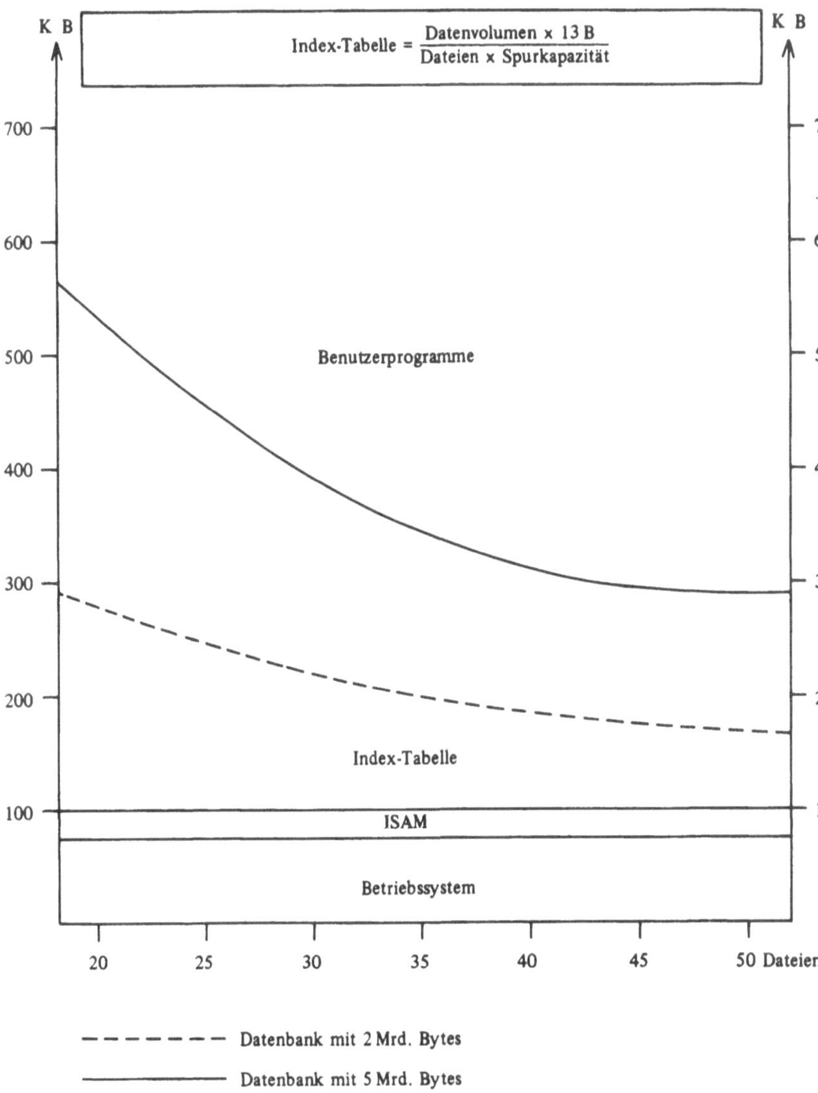

Abb. 29 Ermittlung des Arbeitsspeicherbedarfs

Durchführung der einzelnen Datenverarbeitungsaufgaben. Für den Begriff „Benutzersoftware“ finden auch, teils mit unterschiedlichem Inhalt, die Begriffe „Anwendersoftware“ bzw. „Anwendungssoftware“ Verwendung.

Die Aufgaben des MEDIS bestimmen die grundsätzlichen Anforderungen an die Software, die in ihrem Umfang und in ihrer Art hier nur grob umrissen werden kann. Wesentlich für den Erfolg eines MEDIS ist seine Benutzerfreundlichkeit. Dazu gehört insbesondere, daß die Teilnehmer das System ohne EDV-spezifische Kenntnisse und unter Gewährleistung aufgabengerechter Antwortzeiten *(Response Time)* benutzen können. Daher muß für ein leistungsfähiges und benutzerfreundliches MEDIS ein Teilnehmer-Betriebssystem vorausgesetzt werden, das den Anschluß einer Vielzahl von Benutzern an eine EDV-Anlage ermöglicht, ohne daß für den einzelnen Benutzer spürbare Wartezeiten auftreten. Da die Ermittlung des Speicherbedarfs (Abb. 29) entscheidend vom Umfang der Software geprägt wird, ist hierfür eine grobe Abschätzung unerläßlich. Dabei sind insbesondere folgende Software-Komponenten zu berücksichtigen [vgl. 90, S. 112]:

- Betriebssystem für Time-Sharing-Betrieb,
- Datenbankverwaltung,
- Benutzerprogramme.

Gestützt auf Vergleichswerte ähnlicher Informationssysteme in Wirtschaft und Verwaltung sowie auf eingehende Untersuchungen zu einem MEDIS [90] ist für eine zentrale bzw. regionale EDV-Anlage eines Informationssystems von einem Kernspeicherbedarf von mindestens 256 KB[8], im Mittel um 512 KB und größer auszugehen.

4.5.5.1 Betriebssystem (Operating System)

Um eine EDV-Anlage optimal zu nutzen, bedarf es umfangreicher organisatorischer Steuer- und Kontrollfunktionen innerhalb des gesamten EDV-Systems. Diese Funktionen übernimmt ein ganzer Komplex von Programmen, die man *Betriebssystem* nennt. Dabei bestimmt die Betriebsart weitgehend die Struktur des Betriebssystems [vgl. 9, S. 317]. Für ein Datenfernverarbeitungssystem *(Teleprocessing)* sind dies [16, S. 26 ff.]:

- Stapelverarbeitung *(Batch Processing)*,
- Dialogverarbeitung *(Conversional Processing)*,
- Realzeitverarbeitung *(Real-Time Processing)*.

8 KB ist die Abkürzung von Kilobyte = 1000 Bytes.

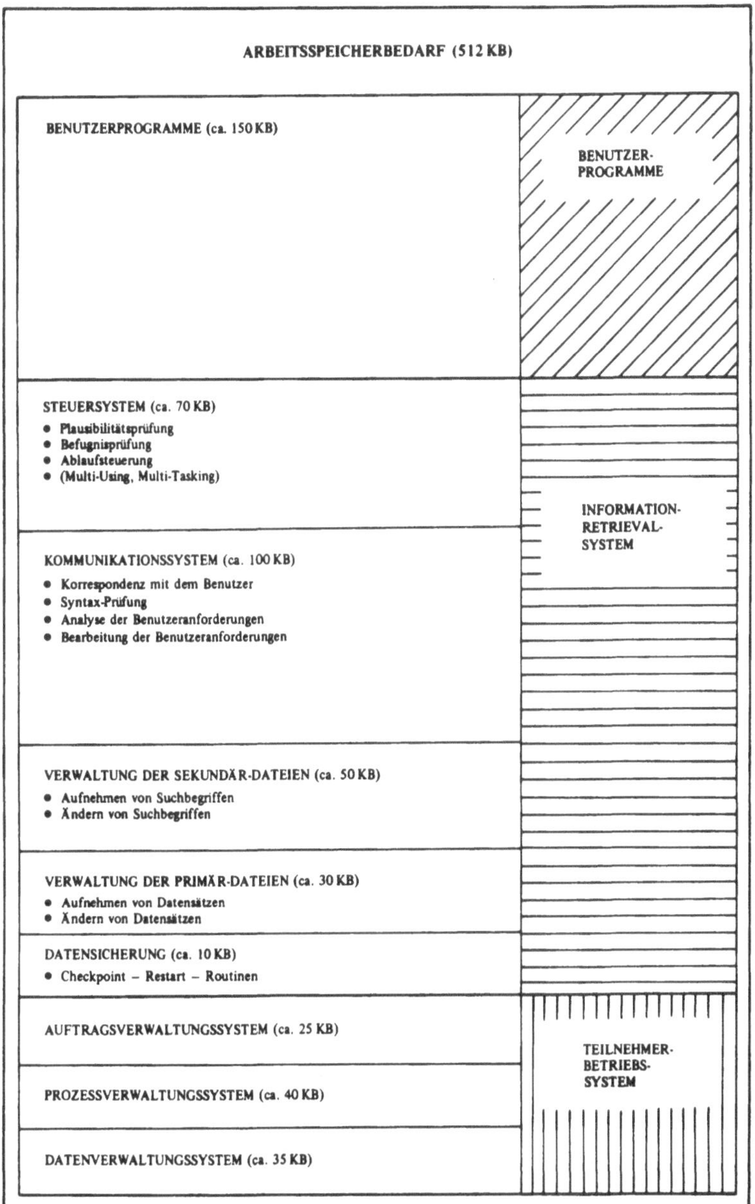

Abb. 30 Beispiel für eine Abschätzung eines Arbeitsspeicherbedarfs von 512 KB

Die Organisations- und Steuerprogramme *(Control Program)* lassen sich entsprechend ihrer Funktionen in Auftragsverwaltung, Prozeßverwaltung und Datenverwaltung einteilen [vgl. im folgenden auch 90, S. 113 ff.]. Desweiteren gehören zum Betriebssystem die Übersetzerprogramme und Dienstprogramme.

Auftragsverwaltung (Job Management)

Die Aufträge der Benutzer werden in einer für die Dialog- und Stapelverarbeitung einheitlichen Kommandosprache der EDV-Anlage zur Bearbeitung übergeben. Dabei können Stapelaufträge, die sowohl im Rechenzentrum als auch im Wege der Datenfernverarbeitung (als sogenanntes *Remote Batch Entry*) an das Betriebssystem abgegeben werden, gleichzeitig abgewickelt werden. Das Betriebssystem reiht hierzu die Aufträge in eine Warteschlange ein und baut diese nach Prioritäten und/oder Eingangsreihenfolge ab *(Job Control)*. Dialogaufträge müssen direkt bearbeitet werden können und gelangen deshalb steuerungs- und überwachungsmäßig sofort zu den Bearbeitungsroutinen.

Prozeßverwaltung (Task Management)

Da die Abarbeitung aller Benutzeraufträge *(Prozesse)* gleichmäßig erfolgen soll, muß das Betriebssystem mit einem Zeitzuteilungsverfahren ausgerüstet sein. Im allgemeinen bedient man sich dazu der Methode der Zeitscheibenteilung *(Time Slicing)*, die den einzelnen Prozessen reihum Rechenzeit-Anteile zuweist. Um zu verhindern, daß der Arbeitsspeicher (Kernspeicher) der EDV-Anlage bei gleichzeitiger Benutzung der Anlage durch viele Benutzer zum Engpaß wird, empfiehlt sich bei einer logischen Erweiterung des Arbeitsspeichers um einen Trommelspeicher die Verwendung *virtueller Speicher*. Dabei werden die Programme mit Hilfe des sogenannten Seitenwechselverfahrens *(Paging)* abgewikkelt. Bei der virtuellen Speicherorganisation sorgt das Betriebssystem dafür, daß die Programme in sogenannte Seiten *(Pages)* unterteilt werden und sich immer nur die für den augenblicklichen Arbeitszustand erforderlichen Seiten der gerade laufenden Programme im Arbeitsspeicher der Zentraleinheit befinden. Das virtuelle Speicherkonzept ermöglicht es somit, daß Programme, die sonst bei weitem die Kapazität des Arbeitsspeichers übersteigen würden, trotzdem verarbeitet werden können.
Zur Erhöhung des Durchsatzes bei Benutzung der langsamen peripheren Geräte wie Lochkartenleser, Schnelldrucker usw. muß das System auch im Spulbetrieb *(Spool-in/Spool-out)* arbeiten können. Entsprechende Spool-Routinen sorgen dafür, daß bei Benutzung langsamer Ein/Ausgabeeinheiten diese Daten in temporären Magnetplattenspeicher-Dateien zwischengepuffert werden können.

Diese Anforderung an das Betriebssystem ist erforderlich, um den großen Druckanforderungen der off-line angeschlossenen Ärzte nachkommen zu können.

Datenverwaltung (Data Management)

Die Datenverwaltung faßt alle Funktionen zusammen, die der Benutzer bei Aufruf und Verarbeitung seiner verschieden organisierten Dateien verwendet. Deshalb ist für das MEDIS zu fordern, daß die Dateien sequentiell, index-sequentiell oder im Direktzugriff sowohl mit fester als auch mit variabler Satzlänge, geblockt wie ungeblockt verarbeitet werden können *(Access Methods).* Sollen Dateien ständig verfügbar sein, so werden sie auf gemeinschaftlichen Speicherplätzen *(Public Files)* untergebracht. Dateien, die nur in speziellen Fällen benötigt werden, stehen dagegen auf gesonderten Speicherplätzen *(Private Files).* Diese File-Zuordnung nennt man auch *Device Management.* Demgegenüber bezeichnet das *Catalogue Management* das Führen der Dateien mit ihren Namen und Formatangaben in einem Katalog durch das Datenverwaltungssystem.

Arbeitsprogramme (User Programs)

Arbeitsprogramme lassen sich in Sprachübersetzer und Dienstprogramme einteilen. Bei den Sprachübersetzern *(Language Processors)* ist zwischen Erstellung sowie laufenden Korrekturen der Primärprogramme und der Erzeugung ablauffähiger Objektprogramme zu unterscheiden. Primärprogramme sind entweder über einen Lochkartenleser oder ein dialogfähiges Terminal als Datei in das EDV-System einzugeben *(Non Interactive/Interactive Support).* Ein *Systaxchecker* erlaubt es, bei der Programmeingabe im Dialogbetrieb eine Prüfung auf syntaktische Richtigkeit der eingegebenen Programme durch das System selbst vorzunehmen, wodurch sich Syntaxfehler unmittelbar beseitigen lassen.

Viele der häufig wiederkehrenden Arbeiten lassen sich durch Dienstprogramme *(Utility Routines)* erledigen. Dies sind u. a. die Routinen zur Dateiaufbereitung, der Generator für Sortier- und Mischprogramme, Programme zur Programmbibliotheksverwaltung.

4.5.5.2 Datenbankverwaltung (Data Base Management)

„Unabhängig von der speziellen Anwendung sind folgende grundsätzliche Anforderungen an eine Datenbankverwaltungsorganisation zu stellen:

1. Datenstrukturen sollen im Hinblick auf nichtredundante Speicherung und optimale Verarbeitung der Daten ausgelegt sein.

2. Eine dynamische Umstrukturierung der Datenbestände muß ohne Änderung der vorhandenen Anwendungsprogramme möglich sein.
3. Struktur und Beschreibung der Datenbestände werden über eine den Datenbestand beschreibende Sprache definiert.
4. Das Handling des Datenbestandes erfolgt über eine einheitliche Kommandosprache.
5. Dienstprogramme für Änderungen, Datensicherung usw. müssen zur Verfügung stehen" [90, S. 117].

Die Datenbankverwaltungsorganisation für das MEDIS, das im einzelnen stark medizin- und krankenhausspezifisch ausgerichtet sein muß, umfaßt

- die Datenbank,
- die Methodenbank und
- das Steuerprogrammsystem.

Die einzelnen Datenbestände der Datenbank müssen so aufgebaut sein, daß sie miteinander verträglich sind, denn die verschiedenen Teilnehmer des MEDIS benötigen möglicherweise Informationen, die sich aus Datenelementen mehrerer Dateien zusammensetzen. Daher wird ein modular aufgebauter Kommunikations-Datenbankteil bereit stehen, der den Benutzern zur Eröffnung und Fortschreibung von Dateien sowie dem Zugriff zu den Datenbeständen dient. Durch getrennte Definition von logischer Datenbankstruktur und seiner physischen Speicherungsform wird eine Unabhängigkeit der Benutzer- bzw. Anwendungsprogramme von physischer Speicherungsform, Zugriffsmethoden und verwendeten Speichermedien erreicht (Abb. 31). Diese Unabhängigkeit hat eine weitreichende Bedeutung. Denn mit der Entwicklung der Datenbank wird man nach und nach immer mehr Datenelemente hereinnehmen. Solange diese Elemente unabhängige physische Strukturen bilden, werden nämlich die Anwendungsprogramme durch sie nicht beeinflußt.

Die Verbindung von Datenelementen zu konkreten Auswertungen erfolgt über die Verarbeitungsprogramme. Sie bilden mit den im Informations-Entscheidungssystem verwendeten Modellen und den dazugehörigen Lösungsalgorithmen den Inhalt der Methodenbank. Bestandteile der Methodenbank sind die Übersetzerprogramme *(Assembler, Compiler)* sowie die Dienst-, Verwaltungs- und Hilfsprogramme [vgl. 15, S. 780 f.]. Letztere haben eine uneingeschränkte Bestandsführung und eine differenzierte Auswertung der Dateien bei gleichzeitiger Datensicherung vorzunehmen.

Nicht zur Methodenbank zählt man im allgemeinen das System der sogenannten *Steuerprogramme.* Ihre Aufgabe besteht in der Überwachung und Steuerung der EDV-Anlage. Ferner haben sie für einen konsequenten Ablauf der einzelnen

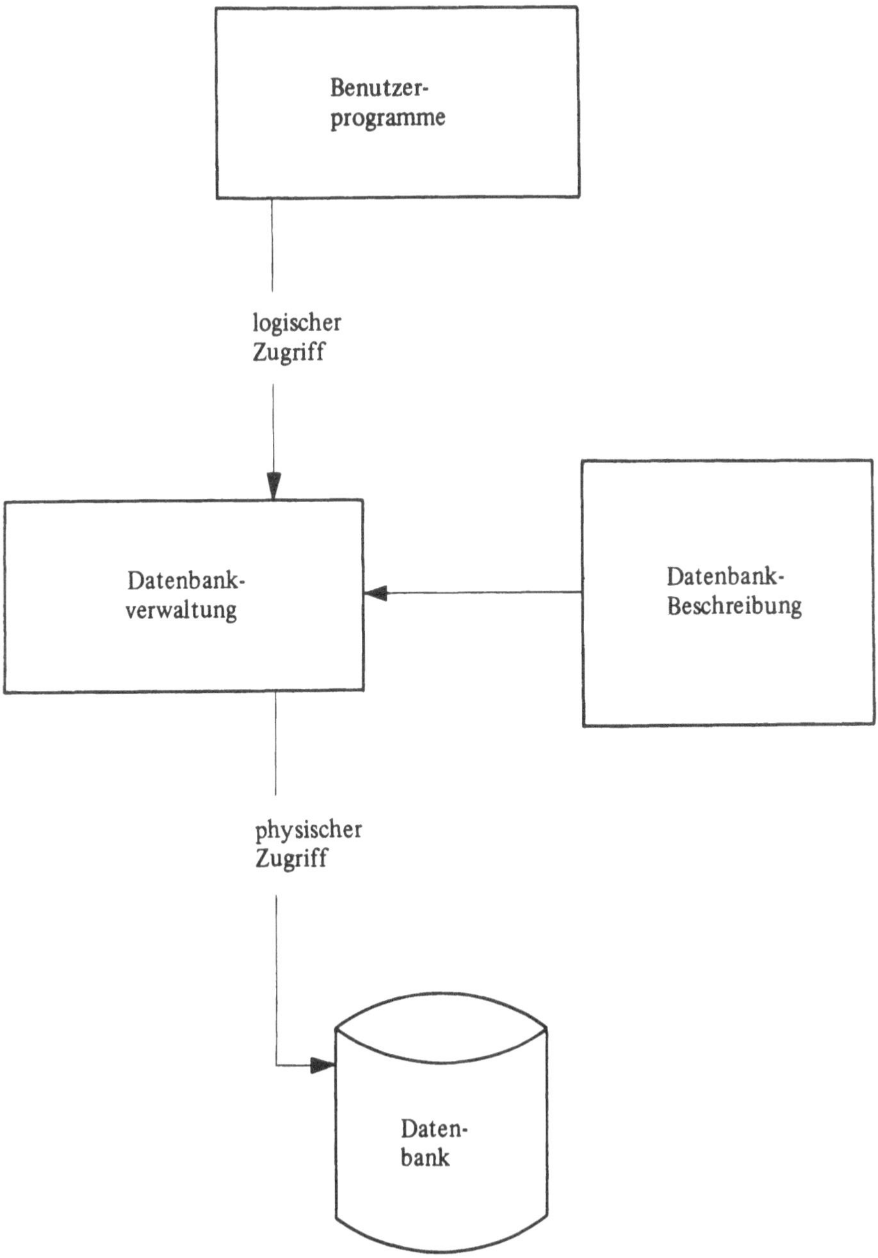

Abb. 31 Schematische Darstellung des Zugriffs auf die Datenbank

Arbeitsschritte zu sorgen. Dies schließt auch die Kommunikationskontrolle (Prüfen der Benutzerberechtigung, Prüfen auf Plausibilität und fehlerfreie Datenübertragung usw.) zwischen den Teilnehmern und der Datenbank mit ein.

Die Ausgestaltung einer Datenbankverwaltungsorganisation beeinflußt den Umfang benötigter Hardware wesentlich. Wichtigste Kenngröße bei der hardwaremäßigen Grobplanung von EDV-Systemen ist die Minimalgröße des Arbeitsspeichers (Kernspeicher). Üblicherweise enthält die Angabe dieser Minimalgröße nur den Speicherbedarf für die residenten Teile des Betriebssystems und für die Datenbankverwaltungsorganisation, nicht aber für die benötigten Puffer. Darüber hinaus legt man bei der Minimalgröße der Zentraleinheit meist nur den Direktzugriff eines Benutzers zugrunde und berücksichtigt nicht den erhöhten Speicherbedarf bei Mehrfachbetrieb. Außerdem ist bei On-line-Betrieb der Speicherbedarf höher anzusetzen als bei Batch-Betrieb [vgl. 90, S. 119].

Grundsätzlich ist zu bemerken, daß die Datenbankverwaltungsorganisation entweder nur für ein EDV-System bzw. für eine Systemgruppe oder universell einsetzbar ist. Ein kritischer Vergleich von mehreren Datenbankverwaltungsorganisationen zeigt, daß für den residenten Teil des Betriebssystems und der Datenbankverwaltungsorganisation die Mindestgröße der Zentraleinheit bei 256 bis 512 KB liegt, worin die erhöhten Anforderungen eines virtuellen Speicherkonzepts noch nicht enthalten sind [vgl. 90, S. 120].

Für das MEDIS kann man von einer residenten Arbeitsspeicherbelegung von etwa 360 KB ausgehen. Davon wird das Teilnehmer-Betriebssystem mit allen vorher aufgeführten Komponenten einen residenten Teil von etwa 100 KB belegen, der Kommunikationsteil der Datenbank etwa ebenfalls 100 KB, die Methodenbank etwa 90 KB und das Steuerprogrammsystem rund 70 KB. Somit bleiben bei einer EDV-Anlage mit einer Kapazität von 512 KB Arbeitsspeicher etwa 150 KB für spezielle Benutzerprogramme übrig (Abb. 30).

4.5.5.3 Anwendungsprogramme (Application Programs)

Die systemtechnische Soll-Rahmenkonzeption für das MEDIS (vgl. unter 4.4) gibt in ihrer Aufgabenstellung die Entwicklung eines breiten Spektrums von Benutzer- bzw. Anwendungsprogrammen vor. Im Vordergrund stehen dabei Programme für

- die Führung der Krankenblätter (ZEK und FLEK),
- das zentrale medizinische Auskunftssystem,
- die Problemstellungen der verschiedenen Bereiche des öffentlichen Gesundheitswesens und der Krankenhausverwaltung,
- die Kooperation mit Forschungseinrichtungen,
- die Datenfilterung, -reduktion und -interpretation,
- verschiedene Arten der Simulation [90, S. 120 f.].

Die Vorgaben für die Anwendungsprogrammierung sind in Ablaufbeschreibungen und -diagrammen einschließlich der Datenbeschreibungen, Datei- und Datenbankstrukturen sowie der Verarbeitungsvorschriften (Rechenregeln usw.) festzulegen. Daher kommt der Detailplanung von Abläufen besondere Bedeutung zu. Die Programmierung eines integrierten Systems wie des MEDIS verlangt eine intensive Vorbereitung und straffe Koordinierung, da die Programmbereiche nicht nebeneinander stehen, sondern ineinander verzahnt sind [vgl. 19, S. 78]. In diesem Zusammenhang leistet ein EDV-Handbuch wertvolle Dienste, das u. a. die Programmierstandards enthält und die Projektüberwachung hinsichtlich der Programmierung, der Programmtests sowie der Programmimplementation regelt.

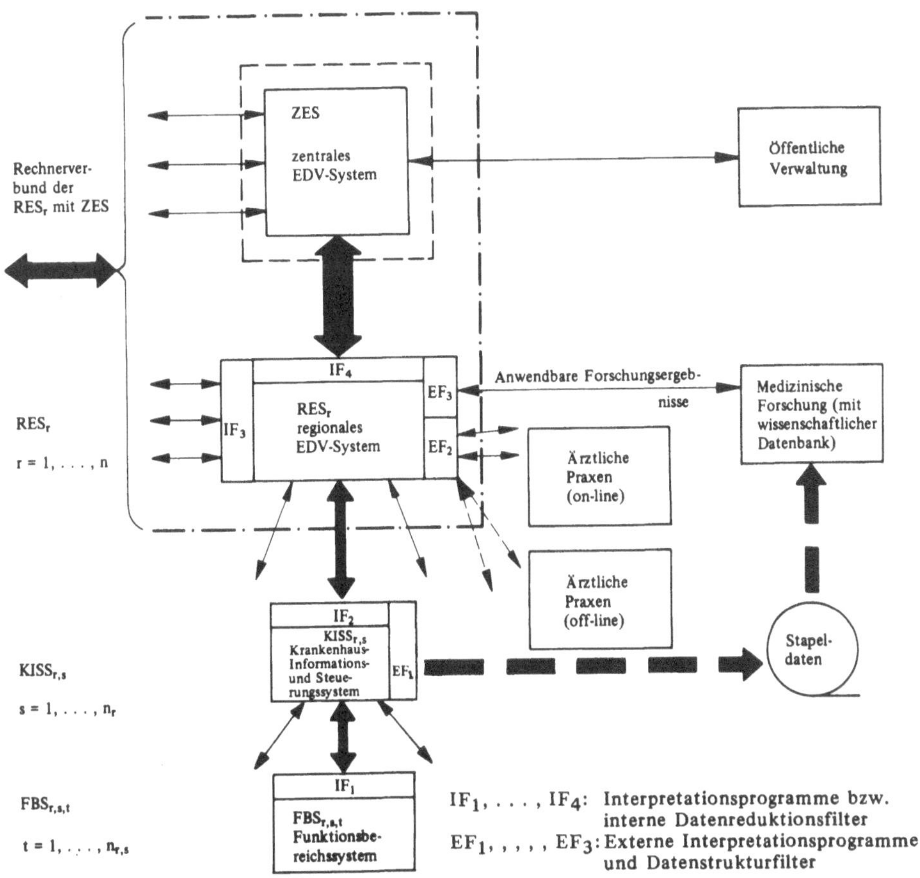

Abb. 32 Schematische Darstellung des Einbaus von Interpretations- und Filterprogrammen [nach 90, S. 47]

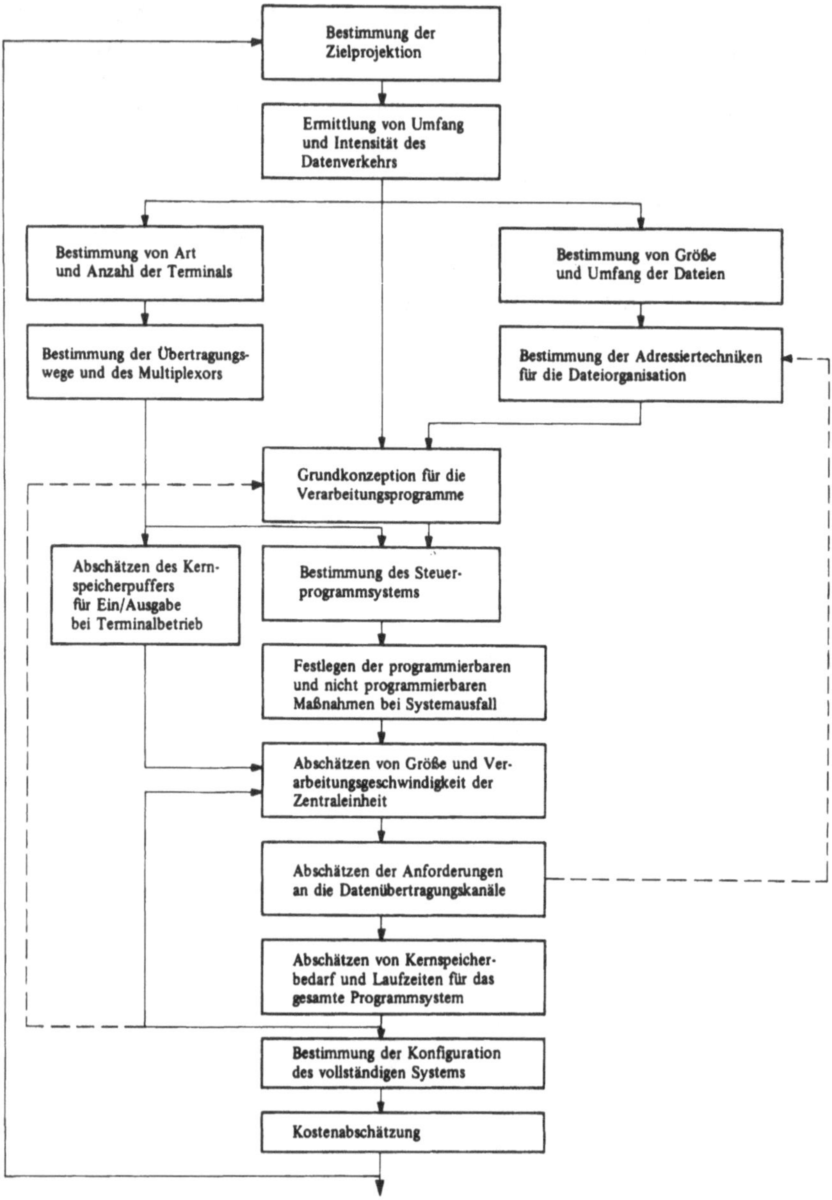

Abb. 33 Iterativer Planungsprozeß für Real-Time-Systeme

Unter Beachtung der Tatsache, daß die Teilnehmer des MEDIS unterschiedliche EDV-Anlagen in Bezug auf Typen und Hersteller einsetzen können, ist ein reibungsloser Daten- und Programmaustausch nur dann gewährleistet, wenn folgende Faktoren gesichert sind:

- *Modularer Softwareaufbau* mit eindeutig definierten Schnittstellen
- *Übertragbarkeit* auf andere Systeme *(Portability)*
- *Anpassungsfähigkeit* an andere Systeme *(Adaptibility)*
- *Kompatibilität* mit anderen Systemen *(Compatibility)*
- Verwendung *höherer Programmiersprachen*

Beim Datenaustausch von EDV-Systemen untereinander sind *Interpretations- und Filterprogramme* erforderlich. Die Interpretationsprogramme sorgen dafür, daß die EDV-Systeme untereinander kommunizieren, d. h. Daten anderer EDV-Systeme verarbeiten können. Der Programmieraufwand hierfür ist weitgehend von der Verträglichkeit der Betriebssysteme und der verwendeten Systemsoftware der kommunizierenden EDV-Anlagen abhängig. Redundanz der Daten sowie Verwendungszweck (z. B. Langzeitspeicherung) legen für viele Bereiche des MEDIS die Filterung bzw. Reduktion anfallender Basisdaten nahe (Abb. 32).
Die Konfiguration der Systemhardware schließt neben dem detaillierten Aufgabenentwurf auch in Umrissen Angaben über die benötigte Software mit ein. Da der Entwurf der Software wiederum von der einzusetzenden Hardware abhängt, läßt sich die endgültige Konfiguration nur in einem *iterativ-simultanen* Planungsprozeß [vgl. 21, S. 334 ff.] bestimmen (Abb. 33).

4.5.6 Planungshilfen für den Systementwurf

Da die Ergebnisse der Systemanalyse die Grundlage für den Systementwurf *(Systems Design*[9]*)* bilden, hängt der Erfolg eines integrierten Informationssystems nicht zuletzt von den Planungs- und Entscheidungsmethoden ab [16, S. 89 f.].
Alle Entscheidungen im Zusammenhang mit der Systemplanung für eine EDV-Installation enthalten um so mehr Risiken, je mehr Umfang und Integrationsgrad der Datenverarbeitung zunehmen. Die Grundlage einer zuverlässigen Systemplanung ist eine fundierte System-Design-Analyse. Die Methoden des Systemdesign umfassen den Komplex der *Modellverfahren* zur prädikativen Bestimmung des Systemverhaltens für neue und erweiterte EDV-Anwendungen sowie der *Meßverfahren* zur optimalen Bestimmung des Leistungsverhaltens von EDV-Systemen [vgl. 51, S. 338].

9 In deutscher Schreibweise, auch als Systemdesign gebräuchlich.

Modellverfahren werden dann eingesetzt, wenn der zu analysierende Zustand noch nicht existiert bzw. nicht direkt erfaßbar ist. Derartige Probleme ergeben sich bei der Auslegung und Anwendung neuer Systeme. Ziel des Modelldesign ist die Vorhersage von Systemzusammenhängen (Leistung, Durchsatz, Antwortzeiten usw.). Im Unterschied zum Modelldesign gehen die Meßverfahren bei der Analyse eines Problems vom vorhandenen Objekt aus. Meßverfahren werden hauptsächlich bei bestehenden EDV-Installationen angewandt, um insbesondere die vielseitigen Wechselwirkungen bei einem Mehrprogramm- bzw. Mehrporzessorsystem aufzulösen. Ziel der Meßverfahren ist die Optimierung des Systembetriebes [vgl. 51, S. 342].

Die Modellverfahren gliedern sich in:

1. Deterministische *(analytische)* Designverfahren, wie z. B. TPAD *(Tele Processing Analysis Design)* zur Bestimmung der Belastungs- und Antwortzeitverhältnisse eines Datenfernverarbeitungssystems oder
   CNDP *(Communication Network Design Program)* zur Bestimmung minimaler Leitungskosten eines Mehrpunktnetzwerkes unter Berücksichtigung vorgegebener Antwortzeiten oder Leitungsbelastungen

und

2. Stochastische Designverfahren *(Simulation)*, wie z. B. GPSS *(General Purpose Simulation System)* zur detaillierten Auflösung allgemeiner Warteschlangen- und Wahrscheinlichkeitsprobleme,
   CSS *(Computer System Simulator)* als spezieller Hardware-Simulator zur detaillierten Auflösung von Systemzusammenhängen oder
   HOST *(Houston Operations Simulation Techniques)* als standardisierte Software-Modellbibliothek zur Erweiterung des CSS-Hardware-Simulators.

Zu den bekannten Meßverfahren gehören insbesondere BCU *(Basic Counter Unit)* und SMI *(System Measurement Instrument)*, die als Hardware-Monitore Meßeinrichtungen zur kontinuierlichen Messung und Zählung von EDV-Verarbeitungsvorgängen darstellen. Des weiteren gibt es bei den Meßverfahren Software-Monitore wie z. B. SGS *(Statistics Gathering System)* und AMAP *(Advanced Multiprogramming Analysis Program)* sowie Stichprobenverfahren wie z. B. OSPT *(OS-Performance Tool)*, die vornehmlich zur direkten Messung von Systemzuständen, Verarbeitungszeiten, Funktionsaufzeichnungen sowie zur Ermittlung von System- und Komponentenauslastung dienen.

Zweifelsohne kann ein so komplexes System wie das MEDIS nicht ohne die besonderen Methoden für Systemdesign und Systemplanung, wie sie hier angesprochen wurden, auskommen. Die Lösung partieller Designprobleme wird am zweckmäßigsten mit deterministischen Methoden durchgeführt. Für die kritischen Antwortzeitbedingungen in Zusammenhang mit dem Realzeitbetrieb ist das stochastische Systemdesign, die eigentliche *Simulation* einzusetzen.

Eine fundierte und zuverlässige Systemlösung kann die Simulation allerdings nur in Verbindung mit geeigneten analytischen Designverfahren geben, um so durch Extrapolation zu der erstrebten, aber noch nicht existenten Systemkonfiguration im Wege der Modellverifikation zu gelangen [vgl. 16, S. 90].

5. Planung und Realisierung des MEDIS

Die Systemtheorie der Informationsverarbeitung geht davon aus, daß die Information ein verbindendes Element einer arbeitsteiligen Gesellschaft ist [27, S. 10]. Bezeichnet man ein „zusammenhängendes Ganzes von Dingen" als *System* [34, S. 651 f.], so entspricht es dem interdisziplinären Charakter der Systemtheorie, wenn die Systemanalyse ein Vorgehen anstrebt, das sich unabhängig von der besonderen Problemstellung durchführen läßt. Somit folgt aus der Systemdefinition als grundsätzliche Aufgabe der Systemanalyse, die Elemente und Relationen von Systemen in ihren Eigenschaften und Wirkungen zu erfassen und in adäquater Weise darzustellen.

In Anlehnung an die Erkenntnisse der Kybernetik stellt das Gesundheitswesen ein dynamisches System dar, das alle untereinander in einem Wirkzusammenhang stehenden Systemelemente umfaßt. Im Rahmen der Planung und Realisierung von Projekten hat daher die *Systemanalyse* besonderes Gewicht und impliziert zur Erkennung und Lösung von Problemen in *sozio-technischen* Systemen in Zusammenhang mit der *Systemschaffung* folgende Zielsetzungen [16, S. 47 f.]:

- Erkenntnisse über die künftige Gestaltung des Systems aus gegenwärtig extern und intern erfaßbaren Informationen sind zu gewinnen.
- Erforderliche Veränderungen des bestehenden Systems sind mit einem minimalen Gestaltungs- bzw. Zielerreichungsrisiko unter Beachtung des Wirtschaftlichkeitsprinzips herbeizuführen.

Für das praktische Vorgehen bei der Projektplanung und -realisierung bedeutet dies:

1. Gesteigerte Rationalität der Zukunftsbeurteilung bei der Systemanalyse als Prozeß der Problemerkenntnis und Problemlösung.
2. Problemunabhängigkeit der Techniken und Lösungsansätze der Systemanalyse sowie der Systemschaffung.
3. Multidisziplinäre Kooperation und Kontrollmöglichkeiten im Prozeß der Systemanalyse und der nachfolgenden Systemrealisierung.

Das Subsystem MEDIS des sozio-technischen Systems Gesundheitswesen umfaßt alle elementaren Komponenten, die zur Bereitstellung und Verarbeitung von Informationen im Gesundheitswesen eingesetzt werden. Bei der Um- oder Neustrukturierung der Beziehungen der einzelnen Komponenten untereinander sowie der in ihnen ablaufenden informationellen Prozesse im Zuge einer Automatisierung der Informationsverarbeitung hat nach dem Zielbildungsprozeß eine sorgfältige Planung der zu realisierenden Zielaufgaben zu erfolgen. Diese Planung muß sachmittel-, raum-, zeit- und aufgabenträgerorientiert sein. Dies bedeutet für die Entwicklung oder beim Ausbau eines Informationssystems, daß zunächst die Systemanalyse den Informationsfluß und -verarbeitungsprozeß im bestehenden System untersucht. Dabei sollen auch die datenverarbeitungstechnischen Engpässe erkannt werden, die dadurch entstehen, daß Informationsprozesse nicht optimal ablaufen, weil sie zu lang, zu langsam oder zu eingabe- bzw. ausgabeintensiv sind. Die Analyse ist Resultat einer Ist-Aufnahme des bestehenden Systems, seiner Struktur und Zielsetzung und gilt als unerläßliche Voraussetzung für die Synthese, die sich als Schaffung bzw. Gestaltung des Systems im Rahmen der sogenannten Systementwicklung *(Systems Development)* darstellt [vgl. 16, S. 76; 22, S. 17 ff.; 80].

Neben der hauptsächlich auf die informationellen Prozesse abgestellte Systemanalyse sind für den Aufbau und die Entwicklung des MEDIS, also noch vor der eigentlichen Systemplanung, folgende Planungsfaktoren und organisatorische Vorarbeiten zu berücksichtigen:

- Spezifizierung des Projektziels,
- Definition der Durchführungsbedingungen,
- Standortbestimmung,
- Errichtung der Projektgruppe,
- Personalschulung,
- Aufnahme des EDV-Dokumentationsbetriebs.

5.1 Aufbau eines Entwicklungssystems

Aus den Tatsachen heraus, daß mit dem MEDIS ein hochgradig komplexes Gebilde von umfassender Funktion geschaffen werden soll, wobei bislang nur wenige der medizinischen, technischen, organisatorischen und gesundheitspolitischen Probleme analysiert oder gar erklärt sind, kommt man, wie beim Aufbau ähnlicher Systeme, zu den Folgerungen [vgl. 77, S. 201]:

- gegenwärtig kein abschließendes Konzept für ein der Zielsetzung und den technischen Dimensionen nach umfassendes MEDIS zu konzipieren,
- jedoch mit den Arbeiten zu einem von Zielsetzung und Umfang her begrenzten Informationssystem (z. B. zunächst als reines Fakten-Retrievalsystem) möglichst frühzeitig zu beginnen.

Dies bedeutet, daß das vorangestellte Soll-Konzept eines MEDIS als ein langfristiges Planungsendziel zu verstehen ist, das nicht starr als „fertiges" Endsystem geplant und realisiert werden kann. Die fortschreitende und sich am

Problem entwickelnde Gesamtplanung basiert auf dem Modell des Regelkreises, bei dem die Zielvorgabe durch neue Erkenntnisse während der Realisierung von Teilprojekten und Einzelschritten laufend verändert werden kann [vgl. 90, S. 88].

Aus diesen Gründen empfiehlt es sich, das Gesamtprojekt MEDIS in einem zweistufigen Vorgehen zu realisieren. In der ersten Stufe, dem sogenannten *Entwicklungssystem* werden die Grundlagen für das MEDIS geschaffen, die sowohl hinsichtlich der Zielsetzung als auch der technischen Dimensionen dem umfassenden Charakter des Projekts Rechnung tragen. Daran schließt sich das *Ausbausystem* als zweite Stufe an, über das sich allerdings nur wenig konkrete Aussagen machen lassen, da sein Entwurf in den wesentlichen Teilen von den Ergebnissen abhängt, die im Entwicklungssystem gewonnen werden. Dementsprechend kann man nicht davon ausgehen, daß das Ausbausystem lediglich zu einer (technisch) größer dimensionierten Neuauflage des Entwicklungssystems wird [vgl. 77, S. 201 f.].

Da die Informationsbedürfnisse der künftigen Benutzer des MEDIS noch nicht hinreichend bekannt und deshalb intensiv zu erforschen sind und ferner die Leistungsfähigkeit des Systems sowie das Benutzerverhalten während des Routinebetriebs nicht vorhersehbar sind, sollte man bereits im Rahmen des Entwicklungssystems einen umfassenden Teil der Funktionen des künftigen Gesamtsystems EDV-technisch erproben und die *Integration* mit anderen Bereichen simulieren. Damit verwirklicht man im Entwicklungssystem schon erste, praktisch verwertbare Teile des Gesamtsystems und erarbeitet zudem die Grundlagen für die weitere Vorgehensweise. In seiner Gesamtheit muß das System so flexibel gestaltet werden, daß verschiedene Tests, Anpassungen an neue technische Entwicklungen und die Einarbeitung neuester Untersuchungsergebnisse möglich sind. Daher empfiehlt es sich, zunächst nur einen kleinen Teil von Benutzern für das MEDIS heranzuziehen, bevor man diesen Kreis dann allmählich erweitert. Ferner sind im Rahmen des Entwicklungssystems die bei der Datenerfassung, -aufbereitung und -eingabe auftretenden Probleme zu lösen sowie aus den Erfahrungen des praktischen Betriebs zweckmäßige und wirtschaftliche Verfahren hierfür auszuwählen [vgl. 90, S. 88 f.].

Im einzelnen erfordert der Aufbau des Entwicklungssystems besonders Vorarbeiten in folgenden Bereichen:

- Entwicklung EDV-geführter Krankenblätter (ZEK und FLEK) mit Direktzugriff, die in verdichteter Form abrufbereit in einem zentralen Auskunftssystem zur Verfügung stehen.
- Erstellung eines Katalogs (AMEDEK), der die von den Benutzern des MEDIS verwendeten Datenkategorien ausweist. Dieser Katalog dient einerseits als Datenerfassungskatalog, andererseits bildet er die Basis für einen Datenbankbeschreibungskatalog.

– Auswahl geeigneter Testbenutzer, die in enger Zusammenarbeit mit der MEDIS-Projektgruppe beim Aufbau des Systems gestaltend mitwirken [vgl. 90, S. 90].

Simuliert man in der Phase der Entwicklung die Funktionen von zentralem und regionalem System auf ein und derselben EDV-Anlage, so sind im Bereich der patientenbezogenen Daten zwei Datenbestände aufzubauen, von denen der eine für das zentrale EDV-System des MEDIS eine Untermenge der in den regionalen EDV-Systemen hierfür zu führenden Datenbestände darstellt. Eine derartige *Datenbank* setzt ein System organisierter Datenbasen voraus, deren Daten in definierter logischer Folge eingegeben und gespeichert werden mit dem Ziel, sie später nach verschiedensten Gesichtspunkten verarbeiten und zur Verfügung haben zu können. Im Rahmen einer solchen Simulation des Entwicklungssystems (bzw. einzelner Teilfunktionen) sind dann beide Datenbestände in einem gemeinsamen Datenbanksystem zu implementieren. Nach Aufbau der Datenbankstruktur und Speicherung einer genügenden Anzahl von Patientendaten ist das so entstandene Dokumentationssystem nach Abschluß der Test- und Erprobungsphase zu erweitern. Um Dialogverkehr und Datenaustausch zwischen den selbständigen EDV-Systemen des MEDIS zu ermöglichen, ist in der Entwicklungsphase zusätzlich ein weiteres Datenbanksystem für zwei unabhängige Datenbestände, und zwar ein krankenhausspezifischer Datenbestand und ein Datenbestand für Aufgaben des regionalen EDV-Systems aufzubauen [vgl. 90, S. 91 ff.].

Nach Abschluß der vorbereitenden Arbeiten für das Entwicklungssystem kann bereits für einen bestimmten Benutzerkreis mit der Off-line-Datenverarbeitung begonnen werden. Daran anschließend kann bei Vorliegen der entsprechenden maschinellen und organisatorischen Voraussetzungen sowie nach erfolgreichen Off- und On-line-Tests schrittweise der On-line-Betrieb aufgenommen werden.

5.2 Regionale und lokale Planungsfaktoren

Die derzeit strukturellen und funktionellen Mängel der stationären und ambulanten Einrichtungen im Gesundheitswesen erfordern dringend eine Reorganisation, und zwar nicht allein regional isoliert, sondern überregional. Zur Lösung dieses Problems ist das Modell eines medizinischen Informationssystems (MEDIS) entwickelt worden, das sich als Rechnerverbundsystem darstellt. Solche modellhaften Lösungen für eine systematische, gesundheitsspezifische Datenverknüpfung für alle Bereiche des Gesundheitswesens befindet sich im nationalen und internationalen Bereich noch im Planungsstadium. Die an verschiedenen Stellen schon geleisteten Forschungs- und Entwicklungsarbeiten sollten beim Aufbau des MEDIS besonders in den Bereichen Systemanalyse und Systemdesign verwertet werden.

Für die Realisierung des Entwicklungssystems MEDIS ist eine Großregion mit mehreren Teilregionen auszuwählen, die wegen ihrer *statischen* Bevölkerungsstruktur und ihrer *abgeschlossenen Lage* besonders günstige Voraussetzungen bietet. Weder Ballungsgebiete mit hoher Bevölkerungsfluktuation noch reine Flächenstaaten sind als geeignete Großregionen anzusehen. Darüber hinaus sollten Erfahrungen beim Einsatz von EDV-Systemen in Einrichtungen des Gesundheitswesens, und zwar nicht allein im universitären Bereich vorliegen. Zweckmäßig ist es, mit der Entwicklung des MEDIS in einer Teilregion zu beginnen, in der bereits mindestens ein funktionsfähiges Projekt automatisierter medizinischer Informationsverarbeitung arbeitet. Gestützt auf die dort gewonnenen Erfahrungen und den schon bestehenden Mitarbeiterstab läßt sich das MEDIS dann schneller und einfacher aufbauen.

Neben den regionalen sind noch lokale Planungsfaktoren zu berücksichtigen. Dies bedeutet besonders innerhalb einer Großregion die Einteilung in Einzugsbereiche (Teilregionen). Dabei ist der Einzugsbereich für ein Regionalsystem (RES) so auszuwählen, daß insgesamt gesehen eine regional möglichst ausgewogene Krankenhaus-Bettendichte und Repräsentanz niedergelassener Ärzte erreicht wird. Ferner sollten auch die wichtigsten medizinischen Fachdisziplinen sowie die einzelnen Versorgungsstufen (Maximal-, Zentral- und Regelversorgung) so gleichmäßig wie möglich in einer Teilregion verteilt sein.

5.3 Projektplanung

Der Planungsprozeß ist auf das Treffen von Entscheidungen gerichtet, die in der Zukunft wirksam werden sollen. Dazu benötigt man umfassende Planungsinformationen, die weitgehend eine entsprechend gestaltete Systemanalyse liefern kann. Planungsinformationen, die eine Systemanalyse nicht zu geben vermag, da diese von „unberechenbaren“ Faktoren (z. B. Individualverhalten, künftige Entwicklung usw.) abhängen, sind abzuschätzen oder sinngemäß aus vergleichbaren, bereits gelösten Problemen abzuleiten. Neben einer gründlichen Systemanalyse bilden somit Planungs- und Entscheidungsverfahren eine wichtige Voraussetzung für eine Systemkonzeption und letztlich auch für die Realisierung.

Dies bedeutet für die Projektplanung des MEDIS, daß möglichst alle relevanten Teilbereiche des sozio-technischen Systems „Gesundheitswesen“ im Planungsprozeß zu berücksichtigen sind. Sinnvollerweise gliedert man das gesamte Projekt MEDIS nach Objekten in einzelne Teilprojekte[1]. Diese Teilprojekte des Entwicklungssystems sowie die Einzelarbeiten innerhalb einzelner Teilprojekte sind in Abhängigkeit vom zu erwartenden Arbeitsumfang und von der zur Verfügung stehenden Mitarbeiterzahl neben- oder hintereinander zu bearbeiten. Wie bei vergleichbaren Systementwicklungen kann auch die Planung und Realisierung des MEDIS als *iterativer* Prozeß angesehen werden. Dieser Prozeß, der in sich selbst wieder mehrstufig aufgebaut sein kann, teilt sich in vier sich teilweise zeitlich wie inhaltlich überlappende Phasen auf [vgl. 16, S. 77]:

Phase I: *Vorplanung*

- Grundlagenanalyse
- Funktionsanalyse
- Entwicklung des Systemmodells
- Entwicklung des Arbeitssystems

Phase II: *Implementation*

- Einführungs- und Umstellungsplanung
- Programmierung und Dokumentation

Phase III: *Feldtest*

Phase IV: *Routine*

Resultat der Phase I ist der *Rahmenvorschlag* nach Abstimmung mit den einzelnen Stufen. Die Stufen *Entwicklung des Systemmodells* und *Entwicklung des Arbeitssystems* bilden die Basis für einen Systemvergleich und für die Bestellung der ausgewählten Systemkonfiguration.

5.3.1 Vorplanung

Die Phase der Vorplanung besteht aus dem eigentlichen Bereich der Systemanalyse und Systemsynthese, wobei die Systemsynthese im wesentlichen in der

1 Vgl. hierzu die detaillierte Gliederung in [90, S. 125 ff.].

Systemkonzeption, hardwaremäßig im sogenannten *Systemdesign* zum Ausdruck kommt. Die Vorplanung läßt sich einteilen in:

a) Ist-Analyse in Teilbereichen,
b) Erstellung der Soll-Konzeption,
c) Systemplanung und Systemkonzeption.

Ist-Analyse

Zunächst ist der Ist-Zustand der bestehenden Organisation und der Kommunikationsstruktur einschließlich des Datenverkehrs aufzunehmen und in einer Form zu dokumentieren, die einen ausreichend detaillierten und zugleich sinnvoll vereinfachten Überblick über den Stand der Gesamtorganisation zuläßt [vgl. 13, S. 71]. Dazu gehören im einzelnen:

- Ermittlung der Organisationsstrukturen,
- Analyse von Belegflüssen,
- Datenerfassung (Input-Output-Analyse).

In der Ist-Aufnahme sind zunächst einmal sämtliche Belege, Formulare, Datensätze und Dateien zu erfassen, derer man sich zur Bewältigung der betreffenden Arbeitsgebiete bedient, ebenso das erforderliche Personal, die Maschinen und sonstigen Einrichtungen. Das Gesamtprojekt sowie die Einzelprojekte sind in einzelne Aufgaben zu unterteilen und diese wiederum eingehend zu analysieren. Durch die Auswertung solcher Erhebungen erhält man schließlich einen umfassenden Überblick über das Betriebsgeschehen und die Organisationsstruktur sowie Angaben über Kosten einzelner Arbeiten, Arbeitsgebiete und ganzer Abteilungen, die ihrerseits wieder je nach Bedarf beliebig aufgeschlüsselt werden können. Letztlich schließt die Ist-Analyse eine Bewertung und Beurteilung aller Feststellungen der Ist-Zustands-Aufnahme ein. Für eine solche Bestandsaufnahme und Bewertung im Rahmen einer Analyse des Ist-Zustandes spielt es keine Rolle, ob schon EDV-Anlagen in dem Bereich des Gesundheitswesens eingesetzt sind oder welcher Grad der Datenverarbeitungsintegration bereits erreicht ist.

Zur Lösung dieser nicht ganz einfachen Aufgabe ist ein *Team* von Analytikern erforderlich, das sowohl mit den gesundheitsspezifischen Gegebenheiten vertraut ist, als auch fundierte Kenntnisse auf dem Gebiete der Datenverarbeitung besitzt. Gewöhnlich bedient man sich daher eines *multidisziplinären Teams,* zu dem im Bedarfsfall auch externe Mitarbeiter von System-Beratungsunternehmen hinzugezogen werden können [vgl. 16, S. 84 und 90, S. 128].

Soll-Konzeption

Bei einer kritischen Untersuchung des Ist-Zustandes kann man zu dem Ergebnis kommen, daß die vorhandene Organisation vielfach weder hinreichend die an sie gestellten Forderungen erfüllen kann noch eine weitgehend automatisierte Informationsverarbeitung erlaubt. Daher sind bei der Konzeption des Soll-Zustandes des MEDIS die gewünschten Eigenschaften dieses Systems festzulegen, wobei im Soll-Zustand eine möglichst hohe Integrationsstufe der Informationsverarbeitung erreicht werden soll. Ein hoher Integrationsgrad läßt sich besonders dann erzielen, wenn EDV-Anlagen über Datenfernverarbeitung *direkt* miteinander verbunden sind.

Die Soll-Konzeption fällt mit der Ist-Analyse in eine Entwicklungsphase und muß unter Einbeziehung differenzierter Erfahrungen aus ihr abgeleitet werden. Dies wird durch das Zusammenführen der Ergebnisse aus der Ist-Analyse mit den Vorstellungen der Soll-Konzeption sichergestellt. Für das MEDIS sind dabei besonders folgende Gesichtspunkte zu berücksichtigen:

- rein medizinische Informations- und Datenverarbeitungsbedürfnisse,
- medizinisch-technische Gegebenheiten, die aus dem jeweiligen Entwicklungsstand herzuleiten sind,
- Sicherung administrativer Belange und Bereitstellung von Planungsdaten für den politischen Bereich der Gesundheitsverwaltung,
- Übernahme und Verarbeitung von Forschungsergebnissen,
- Organisation von Datenbasis, Datenbank, Dateien und Datensätzen.

Die Konzeption des Soll-Zustandes hat ebenso detailliert zu erfolgen wie die Aufnahme des Ist-Zustandes, so daß nicht nur die günstigste organisatorische Lösung gefunden wird, sondern auch anhand der Aufbau- und Ablauforganisation sowie des Datenprofils eine Auswahl der datenverarbeitenden Geräte in der anschließenden Systemplanung und -konzeption erfolgen kann [vgl. 16, S. 85 und 90, S. 129 f.].

Systemplanung und -konzeption

Nach der Erstellung der Soll-Konzeption folgt in nahtlosem Übergang die Systemplanung und -konzeption, die hauptsächlich die im Zusammenhang mit der Hardware stehenden Probleme lösen soll:

- zentrale und regionale EDV-Systeme,
- EDV-Peripherie an den Stellen der Informationsentstehung und -verwendung bzw. der Dateneingabe und -ausgabe,
- Datenträgerorganisation einschließlich der Zugriffsmethoden,
- Betriebsweisen des *Time-Sharing-Systems,*
- Datenübertragungseinrichtungen sowie Maßnahmen bei Ausfall von Übertragungswegen oder EDV-Systemen,
- optimale Nutzung der Verarbeitungsgeschwindigkeit und Speicherplatzkapazität der Zentraleinheit,

- problemadäquate Programmiersprachen,
- Kostenkalkulation und Systemkonfiguration.

Schon im Stadium der Systemplanung und -konzeption lassen sich in vielen Fällen bereits Mängel in der Soll-Konzeption erkennen und können so zu einer Modifikation des Systems führen. Durch dieses iterative Vorgehen sollen die angestrebten Projektziele in einem wirtschaftlichen Planungsprozeß erreicht werden.

5.3.2 Implementation

Diese Phase [vgl. auch im folgenden 90, S. 131 ff.] beinhaltet den gesamten Komplex der Erarbeitung und EDV-technischen Einführung der System- und Anwendungsprogramme auf der Grundlage des in der Vorplanungsphase erarbeiteten Soll-Konzepts. Dies bedeutet im einzelnen:

- Entwurf, Programmierung und Test der Kontroll- und Steuerprogramme für ein *Time-Sharing-System* einschließlich Dokumentation,
- Entwurf, Programmierung und Test der Anwendungsprogramme einschließlich Dokumentation,
- Entwurf, Programmierung und Test von Simulationsprogrammen für die zu erstellenden Kontroll- und Steuerprogramme zum Test der Anwendungsprogramme einschließlich Dokumentation,
- Systemtest mit anschließender Dokumentation.

„Soweit zu den einzelnen Teilprojekten bzw. Arbeitsaufgaben vollkommen neue System- und Anwendungsprogramme erforderlich werden, wird die Ausführung der Programmierarbeiten durch die Vorgaben veranlaßt, die aus der Soll-Konzeption und Systemplanung stammen. In dieser Phase wird die im Einzelfall optimale Programmiersprache festgelegt. In der Implementationsphase sind u. a. zur Unterstützung der Anwendungsprogramme sowie der Kontroll- und Steuerprogramme Test- und Hilfsprogramme, die nicht unmittelbar zum Entwicklungssystem gehören, zu entwickeln und zu unterhalten.

Schritthaltend mit der Programmierung wird die Dokumentation aller Programme durchgeführt. Dies erleichtert nicht allein den Einblick in die geleistete Arbeit bzw. den Arbeitsfortschritt für Außenstehende, sondern ermöglicht eine weitgehend personenunabhängige Programmierung der einzelnen Arbeitsaufgaben. Ferner können sich neue Mitarbeiter oder externe Fachkräfte schnell in die jeweilige Problematik einarbeiten. Die Dokumentation bildet ferner Grundlage und Ausgangspunkt für die Programmrevision. Die Implementation schließt mit einem Gesamtsystemtest ab“ [90, S. 133].

5.3.3 Feldtest

Der Feldtest bedeutet die Erprobung abgeschlossener Systemteile bzw. des Gesamtsystems (Hard- und Software) unter „Alltagsbedingungen". Diese Phase beginnt mit dem Test übernommener oder neu entwickelter Programmsysteme eines Aufgabenkomplexes bei versuchsweiser Einbeziehung der regionalen EDV-Systeme und/oder anderer angeschlossener Einrichtungen. Durch Vergleichen des im Feldtest-Stadium befindlichen Verfahrens bzw. Systems mit der auf den Zielvorstellungen basierenden Soll-Konzeption kann unter Berücksichtigung der Kosten-Nutzen-Relationen der die Planung und Realisierung begleitende iterative Prüfungsprozeß eine Revision einzelner Programme oder sogar ganzer Systemkonzepte einschließlich der Wiederholung zurückliegender Planungsphasen erzwingen [vgl. 90, S. 134].

5.3.4 Routine

Nach erfolgreichem Feldtest soll das entwickelte System mit allen seinen Komponenten fehlerfrei im Routinebetrieb arbeiten. Erst ein nach allen Seiten befriedigendes neues System unter Einschluß automatisierter Informationsverarbeitung wird den gesamten Bereich der Medizin und des Gesundheitswesens informationell (und teilweise auch strukturell) verändern und verbessern. Ein so entwickeltes System ist dann für den Routinebetrieb zu bestimmen.
Da bis zur routinemäßigen Übernahme eines so komplexes Systems wie des MEDIS eine längerer Zeitraum vergehen wird, ist vorzusehen, im Anschluß an den Feldtest, diejenigen Teilprojekte, deren unmittelbarer Nutzen für alle zunächst am MEDIS Beteiligten erkennbar ist, bereits vorab für einen möglichst großen Benutzerkreis in die Routine zu übernehmen [vgl. 90, S. 134].

5.3.5 Planungsverfahren und Projektüberwachung

Bei der Konzipierung und Einführung des MEDIS stellt die exakte Planung des personellen, sachlichen und zeitlichen Einsatzbedarfs ein schwieriges Problem dar. Als Planungs- und Kontrollinstrument für derartige Projekte hat sich in der Vergangenheit zunehmend die Netzplantechnik bewährt. Sie eignet sich aufgrund ihrer spezifischen Eigenheiten besonders für die Planung und Überwachung beim Aufbau bzw. der Umstellung komplexer Systeme, die aus vielen, gegenseitig voneinander abhängigen Teilbereichen und Tätigkeiten bestehen.
Zu den Vorzügen der Netzplantechnik gehören insbesondere:

1. Der Aufbau eines Netzplanes zwingt zum exakten und logischen Durchdenken des gesamten Projekts bzw. des Teilprojekts.

2. Die graphische Darstellung eines Netzplanes erleichtert die Übersicht über die sachlichen und zeitlichen Abhängigkeiten.
3. Die Gegenüberstellung von Alternativen in der Projektrealisierung wird möglich, wobei Projektdauer (kritischer Weg) und Wahrscheinlichkeit, mit der die Termine eingehalten werden können, die Entscheidungskriterien sind.
4. Der kritische Weg weist auf die Teilprozesse hin, die besonders zu beachten sind, da deren etwaige Störung unmittelbar das Gesamtprojekt bzw. Teilprojekt verzögern würde.
5. Pufferzeiten geben an, welche zeitliche Reserven in den einzelnen Prozeßwegen stecken.

Zu Beginn ist für das Gesamtprojekt eine präzise Zielsetzung zu erarbeiten, die als Grundlage der endgültigen Festlegung der Prioritäten für die einzelnen Teilprojekte dient. Während die Reihenfolge der Teilprojekte, die sich mit der inhaltlichen Lösung von Teilaufgaben des MEDIS befassen, weitgehend beliebig ist und nur vom jeweiligen Nutzen und der Realisierbarkeit abhängt, hat die Auswahl und Installation der EDV-Systeme für das Gesamtprojekt vorrangige Bedeutung. Denn das Vorhandensein eines EDV-Systems ist die Voraussetzung für die Erprobung von Problemlösungen der Teilprojekte.

Soweit wie möglich sind unter Berücksichtigung der Personalkapazität bei der Netzplantechnik die Zeiten für die einzelnen Arbeitsprozesse der jeweiligen Teilprojekte genau zu ermitteln. Ist dies nicht möglich, so sind entsprechende Schätzungen vorzunehmen. Zu beachten ist, daß bei der Festlegung der Zeiten für die einzelnen Vorgänge auch die Zeiten für die Belegentwicklung sowie für eine permanente Aus- und Weiterbildung der Mitarbeiter einzubeziehen sind. Die Zeitschätzungen für den Feldtest haben einen entsprechenden Zeitanteil für die Unterweisung der Benutzer, insbesondere der Terminalbediener zu enthalten.

5.4 Projektorganisation

Die Schwierigkeiten bei der Realisierung des Projekts MEDIS liegen nicht allein in informationellen oder datenverarbeitungstechnischen Problemen. Die Lösung der anstehenden Sachfragen erstreckt sich auch auf die Handlungsfähigkeit und Selbständigkeit sowie die Organisationsstruktur des Projektträgers. Hinzu kommt noch die Auswahl qualifizierter Mitarbeiter für das Projekt. Abgesehen von der interessanten Aufgabe, bei der Realisierung eines MEDIS mitwirken zu können, müssen für die Mitarbeiter auch angemessene Arbeitsbedingungen und materielle Anreize bestehen. Gerade dies ist aber im Bereich der öffentlichen Hand, die beim Aufbau eines MEDIS allein aufgrund ihrer gesundheitspolitischen Aufgaben als Projektträger verantwortlich zeichnen dürfte, nicht ohne Schwierigkeiten. Bei einer weitgehenden Verselbständigung des Projekts MEDIS jedoch, beispielsweise in der Rechtsform einer *Gesellschaft mit beschränkter Haftung*[2], ließen sich diese, aber noch weitere rechtliche und organisatorische Probleme einfacher lösen.

Allgemein sollte man bei der Projektorganisation für das MEDIS von folgenden Grundgedanken ausgehen [vgl. 90, S. 162]:

1. Das Projektziel soll mit optimalem Einsatz von Personal-, Sach- und Geldmitteln termingerecht realisiert werden.
2. Mit herkömmlichen Planungstechniken und einer ausschließlich hierarchischen Organisationsstruktur läßt sich ein derartiges Projekt nur schwer, möglicherweise auch gar nicht verwirklichen. Daher ist eine flexible Organisationsstruktur von besonderer Bedeutung.
3. Hochqualifiziertes Personal kann nur dann gewonnen und motiviert werden, wenn Arbeitsbedingungen vorliegen, die eine engagierte Mitarbeit und eine *kreative* Entfaltung ermöglichen.

5.4.1 Rechtsform

Sollte das MEDIS nicht von einer bereits bestehenden Einrichtung (z. B. wissenschaftliches Institut), sondern von einem neu zu schaffenden Projektträger realisiert werden, so kämen besonders die *Gesellschaft mit beschränkter Haftung (GmbH)* sowie *Stiftung* und *eingetragener Verein* in Betracht [vgl. auch 78 und 90, S. 142 ff.]. Zu bevorzugen wäre allerdings die rechtliche Organisationsform der GmbH. Dies ließe sich nicht allein mit dem größeren Aktionsspielraum begründen, den eine GmbH bieten würde, auch steht der Aufbau eines MEDIS in Aufgabe und Arbeitsweise vergleichbarer Forschungs- und Entwicklungstätigkeit in der Industrie näher als der Forschung in Hochschulen oder in der öffentlichen Verwaltung.

Demnach wären die Organe des Projektträgers:

1. Gesellschafterversammlung
2. Aufsichtsrat
3. Geschäftsführung
4. Wissenschaftlich-technischer Rat

2 Im Bereich öffentlich geförderter Forschung und Entwicklung hat sich besonders unter dem Aspekt des Verhältnisses von Gesellschaft, Staat und Wissenschaft der Grundgedanke von rechtlich selbständigen Forschungseinrichtungen durchgesetzt (z. B. in Form einer GmbH wie u. a. bei der Gesellschaft für Kernforschung mbH, Karlsruhe oder bei der Gesellschaft für Mathematik und Datenverarbeitung mbH, Birlinghoven) [vgl. 78].

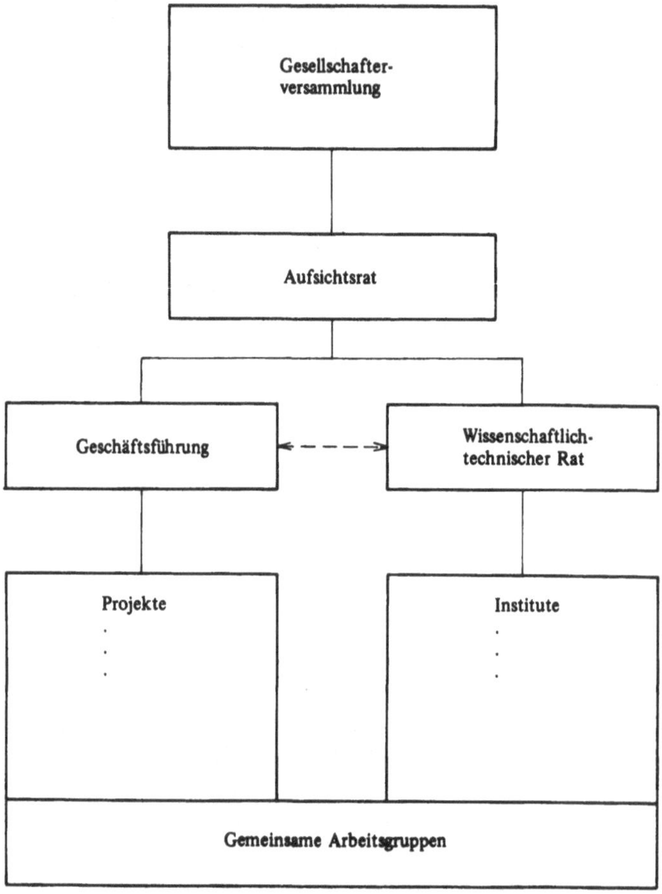

Abb. 34 Organisationsform für Forschungseinrichtungen der anwendungsorientierten Forschung und technischen Entwicklung

Die Zuständigkeiten der Organe sind im Detail noch festzulegen, jedoch wird bereits deutlich, daß ein weitgehendes Mitwirkungsrecht für die wissenschaftlichen und technischen Mitarbeiter gegeben ist (Abb. 34). Die Projektleitung liegt zwar bei der Geschäftsführung, doch vollzieht sich eine Mitwirkung der Mitarbeiter bei allen wissenschaftlich-technischen Angelegenheiten über den wissenschaftlich-technischen Rat.

Da die Gesellschafter (vornehmlich die öffentliche Hand) in den meisten Fällen lediglich den Projektträger bilden, aber nicht in die Arbeit des Projekts eingreifen wollen und rein fachlich auch kaum können, wird das Schwergewicht des Treffens von Grundsatzentscheidungen von der Gesellschafterversammlung auf das Aufsichtsorgan verlagert [vgl. 78, S. 17].

5.4.2 Aufbauorganisatorische Struktur

Die Entwicklung eines MEDIS stellt ein Projekt dar, bei dem weitgehend Neuland betreten wird. Hier sollten Aufbau- und Ablauforganisation so gestaltet sein, daß ein störungsfreies, interdisziplinäres Zusammenwirken aller Projektbereiche und Arbeitsprozesse ermöglicht wird. Dazu hat sich besonders in der Forschung und Entwicklung sowie im Bereich der öffentlichen Verwaltung [vgl. 28, S. 139 f.] eine multipersonale und integrierte Projektorganisation nach dem *Matrix-Prinzip* als zweckmäßig erwiesen [vgl. 1, S. 76 ff.]. Die auf dem Matrix-Prinzip beruhende *Projektgruppen-Organisation*[3] kann viele der Anforderungen erfüllen, die die Realisierung des MEDIS von der organisatorischen Seite her stellt. Sie dient hauptsächlich zur Auflockerung verrichtungsorientierter Organisationsformen, um simultan sowohl Verrichtungs- wie Objektaspekte zu berücksichtigen. Dies wird dadurch erreicht, daß Verrichtungs- und Objektstellen gleichrangig nebeneinander gesetzt und beide Stellenarten gleichberechtigt und gleichrangig zu Problemlösungen herangezogen werden [vgl. 28, S. 130 f.].

Gliedert man das Projekt MEDIS *objektorientiert* in Teilaufgabenbereiche, so lassen sich beispielsweise folgende Projektabteilungen einrichten [vgl. 90, S. 145 ff.]:

A. Aufbau des zentralen medizinischen Informationssystems und der Regionalsysteme (ZES und RES)
B. Entwicklung des Krankenhaus-Informations- und Steuerungssystems (KISS)
C. Entwicklung EDV-geführter Krankenblätter (FLEK und ZEK)
D. Informationsaustausch mit angeschlossenen Teilnehmern (Gesundheitswesen, Forschungseinrichtungen, Ärzte usw.)
E. Entwicklung EDV-gestützter Diagnose- und Therapiehilfen
F. Zentrale medizinische Literaturdokumentation

Nach *verrichtungsorientierten* Gesichtspunkten lassen sich Projektabteilungen (besser *Funktionsabteilungen*) wie folgt bilden:

1. Allgemeine Verwaltung und Organisation
2. Zentrale Projektplanung
3. Systemanalyse und Programmierung
4. Rechenzentrum-Betrieb (Datenerfassung und -verarbeitung)
5. Wissenschaftliche Dienste

3 Für diese Organisationsform werden noch weitere Begriffe synonym verwendet wie Projekt-Management, Team-Konzept, Project-Organization, Management by Task Force usw. Vgl. im einzelnen hierzu [6; 8; 26; 58].

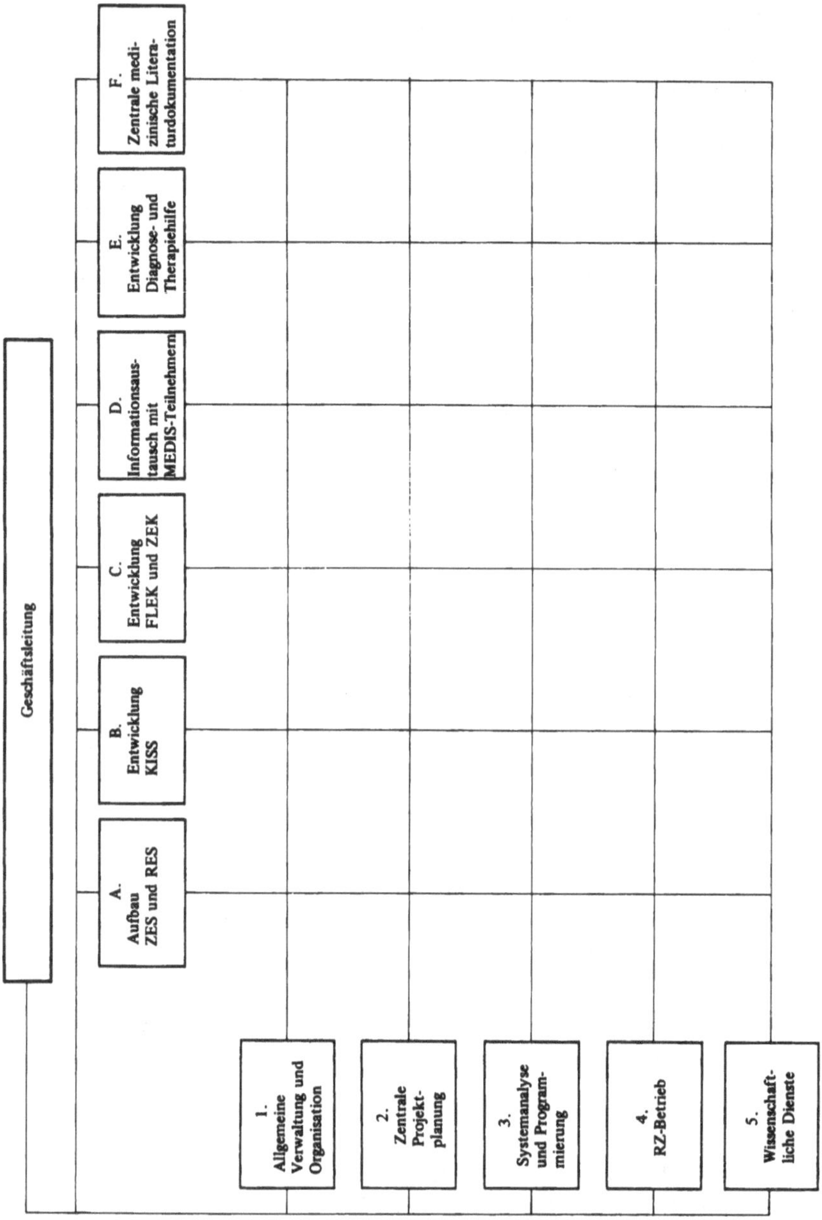

Abb. 35 Beispiel für eine MEDIS-Projektorganisation

Die einzelnen verrichtungs- und objektorientierten Projektgruppen bilden in der Matrix-Organisation (Abb. 35) eine Überlappung von Projektsystem (objektorientiert) und Funktionssystem (verrichtungsorientiert). Neben vielen Vor-

Matrix-Prinzip	
Vorteile:	*Nachteile:*
Klare Planung und Führung von Großprojekten. Für Kosten, Termine und Qualität verantwortlicher Projektleiter. Integration aller fachlichen Fähigkeiten in den Funktionsbereichen. Verbesserung des Informationsflusses. Projektleiter als zentraler und verantwortlicher Gesprächspartner für Mitarbeiter und Außenstehende. Ständige konstruktive Kritik und Korrekturmaßnahmen durch die Funktionsbereiche. Hohe Flexibilität beim Einsatz des Personals. Höhere Motivation durch Identifikation mit einem bestimmten Projekt. Verbesserte Möglichkeiten für Mitarbeiter zur Kreativität und Verantwortungsübernahme.	Hohe Anforderungen an die Projektleiter, besonders an ihren demokratischen Führungsstil, ihre Kooperationsbereitschaft und ihre Beherrschung von Techniken der Konfliktbewältigung. Doppelhierarchie erfordert mehr Projektleiter. Gefahr mangelnder Stabilität der Organisation. Überlastung der verrichtungsorientierten Abteilungen bei zu vielen Projekten. Verzögerung von Entscheidungsprozessen durch zu umfangreiche Problemdiskussionen. Gefährdung des Gesamtprojekts, wenn eine sachliche Konfliktaustragung zwischen Projekt- und Funktionssystem nicht gelingt. Gefahr der Ausbildung eines informalen Führungsanspruchs bei einzelnen Projektleitern. Soziologische und psychologische Probleme für die Projektmitarbeiter durch wechselnde Aufgaben und Mehrfachunterstellung.

Abb. 36 Vor- und Nachteile des Matrix-Prinzips

teilen birgt die Matrix-Organisation auch Nachteile in sich (Abb. 36). Daher sollte im Einzelfall, insbesondere wenn sich das Projekt in eine bestehende Struktur einordnen muß, überlegt werden, ob es nicht günstiger ist, innerhalb eines hierarchischen Gefüges ***Stellen mit funktionaler Autorität*** zu schaffen. Ferner lassen sich die in jedem Fall auftretenden Koordinierungsprobleme unter Umständen dadurch lösen, daß den einzelnen Teilprojekten zusätzlich nach Funktionen orientierte *Zentralabteilungen,* quasi als *Stäbe,* zur Verfügung gestellt werden.

5.4.3 Personalschulung

Noch in der Vorplanungsphase des Projekts sind allgemeine Informationsveranstaltungen und spezielle Ausbildungsprogramme (Systemanalyse, Programmierung, Planungstechniken usw.) zu beginnen. Durch diese das Projekt stets begleitende Personalschulung und -entwicklung soll sichergestellt werden, daß einerseits das MEDIS-Projektpersonal andererseits die MEDIS-Benutzer (Ärzte, Schwestern, Labor-, Pflege- und Verwaltungspersonal usw.) mit den Möglichkeiten der Datenverarbeitung und ihrer Anwendung sowie mit der Gerätebedienung vertraut gemacht werden. Außerdem muß gerade den Terminalbedienern die Datenverarbeitung so nahe gebracht werden, daß sich die Beteiligten zu einer konstruktiven Mitarbeit berufen fühlen. Mit einem derart verständigen und ausgebildeten Personal können die anstehenden Probleme gemeinsam analysiert und der weiteren Planung und Realisierung zugeführt werden.

Grundsätzlich sind folgende Forderungen an die Personalschulung zu stellen:

- Fortbildung ist integraler Bestandteil der Arbeit, daher sind alle Mitarbeiter in sie miteinzubeziehen.
- Fortbildung und Personalschulung hat gezielt und systematisch zu erfolgen.
- Fortbildung dient in erster Linie zur Steigerung der Kenntnisse und Fähigkeiten, um die gestellten Aufgaben besser erfüllen zu können, daneben aber auch der persönlichen Weiterentwicklung der Mitarbeiter.
- Inhalt, Umfang, Personenkreis und Zeitpunkt bedürfen in Hinblick auf eine bedarfsgerechte Personalentwicklung einer genauen Planung.

Zu den einzelnen Arten der Schulung gehören:

- Anleitung durch erfahrene Mitarbeiter am Arbeitsplatz,
- Studium von Fachliteratur (auch programmierte Unterweisungen),
- Entsenden von Mitarbeitern zu anderen Stellen innerhalb des Projekts *(Job Rotation)* oder zu angrenzenden Stellen außerhalb des Projekts,
- Teilnahme an Kursen, Seminaren oder sonstigen Lehrveranstaltungen,
- Teilnahme an Studienreisen, Informationsveranstaltungen, Fachmessen sowie Fachtagungen.

Besonders für die Kurse, Seminare usw. gilt, daß die zu besuchenden Veranstaltungen sehr sorgfältig auszuwählen sind, da sie erfahrungsgemäß mit hohen Kosten zu veranschlagen sind. Wichtigstes Auswahlkriterium für jegliche Schulung und Fortbildung ist die Steigerung der Projektleistung.

5.5 Wirtschaftlichkeitsaspekte

Für die Auswirkung des Einsatzes von EDV-Anlagen auf ihre Wirtschaftlichkeit spielt die organisatorische Lösung eine wesentliche Rolle. Es ist erheblich, *wie* ein EDV-System aufgebaut ist, und inwieweit man die in einer EDV-Anlage steckenden technischen Merkmale, vor allem auch die Möglichkeiten zur Anwendung neuer Verfahren der Verarbeitung von Daten bzw. Informationen nutzt. Letztlich ist es auch eine Frage der *Wirtschaftlichkeit,* wie ein EDV-System geplant und implementiert wird.
Besonders zu beachten ist, daß die der automatisierten elektronischen Datenverarbeitung gegenüberzustellenden Alternativen den Ist-Zustand eines Systems konventioneller Datenverarbeitung darstellen, das auch ohne den Einsatz einer EDV-Anlage meist verbesserungsfähig ist. Daher sollte der Entscheidung über den Einsatz einer Datenverarbeitungsanlage oder der Erweiterung ihres Arbeitsbereiches nicht ein mangelhafter Ist-Zustand des bestehenden Systems zugrundegelegt werden, sondern ein optimales und vergleichbares System konventioneller Datenverarbeitung. Dagegen erheben sich wiederum mehrere Bedenken, da ein derartiges Vorgehen bedeuten würde, daß man ein fiktives Ist-System konventioneller Datenverarbeitung mit einem Soll-Konzept automatisierter elektronischer Datenverarbeitung vergleicht.

Diese Problematik wird vielfach bei den Wirtschaftlichkeitsberechnungen der öffentlichen Verwaltung nicht genügend berücksichtigt. Die dort besonders bei Automatisierungsvorhaben einzuhaltenden Vorschriften der sogenannten *Kosten-Nutzen-Analyse* erlauben nämlich nur in Abwandlung des Verfahrensvergleichs, die exakt berechenbaren Kosten und Nutzen (Ersparnis) einander gegenüberzustellen. Unterschiede in der Qualität der Leistung (zusätzlicher Nutzen also), die fast immer bei einem Vergleich konventioneller Datenverarbeitung mit der elektronischen Datenverarbeitung auftreten, können dabei nicht in die Rechnung eingehen, sofern sie nicht als Ersparnisbeträge auszudrücken sind. Ein solches Vorgehen ist gerade bei Modellvorhaben wenig sinnvoll und kann zu keinen positiven Ergebnissen führen, wenn nur rein kostenorientierte Wirtschaftlichkeitskriterien verwendet werden dürfen. Schließlich soll ja neben der kostenorientierten Rationalisierung auch ein bestimmtes Anspruchsniveau (z. B. die Qualitätsverbesserung medizinischer Informationen) gegebenenfalls vorrangig erreicht werden. Dafür muß man dann bereit sein, zusätzliche Aufwendungen in Kauf zu nehmen.

Das bedeutet, *daß Rationalisierung in der Medizin nicht ökonomisch, sondern funktionell verstanden werden muß.* Ziel der Rationalisierung kann es nicht sein, ausschließlich die Kosten zu senken. Vielmehr muß das Ziel darin bestehen, im Rahmen des ökonomisch Möglichen die medizinische Versorgung der

Bevölkerung zu verbessern *(qualitätsorientierte Rationalisierung).* Nach dieser Zielprojektion müssen auch die Anwendungen von EDV-Systemen im Gesundheitswesen ausgerichtet werden [vgl. 90, S. 5; 88].

Rationalisierungseffekte beim Einsatz von EDV-Anlagen lassen sich wegen der Vielschichtigkeit und der Komplexität solcher Systeme zahlenmäßig nur zum Teil ermitteln. Quantifizierbar sind vor allem Kostenersparnisse durch Verringerung der Schreib- und Rechenarbeit in den verschiedenen medizinischen Funktionsbereichen und in der Verwaltung. Nicht wertmäßig erfassen läßt sich die Steigerung der Leistungsfähigkeit, insbesondere vieler rein medizinischer Bereiche, die sich im Rahmen einer qualitätsorientierten Rationalisierung durch den Einsatz von EDV-Anlagen bei deren funktionsgerechter Nutzung absehen läßt:

1. Verbesserung der Qualität der Arbeitsergebnisse, Erhöhung der Genauigkeit und Aussagefähigkeit von medizinischen Daten, größere Sicherheit gegen Verwechslung von Patientendaten, Gewinnung von Planungsdaten für Lenkung und Steuerung des betrieblichen Geschehens sowie für eine übergeordnete Gesamtplanung;
2. Verbesserung der Organisations- und Informationsstruktur, optimale Auswertung und Verfügbarkeit einmal erfaßter medizinischer Daten, Möglichkeit zur termingerechten Durchführung von Massenarbeiten;
3. Anwendung komplexer, teils mathematisch formulierter, medizinischer Verfahren durch EDV-Unterstützung;
4. Reduzierung des künftigen Personalbedarfs, insbesondere in Krankenanstalten, für die Durchführung neuer oder nach Art und Umfang erweiterter Aufgaben, geringere Verweildauer der Patienten infolge beschleunigter Analyse- und Diagnoseverfahren.

In den genannten Bereichen ist eine kostenmäßige Berechnung der erreichbaren Leistungssteigerung und somit ein Kostenvergleich zwischen altem und neuem Verfahren nicht durchführbar [90, S. 5 f.].

Der durch den integrierten Einsatz von EDV-Systemen in Verbundorganisation erreichbare Vorteil verbesserter Kommunikations- und Informationsprozesse in und zwischen Krankenhäusern, die teilweise schon mit eigenen EDV-Anlagen ausgerüstet sind, niedergelassenen Ärzten sowie mit den sonstigen Einrichtungen des Gesundheitswesens liegt darin, daß eine Reihe von wichtigen medizinischen wie organisatorischen Aufgaben der Gesundheitsfürsorge und -vorsorge wesentlich besser sowie zeitgerecht erkannt und gelöst werden können. Hierzu gehört z. B. auch das Führen einer regionalen, aktuellen Morbiditäts- und Mortalitätsstatistik, mit deren Hilfe u. a. bedrohliche Änderungen im Gesundheitsstatus der Bevölkerung rechtzeitig verdeutlicht werden und dadurch geeignete Maßnahmen eingeleitet werden können. Ein derartiges Informationssystem kann auch bei bestimmten organisatorischen Aufgaben, wie z. B. bei der Organisation des Blutspendedienstes, des Bettennachweises für Krankenhäuser oder des Krankentransportdienstes wertvolle Hilfe leisten. Außerdem lassen sich mit Hilfe eines EDV-Verbundsystems die Kapazitäten der vorhandenen Gesundheitseinrichtungen rationell und koordiniert nutzen [vgl. 90, S. 7].

Schließlich sei noch auf den *Integrationsnutzen* hingewiesen, der sich besonders dadurch ergibt, daß in einem MEDIS viele Einrichtungen des Gesundheitswesens zusammengefaßt sind. Dieser Integrationsnutzen macht sich infolge weitgehend standardisierter Datenerfassung und -verarbeitung vornehmlich durch die optimale Bereitstellung von nach medizinischen Gesichtspunkten verknüpften Daten (z. B. in einem Gesundheits-Informationssystem) mit höherem Informationswert und höherer Entscheidungsrelevanz für die dem MEDIS angeschlossenen Benutzer positiv bemerkbar. Nicht zuletzt stehen den MEDIS-Teilnehmern ohne eigene Rechenanlagen leistungsstarke EDV-Systeme kostengünstig (infolge hoher Auslastung) für umfangreiche Arbeiten und Problemstellungen zur Verfügung.

Literaturverzeichnis

1. Bücher

[1] *Bendixen, P. u. H. W. Kemmler:* Planung. Organisation und Methodik innovativer Entscheidungsprozesse. Berlin/New York 1972.

[2] *Büttner, H.:* Datengewinnung und Datenauswertung im klinischen Laboratorium. In: Automatisierung des klinischen Laboratoriums. Hrsg.: *G. Griesser u. G. Wagner.* Stuttgart/New York 1968.

[3] *Büttner, H., E. Hansert u. D. Stamm:* Auswertung, Kontrolle und Beurteilung von Meßergebnissen. In: Methoden der enzymatischen Analyse. Hrsg.: *H. U. Bergmeyer.* 2. Aufl. Weinheim 1970.

[4] *Chorafas, D. N.:* Computer in der Medizin. Berlin/New York 1973.

[5] *Churchman, C. W., R. L. Ackoff u. E. L. Arnoff:* Introduction to Operation Research. New York/London 1957.

[6] *Dathe, H. M.:* Moderne Planung in Technik und Wissenschaft. München 1971.

[7] *Doerffel, K.:* Statistik in der analytischen Chemie. Leipzig 1966.

[8] *Dullien, M.:* Flexible Organisation. Opladen 1972.

[9] *Dworatschek, S.:* Einführung in die Datenverarbeitung. 5. Aufl. Berlin 1972.

[10] *Eggstein, M.:* Das Diagnostikinformationssystem der Medizinischen Universitätsklinik Tübingen. In: Diagnostik-Informationssystem. Berlin/Heidelberg/New York 1970.

[11] *Fischbach, F. u. P. Büttgen:* Organisation und Technik der Datenfernübertragung. Mainz 1968.

[12] *Fischer, R. A. u. H. R. Walter* (Hrsg.): Informationssysteme in Wirtschaft und Verwaltung. Berlin/New York 1971.

[13] *Hartmann, B.:* Organisationssysteme der betriebswirtschaftlichen Elektronischen Datenverarbeitung. Freiburg im Breisgau 1971.

[14] *Heilmann, H., W. Heilmann u. E. Reblin:* Einsatzplanung für eine Datenverarbeitungsanlage. Stuttgart 1968.

[15] *Heinen, E.* (Hrsg.): Industriebetriebslehre. Entscheidungen im Industriebetrieb. 2. Aufl. Wiesbaden 1972.

[16] *Hoffmann, M. J. A.:* Datenfernverarbeitung. Verkehrsarten und Wirtschaftlichkeit der Datenübertragung. Berlin/New York 1973.

[17] *Jahn, E.:* Funktionsdifferenzierung im Krankenhauswesen. In: Planung im Gesundheitswesen. Dilemma und Notwendigkeit. Quickborn 1970.

[18] *Jesdinski, H.-J.:* Kritische Bemerkungen zum Ansatz bei Laboratoriumsversuchen. In: Automatisierung des klinischen Laboratoriums. Hrsg.: *G. Griesser u. G. Wagner.* Stuttgart/New York 1968.

[19] *Kalscheuer, H. D. u. P. J. Gsell:* Integrierte Datenverarbeitungssysteme für die Unternehmensführung. 3. Aufl. Berlin/New York 1972.

[20] *Koller, S.:* Die Problematik der Normalwerte in der Medizin. In: Automatisierung des klinischen Laboratoriums. Hrsg.: *G. Griesser u. G. Wagner.* Stuttgart/New York 1968.

[21] *Martin, J.:* Design of Real-Time Computer Systems. Englewood Cliffs, New Jersey 1967.

[22] *Ortner, G.:* Optimierungskriterien in der Organisation der betrieblichen Datenverarbeitung. Berlin/New York 1971.

[23] *Ostle, B.:* Statistics in Research. 2nd Ed. Ames 1963.

[24] *Pfanzagl, J.:* Allgemeine Methodenlehre der Statistik, Bd. 1, 5. Aufl. Berlin 1972.

[25] *Ders.:* Allgemeine Methodenlehre der Statistik, Bd. 2, 3. Aufl. Berlin 1968.

[26] *Schröder, H. J.:* Projekt-Management. Eine Führungskonzeption für außergewöhnliche Vorhaben. Wiesbaden 1970.

[27] *Schulz, A.:* Strukturanalyse der maschinellen betrieblichen Informationsbearbeitung. Berlin 1970.
[28] *Schwarz, H.:* Betriebsorganisation als Führungsaufgabe. 5. Aufl. München 1972.
[29] *Shewhart, W. A.:* Economic Control of Manufactured Product. New York 1931.
[30] *Snedecor, G. W.:* Statistical Methods. Applied to Experiments in Agriculture and Biology. 5th Ed. Ames 1956.
[31] *Woodward, R. H. u. P. L. Goldsmith:* Cumulative Sum Techniques, No. 3. London 1964.

2. Dissertationen

[32] *Halbach, B.:* Organisation und Funktionen klinischer Laboratorien in Allgemeinen Krankenhäusern. Diss. TU Berlin 1965.
[33] *Noack, H.:* Der Aufbau eines elektronischen Datenverarbeitungssystems als rationale Investitionsentscheidung. Alternativen automatisierter Datenverarbeitung und Entscheidungshilfen für die Systemauswahl in der Praxis. Diss. TU Berlin 1969.

3. Beiträge in Sammel- und Nachschlagewerken

[34] *Eisler, R.:* Eislers Handwörterbuch der Philosophie. Hrsg.: *R. Müller Freienfels.* 2. Aufl. Berlin 1922.
[35] *Hartmann, B.:* Stichwort „Integrierte Datenverarbeitung". In: Handwörterbuch der Organisation. Hrsg.: *E. Grochla,* Stuttgart 1969, Sp. 774 f.

4. Aufsätze in Zeitschriften und Zeitungen

[36] *Acheson, E. D.:* Medical record linkage. In: Meth. Inform. Med., 1969, H. 8, S. 1 ff.
[37] *Bayer, S.:* Methoden zur Erfassung des Ist-Zustandes mit Hilfe von SOP-Formularen. In: IBM Nachrichten, 17. Jg., 1967, H. 184, S. 628 ff.
[38] *Blatt, E. u. H. Rittersbacher:* Systeme und Methoden der Datenverarbeitung im Klinischen Laboratorium. In: GIT, 13. Jg., 1969, S. 812 ff.
[39] *Blatt, E.:* Datenverarbeitung im klinisch-chemischen Labor. Teil 6. In: GIT, 15. Jg., 1971, H. 6, S. 628 ff.
[40] *Bock, H. E. u. M. Eggstein:* Automationsprobleme in der Medizin. In: Deutsche Medizinische Wochenschrift, 93. Jg., 1968, H. 20, S. 985 ff.
[41] *Borner, K. u. H.-J. Dulce:* Statistisches Material zum Thema Elektronische Datenverarbeitung von Labordaten. In: Deutsches Medizinisches Journal, 22. Jg., 1971, S. 281 ff.
[42] *Boroviczény, K. G. von:* Auswirkungen des Eichgesetzes. In: Ärztl. Lab., 1971, H. 17, S. 1 ff.
[43] *Boroviczény, K. G. von u. R. Merten:* Systematik der Qualitätskontrolle im Laboratorium. In: Ärztl. Lab., 1971, H. 8 u. H. 9, insbes. S. 349 ff.
[44] *Bremermann, W. u. H.-B. Theilen:* Auf dem Wege zum Krankenhaus-Informationssystem (KIS). In: IBM Nachrichten, 18. Jg., 1968, H. 190, S. 275 ff.
[45] *Büttner, H.:* Statistische Qualitätskontrolle in der klinischen Chemie. Theoretische Grundlagen und praktische Durchführung. In: Z. klin. Chem. u. klin. Biochem., 1967, H. 5, S. 41 ff.
[46] *Bullens, H., W. Eckardt u. M. Nathan:* Probleme der Planung, Organisation und Führung im Krankenhaus. In: Kommunikation, V/4, Quickborn 1969.
[47] *Drescher, K. H.:* Qualitätskontrolle in der Klinischen Chemie. In: Med. Lab., 22. Jg., 1969, H. 4, S. 75 ff.
[48] *Dulce, H.-J.:* Planung, Einrichtung und Ausstattung von Krankenhaus-Laboratorien. In: Medizinal-Markt/Acta Medicotechnica, 1964, H. 9, S. 362 ff.

[49] *Eggstein, M., E. Kenzelmann, W. Knodel u. R. Allner:* Organisatorische Konsequenzen von Automation und Datenverarbeitung im klinisch-chemischen Laboratorium. In: Ärztl. Lab., 1967, H. 2.

[50] *Fehler, J. u. N. Hollberg:* Datenverarbeitung im Krankenhaus (Krankenhaus-Informations-System KIS). In: Archiv. Hrsg.: Deutsches Krankenhausinstitut, Beilage zur Zeitschrift „Das Krankenhaus", 1965, H. 3.

[51] *Gerich, K.:* Die Notwendigkeit besonderer Methoden für System Design und Systemplanung. In: IBM Nachrichten, 22. Jg., 1972, H. 212, S. 338 ff.

[52] *Gernand, K.:* Beitrag zur personellen Rationalisierung der medizinischen Laboratoriumsdiagnostik. In: Das Deutsche Gesundheitswesen, 19. Jg., 1964, H. 50, S. 2331.

[53] *Griesser, G. u. M. Jainz:* On-line-Datenverarbeitung in einem Krankenhaus-Informations-System. In: IBM Nachrichten, 21. Jg., 1971, H. 208, S. 905 ff.

[54] *Henkel, E.:* Qualitätskontrolle im klinisch-chemischen Laboratorium. In: KHA, 43. Jg., 1970, H. 9, S. 372 ff.

[55] *Hjelm, M.:* Quality Control of Automated Analytical Systems in Clinical Chemistry. In: Z. f. analyt. Chemie, 243. Bd., 1968, S. 781 ff.

[56] *Höhn, H.-G.:* Zeitbewertung für Laboratoriumsuntersuchungen. In: Ärztl. Lab., 1965, H. 1 u. 1965, H. 2.

[57] *Ders.:* Neue Punktwerttabellen in Hamburg. In: Das Krankenhaus, 1964, H. 5. S. 238 ff.

[58] *Jucker, H.:* Projekt-Management in Forschung und Entwicklung. In: Industrielle Organisation, 40. Jg., 1971, H. 9.

[59] *Keller, H.:* Laboratoriums-Medizin, eine neue selbständige Fachrichtung im Deutschen Krankenhaus. In: KHA, 41. Jg., 1968, H. 8, S. 228 ff.

[60] *Ders.:* Automation im klinisch-chemischen Laboratorium. In: KHA, 42. Jg., 1969, H. 9, S. 289 ff.

[61] *Kienholz, M.:* Zum Raum- und Personalbedarf medizinischer Laboratorien. In: Ärztl. Lab., 1966, H. 9.

[62] *Kirberger, E.:* Leitung und Organisation von Krankenhauslaboratorien. In: KHA, 38. Jg., 1965, H. 8, S. 235 ff.

[63] *Läuter, J. u. C. Noack:* Anwendung mathematisch statistischer Auswerteverfahren unter Benutzung von Rechenautomaten. In: rechentechnik/datenverarbeitung, 1. Beiheft 1971: EDV in der Medizin, 8. Jg., 1971, S. 53 ff.

[64] *Merten, R.:* Zuverlässigkeitskontrolle im ärztlichen Laboratorium und Normierung klinisch-chemischer Methoden. In: Ärztl. Lab., 1967, H. 13, S. 437 ff.

[65] *Ders.:* Qualitätskontrolle und Ringversuche. In: Ärztl. Lab., 1971, H. 17, S. 30 ff.

[66] *Müller-Beissenhirtz, W.:* Richtlinien zur Ausstattung des Krankenhaus-Laboratoriums. In: KHA, 41. Jg., 1968, H. 8, S. 242 ff.

[67] *Nolle, K. F.:* Datenfernverarbeitung. Betriebsweisen, Funktion und Steuerung der Datenstation. In: IBM Nachrichten, 18. Jg., 1968, H. 188, S. 144 ff.

[68] *Schneider, Werner:* MMS – Multisatellitensystem. A Medical Information System With Successive Integration. In: European Press Tour. Hrsg.: IBM Stockholm/Düsseldorf/Paris/London, May 1969.

[69] *Schneider, Wolfgang:* Probleme und Aspekte der Anwendung der elektronischen Datenverarbeitung in der Medizin und im Gesundheitsschutz für die nächsten Jahre. In: rechentechnik/datenverarbeitung, 1. Beiheft 1971: EDV in der Medizin, 8. Jg., 1971, S. 2 ff.

[70] *Shewhart, W. A.:* Some Application of Statistical Methods. In: Bell System Technical Journal, Vol. III, No. 1, 1924.

[71] *Stamm, D.:* Die Bedeutung der Ergebnisse von Ringversuchen in der klinischen Chemie. In: KHA, 1970, H. 9, S. 367 ff.

[72] *Stamm, D. u. H. Büttner:* Ringversuch zur Qualitätskontrolle 1968. In: Z. klin. Chem. u. klin. Biochem., 1969, H. 7, S. 393 ff.

[73] *Wehling, H.:* Automation im Laboratorium. In: Chemische Industrie, Sonderdruck aus Heft 5, 1970.

5. Broschüren und Sonstiges

[74] *Bezirksamt Spandau von Berlin* (Hrsg.): Organisationsstudie über das Städtische Krankenhaus Spandau-Nord. Teilbereich Zentrallaboratorium. Berlin 1971.

[75] *Ders.:* Organisationsstudie über das Städtische Krankenhaus Spandau-Nord. Teilbereich Nuklearmedizin. Berlin 1972.

[76] *Blatt, E.:* Datenverarbeitung im klinisch-chemischen Laboratorium. In: Datenverarbeitung und Medizin. Hrsg.: IBM Deutschland. IBM-Form K 12-1012-0. 1970. S. 31 ff.

[77] *Bundesministerium der Justiz* (Hrsg.): Das Juristische Informationssystem. Analyse, Planung, Vorschläge. Karlsruhe 1972.

[78] *Bundesminister für Bildung und Wissenschaft* (Hrsg.): Leitlinien zu Grundsatz-, Struktur- und Organisationsfragen von rechtlich selbständigen Forschungseinrichtungen. Schriftenreihe Forschungsplanung 2a. 1971.

[79] *Hoffmeister, H., B. Junge u. J. Schlegel:* Die Bedeutung automatisierter Laboruntersuchungen für die Präventivmedizin. Technicon Symposium 71. Hrsg.: Technicon GmbH, Frankfurt/Main, Sonderdruck Nr. 969.

[80] *Honeywell GmbH* (Hrsg.): Business Information Systems & Design. Verfahren zur methodischen Analyse, Entwicklung und Ausführung eines Informations-Systems. Frankfurt am Main 1969.

[81] *IBM* (Hrsg.): Formulartechnik des SOP. IBM-Form 81827. o. J.

[82] *Kästner, V.:* Planung und Installation eines Datenverarbeitungssystems im Krankenhaus. In: Datenverarbeitung und Medizin. Hrsg.: IBM Deutschland. IBM-Form K 12-1012-0. 1970. S. 19 ff.

[83] *Kommunale Gemeinschaftsstelle für Verwaltungsvereinfachung (KGST):* Arbeitsuntersuchungen in der Kommunalverwaltung. 4. Aufl. Köln 1967.

[84] *Lutz, B.* (Hrsg.): Rationalisierung und Mechanisierung im öffentlichen Dienst. Ein Gutachten des Instituts für sozialwissenschaftliche Forschung e. V. für die Gewerkschaft ÖTV. Stuttgart 1968.

[85] *o. V.:* DIN-Norm 58 936, Bl. 1 u. 2.

[86] *o. V.:* Verordnung über Ausnahmen von der Eichpflicht (Eichpflicht-Ausnahmeverordnung) vom 26. Juni 1970. BGBl. I, S. 960 ff.

[87] *Rassow, G.:* Fibel zur Nuklearmedizinischen Routinediagnostik. Hrsg.: Siemens AG. Erlangen 1970.

[88] *Schneider, B.:* Studie über die Anwendung der Datenverarbeitung in der Medizin. Forschungsbericht DV 72-03. Hrsg.: Bundesministerium für Bildung und Wissenschaft. 1972.

[89] *Senat von Berlin:* Vorlage zur Kenntnisnahme über Bericht über die weitergehende Planung zur Automatisierung im Gesundheitswesen, Nr. 12, S. 17 ff. In: Mitteilungen Nr. 6 des Präsidenten des Abgeordnetenhauses von Berlin vom 8. Oktober 1971, Drucksache VI/204.

[90] *Senator für Gesundheit und Umweltschutz* (Hrsg.): Medizinisches Informationssystem. Analyse, Planung, Vorschläge für Entwicklung und Aufbau in Berlin. Berlin 1972.

[91] *Weichselberger, K.:* Probleme der statistischen Qualitätskontrolle. In: Der Wirtschaftsingenieur in der Praxis. Bericht über den Jahreskongreß 1965. Hrsg.: Verband Deutscher Wirtschaftsingenieure e. V. Berlin 1965, S. 26 ff.

[92] *Winkler, C.:* Datenverarbeitung in der Nuklearmedizin im Klinikum der Universität Bonn. Hrsg.: Siemens AG. 2. Aufl. Erlangen 1971.

Sachregister

IS-Informations-Systeme

Herausgegeben von Sebastian Dworatschek

Dimitris N. Chorafas

Computer in der Medizin

Mit 15 Abbildungen und 4 Tabellen. Groß-Oktav. 127 Seiten. 1973. Gebunden DM 48,– ISBN 3 11 004031 X

Donald H. Sanders

Computer und Management

Übersetzt aus dem Englischen von Klaus Jäger. Groß-Oktav. 554 Seiten. Mit 48 Abbildungen und Tabellen. 1972. Gebunden DM 86,– ISBN 3 11 001979 5

Sebastian Dworatschek

Management-Informations-Systeme

Groß-Oktav. 214 Seiten. Mit 92 Abbildungen im Text. 1971. Gebunden DM 42,–. ISBN 3 11 003549 9

Dieter S. Koreimann

Methoden und Organisation von Management-Informations-Systemen

Groß-Oktav. 154 Seiten. Mit 38 Abbildungen. 1971. Gebunden DM 34,–. ISBN 3 11 003551 9

Sebastian Dworatschek
Hartmut Donike

Wirtschaftlichkeitsanalyse von Informationssystemen

Groß-Oktav. 130 Seiten. Mit 31 Abbildungen. 1972. Gebunden DM 38,–. ISBN 3 11 004107 3

Helmut R. Walter – Rolf A. Fischer (Hrsg.)

Informationssysteme in Wirtschaft und Verwaltung

In Zusammenarbeit mit der GES – Gesellschaft für elektronische Systemforschung e. V. Bühl

Groß-Oktav. 402 Seiten. Mit zahlreichen Abbildungen und 1 Ausschlagtafel. 1971. Gebunden DM 68,– ISBN 3 11 002064 5

FSC
www.fsc.org
MIX
Papier | Fördert gute Waldnutzung
FSC® C083411

Zeitfracht Medien GmbH
Ferdinand-Jühlke-Straße 7
99095 Erfurt, Deutschland
produktsicherheit@kolibri360.de